栄養科学シリーズ

NEXT

Nutrition, Exercise, Rest

社 会 ・ 環 境 と 健 康

健康管理概論

東あかね・關戸啓子・久保加織・林 育代／編　**第4版**

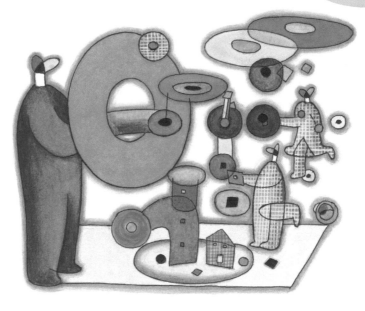

講談社

JN051320

シリーズ総編集

桑波田雅士　京都府立大学大学院生命環境科学研究科 教授
塚原　丘美　名古屋学芸大学管理栄養学部管理栄養学科 教授

シリーズ編集委員

青井　　渉　京都府立大学大学院生命環境科学研究科 准教授
朝見　祐也　龍谷大学農学部食品栄養学科 教授
片井加奈子　同志社女子大学生活科学部食物栄養科学科 教授
郡　　俊之　甲南女子大学医療栄養学部医療栄養学科 教授
濱田　　俊　福岡女子大学国際文理学部食・健康学科 教授
増田　真志　徳島大学大学院医歯薬学研究部臨床食管理学分野 講師
渡邊　浩幸　高知県立大学健康栄養学部健康栄養学科 教授

編者・執筆者一覧

相川　悠貴　津市立三重短期大学食物栄養学科 准教授(11.2)
磯部　由香　元三重大学教育学部家政教育コース 教授(5.3，6.3，7.3，8.3)
久保　加織＊　滋賀大学教育学部 教授(4.3，7.2E，9.3)
久保　七彩　株式会社エヌ・ビー・エル鶏と卵の研究所(1.2)
古閑美奈子　山梨学院大学健康栄養学部管理栄養学科 教授(4.1～4.2，5.1～5.2)
小嶋美穂子　元滋賀県衛生科学センター 主任専門員(1.4，2.2)
坂手　誠治　京都女子大学家政学部食物栄養学科 教授(7.1，7.2A～DF)
關戸　啓子＊　宝塚医療大学和歌山保健医療学部看護学科 教授(11.1)
藤和　　太　西南女学院大学保健福祉学部栄養学科 准教授(8.1～8.2)
中澤　敦子　同志社大学保健センター 管理医師(1.1，1.3)
中谷　素子　パナソニック健康保険組合パナソニック奈良健康管理室 室長(2.3～2.4)
中西　泰弘　神戸大学大学院保健学研究科看護学領域 講師(10.2)
中村　弘幸　別府大学食物栄養科学部食物栄養学科 准教授(6.1～6.2)
林　　育代＊　京都華頂大学現代家政学部食物栄養学科 准教授(3)
東　あかね＊　京都産業大学 保健管理センター 所長(1.5，2.1，2.5)
細名　水生　大阪公立大学大学院看護学研究科先進ケア科学領域 准教授(10.1)
丸谷　幸子　奈良女子大学 生活環境学部 食物栄養学科 助教(10.3)
明神　千穂　近畿大学農学部食品栄養学科 専任講師(11.3)
渡邉　智之　愛知学院大学健康科学部健康栄養学科 教授(9.1～9.2)

(五十音順，＊印は編者，かっこ内は担当章・節・項)

第4版 まえがき

　人類の歴史は病気や自然災害や戦争の歴史でもありました．抗生物質の発見とワクチンの普及により，1950年以降の約70年間は，感染症は克服されたと考えられ，生活習慣病（非感染性疾患）対策に重点が置かれてきました．しかし，2019年12月に発生した新型コロナウイルス感染症は，またたく間にパンデミックとなり，世界で約8億人が罹患，約700万人が死亡する事態となりました．

　新興感染症の発生が予測されていたものの，このように広範囲，かつ長期に感染症が流行するとは，思いがけないことでした．これに対し，メッセンジャーRNAという新しいワクチンが1年以内に開発され，2023年にはカタリン・カリコ氏とドリュー・ワイズマン氏が，新型コロナウイルス感染症の発症・重症化予防に貢献したとして，ノーベル生理学・医学賞を受賞されたことは快挙でした．

　自然災害として，地震，台風，洪水があり，今後，南海トラフによる大地震とその後の津波が30年以内に約80％の確率で発生すると予測されています．また，温室効果ガスによる気候変動は猛暑や豪雨をもたらしています．

　一方，人為災害として，2001年9月11日の米国同時多発テロ，2011年の地下鉄サリン事件，2020年2月には，ロシアによるウクライナ侵攻があり，核兵器使用による戦争の脅威にもさらされています．平時の健康増進と疾病予防の健康管理から，これらの危機に対する備えが必要です．

　第4版としての改訂では，「健康危機管理」を加筆しました．本書で学んだあなたが，健康管理の理論と実際から，生涯にわたる健康を手に入れ，健康危機に適切に対処して，家族，友人，地域，国，世界の人々の健康と幸福のために，心を一つにして活躍していただくことを期待しています．

　終わりに，本書の改訂にあたり，ご尽力いただきました講談社サイエンティフィクの関係者の皆様に心から感謝申し上げます．

　　2023年10月

編者　東　　あかね
　　　關戸　啓子
　　　久保　加織
　　　林　　育代

栄養科学シリーズ NEXT
刊行にあたって

　「栄養科学シリーズNEXT」は，"栄養Nutrition・運動Exercise・休養Rest"を柱に，1998年から刊行を開始したテキストシリーズです．「管理栄養士国家試験出題基準（ガイドライン）」を考慮した内容に加え，2019年に策定された「管理栄養士・栄養士養成のための栄養学教育モデル・コア・カリキュラム」の達成目標に準拠した実践的な内容も踏まえ，発刊と改訂を重ねてまいりました．さらに，新しい科目やより専門的な領域のテキストも充実させ，栄養学を幅広く学修できるシリーズになっています．

　この度，先のシリーズ総編集である木戸康博先生，宮本賢一先生をはじめ，各委員の先生方の意思を引き継いだ新体制で編集を行うことになりました．新体制では，シリーズ編集委員が基礎科目編や実験・実習編の委員も兼任することで，より座学と実験・実習が連動するテキストの作成を目指します．基本的な編集方針はこれまでの方針を踏襲し，次のように掲げました．

・各巻の内容は，シリーズ全体を通してバランスを取るように心がける
・記述は単なる事実の羅列にとどまることなく，ストーリー性をもたせ，学問
　分野の流れを重視して，理解しやすくする
・図表はできるだけオリジナルなものを用い，視覚からの内容把握を重視する
・フルカラー化で，より学生にわかりやすい紙面を提供する
・電子書籍や採用者特典のデジタル化など，近年の授業形態を考慮する

　栄養学を修得し，資格取得もめざす教育に相応しいテキストとなるように，最新情報を適切に取り入れ，講義と実習を統合して理論と実践を結び，多職種連携の中で実務に活かせる内容にします．本シリーズで学んだ学生が，自らの目指す姿を明確にし，知識と技術を身につけてそれぞれの分野で活躍することを願っています．

シリーズ総編集　　桑波田雅士
　　　　　　　　　塚原　丘美

健康マネジメント編

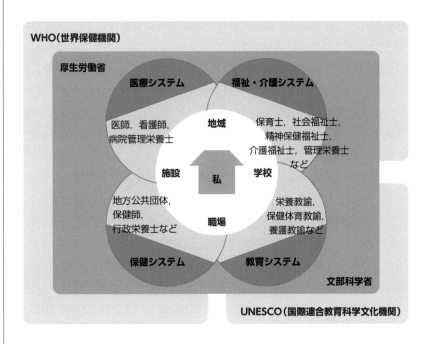

WHO（世界保健機関）

厚生労働省

医療システム

医師，看護師，
病院管理栄養士

福祉・介護システム

保育士，社会福祉士，
精神保健福祉士，
介護福祉士，管理栄養士
など

地域

施設 私 学校

職場

地方公共団体，
保健師，
行政栄養士など

栄養教諭，
保健体育教諭，
養護教諭など

保健システム

教育システム

文部科学省

UNESCO（国際連合教育科学文化機関）

1. 世界の健康

　健康と病気とはどういう状態であるか，古くから探求されてきた.

　元素という概念が生まれる前の古代エジプト，古代ギリシャ，中国などでは，「火」,「土」,「水」,「空気」などが物質の根源であるとされていた.それに「熱」,「冷」,「乾」,「湿」を組み合わせて物質の性質を表現した.これら元素とされたものと，ヒポクラテスが提唱した血液，粘液，黄胆汁,黒胆汁の量とバランスが健康状態を左右するという考えを合わせたものが医学とされ，ルネサンス時代までの約1,500年間，その概念が引き継がれてきた.

　ルネサンスからバロック時代にかけて，解剖学や錬金術から発達した化学，物理の理論と実験技術が発展した.「化学革命の父」ラボアジェが登場することによって，人体の科学的な探求が始まった.しかし，その後，近代になっても，病気(疾患,疾病)は，原因となる微生物や物質があって起こるのが(感染性疾患など)一般的であり，ある物質の欠乏によって起こる病気があることは知られていなかった.その後，ビタミンの発見によって初めて栄養素欠乏症が発見される.時はすでに1900年代である.栄養素欠乏症とは，くる病(ビタミンD欠乏症)，脚気(ビタミンB₁欠乏症)や壊血病(ビタミンC欠乏症)などである.

　現代で，栄養素の欠乏症と過剰症が1つの国の中に，ともに存在することもある.そして，この国は欠乏症の国，この国は過剰症の国，と国レベルで表すことはできない.なぜならさまざまな健康状態の人々が暮らしているからである.また，1人の人の中でも，ある物質は欠乏し，ある物質は過剰であることもある.

　また，非感染性疾患(NCDs)も現代の大きな問題である.非感染性疾患のおもなものは，心血管系疾患(心筋梗塞や脳血管疾患など)，慢性呼吸器疾患(慢性閉塞性肺疾患やぜん息など)，がん，糖尿病である.これらの発症には食塩，脂質，糖質の過剰摂取や野菜，果物の摂取不足など，食生活以外に喫煙や運動，環境などが関係し，その対策も重要である.

　現代社会において，健康管理は個人では難しいことが多い.国際機関，国，地方公共団体*，民間企業，特定非営利活動法人(NPO)などが，人が生まれてから

NCDs：non-com-municable diseases

＊　地方自治体ともいう.都道府県，市町村のこと.

NPO：non profit organization

死ぬまで，何らかのかかわりをもって生活する人を支えている．健康管理概論では，健康を管理する側と，管理される側の視点から，人の一生の健康管理がどのようなシステムによって機能しているのか，各ライフステージを通してみていく．

1.1 健康の概念の変遷

A. 健康と疾病

健康診断や医学的な検査がない時代には，健康とは心身ともに健やかに安定していると個人が感じている状態のことであった．しかし，疫学研究の結果，健康な人（健常者）であっても，血圧，脂質代謝や糖代謝など，自覚症状を伴わない危険因子が発見され，自覚的には健やかに感じている状態であっても，疾病発症の危険因子をもつ高危険度群と判定され，自覚的健康との乖離（かいり）が起こるようになった．

心筋梗塞や脳血管障害などを予防するため，その危険因子を調べ，疾病発症を極力回避することは，健康を目指すために有意義である．さらに，自覚的に支障をきたす疾病を発症したとしても，その支障を軽減し，支障と付き合いながら過ごすことも，健康を目指すこととととらえることができる．つまり，健康とは疾病と対立するものではないと考えられる．

B. 個人と社会

江戸時代に貝原益軒（かいばらえきけん）（1630〜1714年，図2.2参照）は，「養生訓（ようじょうくん）」（1703）で疾病を予防し，健やかに過ごすための心得を著していた．現在，生活習慣病といわれる種々の疾病の予防行動に通じる内容で，先見の明があるといえる．ただ，「養生訓」の内容の紹介だけでは，疾病発症の有無がおもに個人の責任となってしまう．

個人にだけ責任を負わせるのではなく，政策として国家が疾病発生の予防に取り組むことが重要である．アメリカでは，1979年より，国民の健康づくりをめざした「ヘルシーピープル*計画」が，また，日本でも1978（昭和53）年以来，国民健康づくり計画が約10年ごとに策定され，健康増進のための行動変容や健康づくりに取り組む企業を支援するなどの社会環境の整備が図られている．

政策として健康対策が実施されるときに留意すべきことがある．第二次世界大戦前，日本では富国強兵のために健康増進が図られた．さらに国家利益のための施策に走った例はナチスドイツである．ナチス政権下では疫学的研究の結果，喫煙が疾病発症や異常出産に関連することを把握し，禁煙運動を実施した．また，健康維持のために運動が重要であることから，国民に体操を推奨し，ほかにも肥満対策，栄養管理，長時間労働の制限，有給休暇の導入など，現在にも十分通用

＊ Healthy People

する健康対策を実施していた．ナチスドイツの政策の問題は，「限られた民族だけに適応された健康政策であったこと」，「個人の幸福よりも強靭な国家の実現を目的としていたこと」，「そのためには障害者を排除し，他の民族や他国を犠牲にすることをはばからなかったこと」が挙げられる．社会として健康増進に取り組む場合，ある特定の地域や民族に限らず，疾病や障害を有している人も含めた，世界中の人々が健やかに生きることを実現できる「健康」をめざすべきであろう．

1.2 | 健康指標から見る健康の現状

　健康指標として，平均寿命(第2章参照)と死因の割合は各国・地域の衛生・医療環境を評価する際の最も確実な指標である．

　「世界の疾病負担研究*」によると，2019年の全世界の死亡に対するおもなリスク因子は，女性では高血圧，不健康な食事，高血糖の順であり，男性では喫煙，高血圧，不健康な食事の順であった．男女の合計でみると，高血圧と喫煙が死亡に対する最大のリスク因子であった．同じ研究で早産や疾病，傷害によって失われた年数を示す障害調整生存年(DALY)は，男女合計でみると母子の低栄養(低出生体重や早産を含む)，高血圧，喫煙の順に影響が大きく，そのほか空気汚染や不健康な食事，代謝リスク(高血糖，高BMI，高LDLコレステロール)，飲酒，安全でない水と衛生環境が10位までを占めていた．このように，個人の身体状況と行動のほか，食や安全な水の供給といった環境要因も健康指標として重要である．平均寿命や死因に加えて上記のような健康指標を見ることで，世界の各地域における医療や公衆衛生，母子保健の現状について知ることができる．

A. 世界の平均寿命

　世界保健機関 (WHO, 図1.1Aによる) 2019年時点における世界の平均寿命は73.3年であり，この20年で約6.5年増加した．男女を合わせた平均寿命が最も長い国は日本(84.26年)であり，スイス(83.45年)，韓国(83.30年)がそれに続く(表1.1)．各国でこの20年間に平均寿命は上昇しているが，地域別にみるとアメリカ地域，ヨーロッパ地域，西太平洋地域と比較してアフリカ地域の平均寿命は70年未満と低い (図1.1B)．また，所得別に見た場合，2019年時点でも低所得

順位	男女平均 (年)		男性 (年)		女性 (年)	
1	日本	84.26	スイス	81.75	日本	86.94
2	スイス	83.45	日本	81.49	韓国	86.09
3	韓国	83.30	オーストラリア	81.25	スペイン	85.68

＊　Global Burden of Diseases Study. 2007 (平成19) 年から始まった WHO をはじめとする世界の7つの機関の大規模健康調査．

DALY：disability adjusted life year. 傷病，機能障害，危険要因，社会事象ごとに健康に影響する大きさを定量的に取り入れた健康指標．

BMI：body mass index，体格指数. 体重 (kg) ÷身長 (m)^2

LDL：low density lipoprotein

WHO：World Health Organization

表 1.1　世界の平均寿命 (2019年)
[資料：WHO 2019]

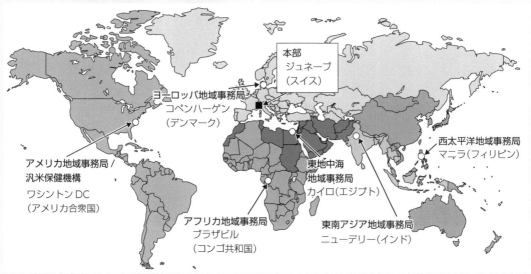

A. WHOの地域事務局と管轄エリア，加盟国の分類

本部
ジュネーブ
（スイス）

ヨーロッパ地域事務局
コペンハーゲン
（デンマーク）

アメリカ地域事務局/
汎米保健機構
ワシントンDC
（アメリカ合衆国）

西太平洋地域事務局
マニラ（フィリピン）

東地中海
地域事務局
カイロ（エジプト）

アフリカ地域事務局
ブラザビル
（コンゴ共和国）

東南アジア地域事務局
ニューデリー（インド）

アフリカ地域：モロッコ，チュニジア，リビア，エジプト，スーダン，ソマリアを除くアフリカ大陸の国々．**アメリカ地域**：カナダ，アメリカメキシコ，ブラジルなど北米・南米大陸 カリブ海の国々．**東地中海地域**：サウジアラビア，アフガニスタン，イラン アラブ首長国連邦などと，モロッコ，チュニジア，リビア，エジプト，スーダン，ソマリアなど．**ヨーロッパ地域**：イギリス，フランス，ドイツ，ロシアなど．**東南アジア地域**：インド，インドネ シア，ネパール，スリランカなど．**西太平洋地域**：日本，中国，オーストラリア，マレーシア，モンゴル，フィリピン，ベトナムなど．

B. 男女別・地域別の平均寿命の推移

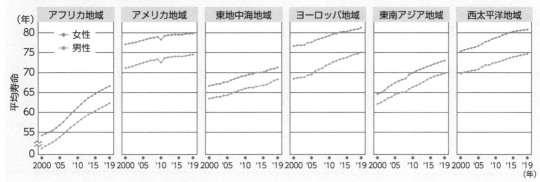

図1.1　WHOの各地域と平均寿命の推移
［資料：A：日本WHO協会，B：WHO，World Health Statistics 2022, p.22］

＊　世界銀行の定義では，高所得国：1人あたり国民所得（2016年）が12,235米ドル（約134万5,000円）以上の国・地域，中所得国と低所得国は1,005米ドル（約11万円）で分ける．

国＊と高所得国＊のグループに入る国々では，男女それぞれで10年以上の差がみられる．

B.　死亡率

　WHOによる地域別・所得別の死因割合（図1.2）をみると，アフリカ地域では2019年においても50％以上を感染症，妊娠時と周産期の死亡，低栄養が占めている．一方でアメリカ地域やヨーロッパ地域，西太平洋地域では死因の約80%

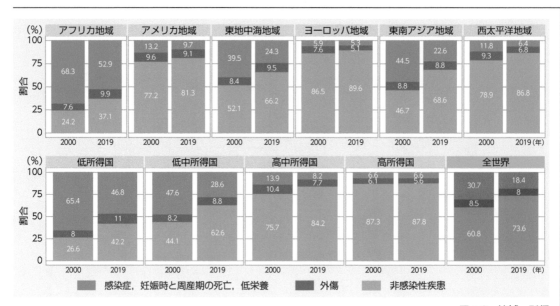

図 1.2　地域・所得別の死因割合
[資料：WHO, World Health Statistics 2022, p.23]

を非感染性疾患（NCDs）が占めている．東地中海地域や東南アジア地域では感染症などによる死因がアフリカ地域に次いで多いが，非感染性疾患による死亡割合が高くなっている．なお，感染症などによる死亡割合の高さは，低所得国のグループにおいて特に顕著である．

a.　妊産婦死亡率

　母子保健の水準を示す指標として，妊産婦死亡率がある．全世界の妊産婦死亡率はこの20年間で38%低下し，改善されつつある（図1.3）．しかし，全世界の妊産婦死亡の約94%が低所得国・中所得国で起こっていると推定されており，大きな地域差がみられる．2030年をゴールとする持続可能な開発目標（SDGs）の目標値として出産10万件あたりの死亡数を70件未満にする，という目標が掲げられており，目標達成に向けてさらなる改善が求められる．

SDGs：sustainable development goals

図 1.3　妊産婦死亡率（出生 10 万人あたり）
[資料：WHO, World Health Statistics 2022, p.24]

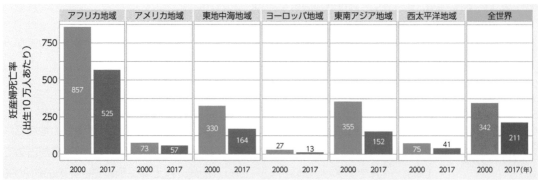

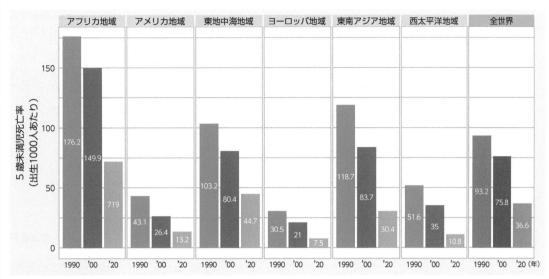

図 1.4　5歳未満児死亡率（出生1000人あたり）
［資料：WHO, World Health Statistics 2022, p.25］

b.　5歳未満児死亡率

　平均寿命を押し下げるものは高い乳幼児死亡率である．ここでは，子どもの健康指標の一つである5歳未満児死亡率について記す．1990年から2020年までの30年間で全世界の5歳未満児死亡率は61％低下している（図1.4）．しかし，2020年においてもアフリカ地域ではヨーロッパ地域と比較して約10倍のリスクがある．

C.　健康阻害要因

a.　感染症

　現在，世界で流行している感染症は新型コロナウイルス感染症（COVID-19）以外にも多くあり，特に結核，マラリア，後天性免疫不全症候群（HIV）は三大感染症である．10万人あたりの死亡者数や新規感染者数をみると，アフリカ地域においては三大感染症すべてが高く，結核は東南アジアで死亡者数が最も多い（図1.5）．低所得国に分類される国々では，改善がみられるものの，現在でもこれら三大感染症は主要な死因の上位に入っている．

b.　非感染性疾患

　特に，高所得国においては非感染性疾患を原因とする死因が全体の87.8％を占めている（2019年）．一方で，低所得国においても近年のその割合は増加する傾向にある．

（1）肥満　　BMI 30 kg/m^{2}以上の者が占める割合は特にアメリカ地域やヨーロッパ地域の男女と東地中海地域の女性で高く，アフリカや東地中海地域では女性のほうが男性より10％程度高い．一方で東南アジア地域や西太平洋地域にお

COVID-19：coronavirus disease 2019. 新型コロナウイルスは重症呼吸器症候群コロナウイルス 2（SARS-CoV-2）．

HIV：human immunodeficiency virus

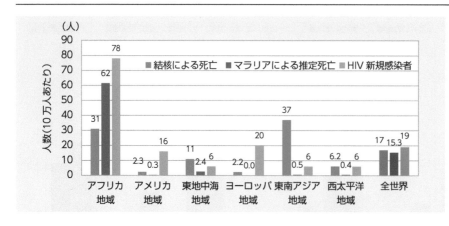

図 1.5 三大感染症の死亡と罹患（10万人あたり）
［資料：WHO. 結核・HIV は 2021 年，マラリアは 2020 年データ］

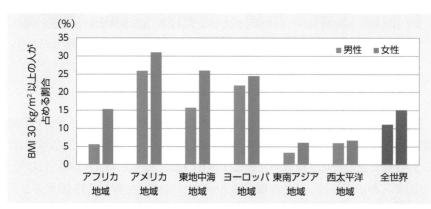

図 1.6 成人肥満者割合
［資料：WHO 2016 年］

いては，男女ともに肥満率が低い傾向がみられる（図1.6）.

(2) 高血圧 高血圧は全世界的におもな死亡のリスク因子である．30歳以上における高血圧（拡張期血圧90 mmHg以上または収縮期血圧140 mmHg以上）を有する者の割合は，西太平洋地域の女性を除くすべての地域・性別において30%を超えている（図1.7）.

(3) 糖尿病 糖尿病の95%が2型糖尿病であり，近年特に低所得国や中所得国において急速に患者数が増加している．糖尿病は失明，下肢切断，腎症，脳卒中や心筋梗塞などの原因となり，また，生活の質（QOL）が低下する原因となる．特に東地中海と北アフリカ地域で有病率が高くなる傾向にあり，2045年には約5人に1人が糖尿病になると推定されている（図1.8）.　なお，東南アジアや西太平洋地域においては肥満者割合は明らかに低い（図1.6）のに対し，糖尿病有病率は世界平均と同程度である．これら地域の人々は遺伝的に耐糖能が低いことが知られており，地域や人種に合わせた対策が必要である.

QOL：quality of life

c. 栄養不良

世界の5歳未満児のうち，5人に1人の子どもに栄養不良による発育不全がみられる．また，全年齢においても特にアフリカ，東南アジアや中南米の多くの地

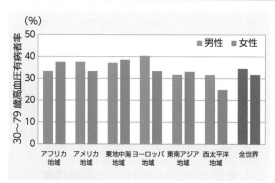

図 1.7 高血圧者率
[資料：WHO 2019]

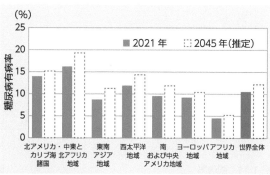

図 1.8 糖尿病有病率
[資料：IDF Diabetes Atlas 10th edition, 2021]

図 1.9 低栄養者の割合
[資料：FAO Hunger map, 2021]

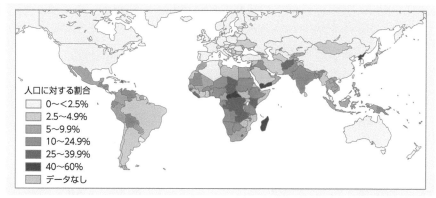

図 1.10 15 〜 49 歳女性における貧血の割合
非妊婦：血中ヘモグロビン濃度＜ 12 g/dL，
妊婦：血中ヘモグロビン濃度＜ 11 g/dL
[資料：WHO 2019]

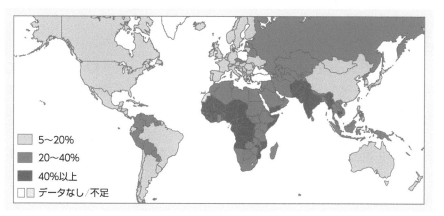

域で低栄養が蔓延している（図1.9）．エネルギーと三大栄養素以外にも，特に鉄，ヨウ素，ビタミンAなどの微量栄養素は世界的に最も不足しやすい栄養素として知られている．妊娠・出産可能な年齢の女性の40%以上が貧血である地域として特にアフリカや南アジアが挙げられるが，これは低栄養の割合が著しい地域と一致している（図1.10）．

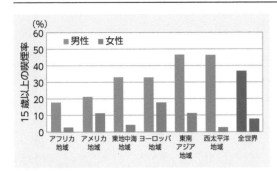

図 1.11　喫煙率
［資料：WHO 2020］

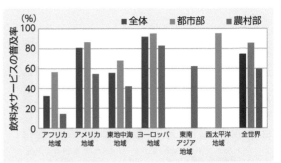

図 1.13　安全に管理された飲料水サービスの普及率
［資料：WHO 2020］

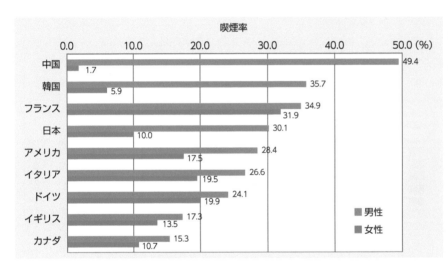

図 1.12　男女別喫煙率の国別比較
日常的に喫煙している者の割合.
［資料：WHO 2020］

d. 喫煙

　高血圧と並び，喫煙もおもな死亡のリスク因子である．世界的に女性に比べて男性で喫煙率が高く，特に東南アジア地域と西太平洋地域の男性においては全体の45％以上が喫煙をしている（図1.11）．女性ではヨーロッパの喫煙率が17.7％と最も高いが，その他の地域は約10％もしくはそれ未満である．国別男女別でみると，主要国の中では日本人男性の喫煙率が約30％と高く，日本を含めた東アジアでは男女の禁煙率に差がみられる（図1.12）．

e. 安全な飲料水と衛生施設

　生活において安全な飲料水やトイレなど衛生施設の確保は欠かせない．上水道や衛生的に管理された井戸水，市販の飲料水の購入などにより飲料水の安定的確保が可能な地域は都市部が多く，農村部は普及が遅れている（図1.13）．特にアフリカの農村部では人口の14.4％のみが管理された安全な水を得ることができている状態である．一方で，各世帯の衛生施設（トイレ）の普及率は飲料水の普及よりさらに遅れている．アフリカでは都市部でも26.5％，最も高いヨーロッパ地

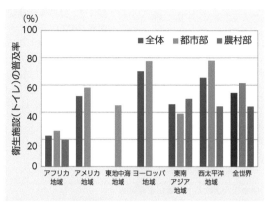

図 1.14 安全に管理された衛生施設（トイレ）の普及率
[資料：WHO 2020]

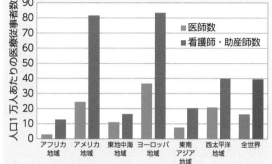

図 1.15 医療従事者数（人口 1 万人あたり）
[資料：WHO 2020]

域や西太平洋地域の都市部でも 80% 程度であり，その他の地域では 40〜60% と低い水準になっている（図 1.14）．

f.　医療へのアクセス

誰もが必要な医療サービスを享受できる状況を目指し，ユニバーサル・ヘルス・カバレッジ（UHC）の概念が提唱されている．ユニバーサル・ヘルス・カバレッジでは，経済的困難や居住地に関係なく保健医療サービスへアクセスできることが重視され，持続可能な開発目標（SDGs）においても達成すべきゴールの 1 つとして掲げられている．ユニバーサル・ヘルス・カバレッジの指標として，各地域における医師と看護師（助産師含む）の人口 1 万人あたりの数を図 1.15 に記す．特にヨーロッパ地域では医師・看護師ともに最も多いが，アフリカ，東地中海，東南アジア地域では少数で，特にアフリカの医師が少ない．

UHC：universal health coverage. すべての人が適切な予防，治療，リハビリなどの保健医療サービスを，支払い可能な費用で受けられる状態．

1.3 │ WHO による保健システムの変遷と現状

世界保健機関（WHO）は 1948 年に設立され，すべての人々が可能な最高の健康水準に達することを目的とする国際連合組織の機関である．日本は 1951（昭和 26）年に加盟し，2023（令和 5）年現在の加盟国は 194 か国である．WHO は，世界的な保健問題について指導的かつ調整機関として活動し，また健康に関する研究課題を作成，規範や基準を設定，証拠に基づく政策選択肢を明確にし，加盟国へ技術的支援を行い，健康志向を監視，評価している．その政策決定機関は世界保健総会で，毎年 5 月に開かれ，全加盟国が出席する．6 つの地域事務局があり，日本は西太平洋地域に所属している．職員は約 9,000 人で活動資金は加盟国の分担金と任意の寄付金による．2022 年の総会では資金利用をより予測可能で適応

この憲章の当事国は，国際連合憲章に従い，次の諸原則がすべての人民の幸福と平和な関係と安全保障の基礎であることを宣言する．

健康とは，完全な肉体的，精神的及び社会的福祉の状態であり，単に疾病又は病弱の存在しないことではない．

到達しうる最高基準の健康を享有することは，人種，宗教，政治的信念又は経済的若しくは社会的条件の差別なしに万人の有する基本的権利の一つである．

すべての人民の健康は，平和と安全を達成する基礎であり，個人と国家の完全な協力に依存する．

ある国が健康の増進と保護を達成することは，すべての国に対して価値を有する．

健康の増進と疾病，特に感染症対策が諸国間において不均等に発達することは，共通の危険である．

児童の健全な発育は，基本的重要性を有し，変化する全般的環境の中で調和して生活する能力は，このような発育に欠くことができないものである．

医学的及び心理学的知識並びにこれに関係のある知識の恩恵をすべての人民に及ぼすことは，健康の完全な達成のために欠くことができないものである．

公衆が精通した意見を持ち且つ積極的に協力することは，人民の健康を向上する上に最も重要である．

各国政府は，自国民の健康に関して責任を有し，この責任は，充分な保健的及び社会的措置を執ることによつてのみ果すことができる．

これらの原則を受諾して，且つ，すべての人民の健康を増進し及び保護するため相互に及び他の諸国と協力する目的で，締約国は，この憲章に同意し，且つ，ここに国際連合憲章第五十七条の条項の範囲内の専門機関としての世界保健機関を設立する．

表 1.2　世界保健機関憲章（前文）
1951（昭和 26）年 6 月 26 日条約第一号として公布された公式訳．
［昭和 26 年官報, p.10（1951）］

しやすくするために，分担金の割合を現在の16%から50%へ2030年までに増やすことが提言された．

　世界保健機関憲章前文は設立時に作成され，この中で，健康の3要素として，physical（身体的），mental（精神的），social（社会的）が明文化され，設立当初からグローバルで包括的な保健組織を目指しており，今もそのまま改正されていない（表1.2）．

　今までのおもな活動として，ワクチンによるポリオの撲滅運動，天然痘撲滅，母乳栄養の推奨，HIV対策，非感染性疾患や人口問題対策，たばこ対策，交通事故対策，新興感染症と結核やマラリアなどの既存感染症対策，女性や子どもの権利と健康問題対策がある．2020年代も新型コロナウイルス感染症の地球規模での流行，世界各地での紛争や戦闘，気候変動などの環境問題など，時代により対応すべき問題は変化しているが，その憲章の精神は現在も堅持されている．

1.4　健康危機

　健康危機は「社会・組織・個人に重大な問題・困難を引き起こす状況，これらの通常活動・業務の執行が困難となり，さらに政治的，法的，経済的な副次的影響が加わるために困難が増す状況」と定義される．

A.　近年の健康危機の発生状況

　近年，人口増加と人間中心主義，社会経済的グローバリズムによる人と物資の

直接的（狭義）健康危機	人獣共通感染症 ヒト感染症 生物，化学，放射線障害
間接的（広義）健康関連危機	自然災害（台風，地震，洪水，大雪，竜巻，山火事） 人為的災害 　意図的（テロ，暴動，紛争，戦争） 　非意図的（列車事故，航空機事故，原子力発電所事故）
長期的影響	上記による外傷，中毒，基礎疾患および精神状態の悪化， 心的外傷後ストレス症候群

大移動，地域や国家間の戦争が相次いで発生している．また，2020年の国連の報告によると，2000～2019年の20年間に，世界中で7,300件以上の大規模災害が発生した．この間，42億人がその影響を受け，死者数は123万人に達している．日本では，日本土木学会の推定で，2050年までに南海トラフ大地震が発生する確率は約80％とされている．そして，2020年から，感染症のパンデミックが発生，さらに，2022年2月にはロシアがウクライナに侵攻，2023年10月現在，停戦の動きが見られない．ウクライナからの避難民が多く滞在するトルコ・シリアにおいて2023年3月に大地震が発生，死者6万人を超えている．自然および人為的な災害時の健康危機に対して，常に科学的な想定による防災計画を練り，被害を可能な限り減らして，乗り越えていく必要がある．

　これらを表1.3のように分類した．直接的健康危機として，感染症や放射線障害など，間接的健康危機として，自然災害や人為的災害に伴って起こるもの，そして，長期にわたる慢性的な心身への影響などである．

B.　健康危機への対応

　国には国民の健康と安全を守る責務がある．そのために国家安全保障や食糧安全対策を講じている．

　2001年9月11日の米国同時多発テロを受け，世界健康安全保障イニシアティブが発足し，2005年に国際保健規則が制定された（表1.4）．健康危機管理を担当する組織として，2016年に国際連合において「グローバル健康危機タスクフォース」を設置，感染症，地域医療，公衆衛生および開発の各分野の専門家で組織されている．同年，WHOでは，災害と健康危機に関する研究を強化し，知識と情報を統合して共有することを目的として，「災害・健康危機管理」（EDRM）を設立し

EDRM：Health Emergency and Disaster Risk Management

表1.4　WHO健康危機管理・災害対応の体制
IHR：International Health Regulations, GHSI：Global Health Security Initiative

国際保健規則（IHR（2005））	・WHO憲章第21条 ・疾病の国際的伝搬を最大限防止することを目的
世界健康安全保障イニシアティブ（GHSI）	・国民の健康を守る役割を担う保健担当大臣の連携強化を目的とするネットワーク（2001年～） ・G7加盟国，メキシコ，欧州委員会（EC），オブザーバーWHO

た．アメリカでは疾病管理予防センター（CDC），日本では，内閣官房，内閣府，厚生労働省，保健所，医療機関（感染症指定病院，救急医療），警察，消防署（救急隊）などが担当する．

　各国政府が健康危機へ対応するにあたって，社会防衛と個人の私権（人権）制限との均衡を図る必要がある．2020年から始まったCOVID-19のパンデミックにおいて，欧米や中国で実施された都市封鎖（ロックダウン）は私権の制限の例である．

CDC：Center for Disease Control and Prevention

2. 日本の健康

2.1 日本における健康の概念の変遷

　日本では，古代，人間の健康は，自然・神・人間との関係においてとらえられており，人々は，病気からの回復を呪術などに頼っていた．7世紀に中国から仏教が伝わると，天武天皇が皇后（後の持統天皇）の病気平癒のために薬師寺（奈良県，図2.1）を創建し，持統天皇が孤児のための悲田院を設置するなど，仏教をよりどころに保健・福祉活動が行われた．

　平安時代には，医・針博士の丹波康頼が『医心方』全30巻の医学書を朝廷に献上した．あらゆる疾病の治療法，長生術，救急処置などを網羅的に編纂したものである．中世になると，中国からの漢方医学の影響を受け，人間の心身の状態を「証」として把握し，漢方薬により治療する中国の健康観（東洋医学）が主流となった．近世になると，江戸時代の儒学者，貝原益軒（図2.2）が，病気を遠ざけるための実践法を「養生訓」として書き著した．

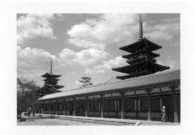

図2.1　薬師寺（奈良県）
［撮影：663highland, Wikipedia］

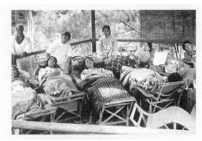

図2.3　結核療養をする患者
神奈川県茅ケ崎市にあった南湖院の様子（1931年頃）．［Wikipedia］

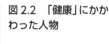
図2.2　「健康」にかかわった人物

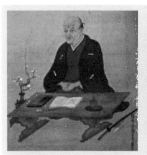
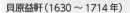

貝原益軒（1630〜1714年）

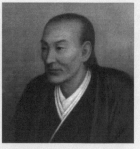

緒方洪庵（1810〜1863年）

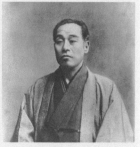

福沢諭吉（1835〜1901年）

A.　明治時代から第二次世界大戦まで

　明治時代までは「病気」に対する「健康」という概念は存在しなかった．日本において「健康」という用語を現代に通じる意味で使った最初の人は，蘭学者の緒方洪庵である（図2.2）．彼は，著書の中で，「health」の訳語として「健康，全康，十全健康，常康」などを造語し，これを福沢諭吉（図2.2）が『西洋事情初編』において用いている．明治時代には，「一国殖産，富国強兵」の目的のもとに，国民の体位や体力の向上を目指し，体操や海水浴の習慣が欧米から導入された．

B.　戦後から高度成長時代1977（昭和52）年まで：人権としての健康観の確立

　1941（昭和16）〜1945（昭和20）年の第二次世界大戦によって，日本では約400万人の兵士と一般国民が死亡した．終戦後の1946（昭和21）年に制定された日本国憲法においては，健康が個人の基本的人権の1つであり，その達成のための国の責務が第25条に次のように述べられている．

　「すべて国民は，健康で文化的な最低限度の生活を営む権利を有する．国はすべての生活部面について，社会福祉，社会保障及び公衆衛生の向上及び増進に努めなければならない．」

　この理念をふまえ，1951（昭和26）年には，死因の第1位であった結核の医療費公費負担制度が開始された（図2.3）．1955（昭和30）年には，一般住民を対象とした胸部間接X線撮影による早期発見対策へと発展した．予防と治療が一体化した保健医療体制が構築され，結核死亡率の顕著な低下に成功した．これに続いて，すべての国民が，健康保険に加入し，医療費の自己負担を押さえて必要な医療が受けられるように，1961（昭和36）年，国民皆保険制度が発足した．また，寿命の延伸に伴い，老人医療費無料化などの施策が東京都から始まり＊，全国に普及した．この時代は，結核・感染症に対する抗生物質の開発，医療保険制度，栄養状態および衛生状態の改善により，国民の健康状態は飛躍的に改善した．

＊　市町村段階まで含めると，岩手県旧沢内村が1960（昭和35）年に開始している．

C. 1978(昭和53)～1987(昭和62)年度まで：第1次国民健康づくり対策

　高度経済成長時代には，積極的な健康増進対策が講じられた．具体的には，市
町村保健センターの設置と保健師の配置が進み，妊産婦，乳幼児，家庭婦人など
を対象とした健康診査（健診＊）に，老人保健事業が加わり，生涯を通しての予防・
健診事業が整備された．1981（昭和56）年にがんが死因の第1位となり，がん検
診＊などの2次予防が開始された．

　また，人口の高齢化が進み，慢性疾患を有して生活している者が増加した．
1986（昭和61）年に国民の健康状態を把握するために，国民生活基礎調査が開始
された．この調査では，自覚症状，通院状況，生活影響を独立の指標として，ま
たそれぞれを組み合わせて健康状態の指標としている．これらの結果より，症状
を有したり，通院していても生活に影響がない「半健康」の状態も「健康」の概念の
中に含め，健康長寿社会を目指すことが社会的通念となった．1980（昭和55）年
よりアメリカにおいてヘルシーピープル計画が開始されたのを受け，日本でも国
民健康づくり運動として健康増進が国の政策として位置付けられた．

D. 1988(昭和63)～1999(平成11)年度まで：第2次国民健康づくり対策

　第2次国民健康づくり対策（アクティブ80ヘルスプラン）が開始され，生活習慣の改
善，特に運動による疾病予防・健康増進の考え方が発展した．健康運動指導士，
健康運動実践指導者などの資格が創設された．社会全体で健康に価値がおかれる
時代となり，健康食品の販売やフィットネスクラブなどの健康産業も発展した．

E. 2000(平成12)～2012(平成24)年度まで：第3次国民健康づくり対策(健康日本21)

　第3次国民健康づくり対策（21世紀における国民健康づくり運動）いわゆる「健康日
本21」が開始され，この推進のために栄養改善法が改正され「健康増進法」（2003
（平成15）年施行）となった．法律名に「健康」という語が初めて使われた．この法律
では，生涯にわたる健康づくりの視点を取り入れ，寿命の延長だけでなく，生活
の質（QOL）や環境改善の視点が盛り込まれた．

　また，「高齢者の医療の確保に関する法律」により，内臓脂肪症候群（メタボリック
シンドローム）に着目した特定健康診査・特定保健指導が2008（平成20）年から開始
され，健康診査と保健指導が一体化して，個人の行動変容への支援体制が整った．

　2005（平成17）年4月に学校教育法の改正により栄養教諭の制度が創設され，
学校教育に食育が位置づけられた．同年6月には「食育基本法」が公布され，一生
を通した健康管理のうち，特に義務教育時代から「食育」を通して健康管理の方法
を身につけ，実践することで，健康な社会をつくることを目指すとされた．なお，

厚生労働省	文部科学省	農林水産省	内閣府		環境省
			（消費者庁）	（こども家庭庁）	
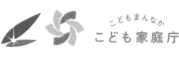					
健康日本21の推進	栄養教諭制度 日本食品標準成分表	食育の推進	食品表示制度	出産・育児・子どもの 成長	環境保健

図 2.4　おもな保健・医療・福祉にかかわる行政組織と管轄

食育の推進は，2016（平成 28）年 4 月に内閣府から農林水産省へ移管された．

2001（平成 13）年の省庁再編以降，図 2.4 に示す行政の体制により今日の保健・医療・福祉施策が進められている．

F.　2013(平成 25)〜 2023(令和 5)年度：第 4 次国民健康づくり対策（健康日本 21(第二次)）

国民生活基礎調査の健康状況の項目は，①自覚症状，②通院，③健康意識，④悩みやストレス，⑤こころの状態，⑥睡眠と休養充足度，⑦飲酒，⑧喫煙，⑨健診（健康診断や健康診査）や人間ドックの受診，⑩がん検診受診の 10 項目である．

2017（平成 29）年に日本の高齢化率*は 27.7％と世界一高くなり，少子高齢化が進展し，超高齢・人口減少社会に入った．これに対処するためには，社会全体の健康度を高めることや，増大する医療・介護費削減が引き続き課題である．そのために，2013（平成 25）年からの健康日本 21（第二次）では，健康寿命の延伸と地域間・社会階層間の健康格差の縮小が目標とされた．また，疾病予防に介護予防が加わり，その課題解決のために運動器症候群（ロコモティブシンドローム）という概念が提唱された．また，生活習慣病は，おもに食物（栄養素）の過剰摂取に起因するのに対し，高齢者では，低栄養に起因するフレイル（虚弱），サルコペニア（筋量減少）が問題となっている．

*　高齢化率：総人口に対して 65 歳以上の高齢者人口が占める割合をいう．高齢化率が 7％を超えた社会を「高齢化社会」，14％を超えた社会を「高齢社会」，21％を超えた社会を「超高齢社会」という．日本は 1970 年に高齢化社会になり，1994 年に高齢社会になった．2007 年には 21.5％となり，超高齢社会に入った．

G.　2024（令和 6）年度以降：第 5 次国民健康づくり対策（健康日本 21（第三次））

健康日本 21（第三次）では，誰一人取り残さない健康づくりを推進するため，より実効性をもつ取り組みの推進に重点を置くとし，2035（令和 17）年度までの 12 年間が計画期間である．

2.2　日本における健康の現状

健康状態を評価する調査を，表 2.1 に示す．なお，毎年実施される「国民健康・

	得られる情報	内容
国勢調査	人口，世帯数など	全国民が対象の調査で5年に1回実施
人口動態調査	出生率，死亡率，死産率，婚姻率，離婚率など	市区町村に提出される出生，死亡，死産，婚姻，離婚の届
生命表	平均余命	人口動態統計と人口から作成
国民生活基礎調査	有訴者率，通院者率，がん検診受診率，要介護者率など	保健，医療，福祉，介護，年金，所得などについて世帯および世帯員を対象とした標本調査．大規模調査は3年ごと，その間の2年は簡易調査
患者調査	受療率，総患者数など	層化無作為抽出された医療機関の患者を対象とし傷病状況を把握するための標本調査．3年に1回実施
国民健康・栄養調査	糖尿病の状況，肥満者の割合，喫煙の状況，収入と生活習慣の関連など	健康状態，食品摂取量，栄養素等摂取量などの実態を把握するための標本調査．毎年実施
学校保健統計調査	疾病・異常被患率（耳疾患，う歯など）など	幼稚園，小学校，中学校，高等学校における児童・生徒の発育状況，健康状況を把握するための標本調査．毎年実施
感染症発生動向調査	感染症法＊対象疾患の患者数	感染症法に基づき，感染症法に規定された疾患の患者が，全国でどのくらい発生したかの調査

栄養調査」は，医師，管理栄養士，保健師，臨床検査技師などの調査員が実施にあたり，調査票の集計を国立健康・栄養研究所が行う．調査項目は，①身体状況調査（身長，体重，腹囲，血圧測定，血液検査など），②栄養摂取状況調査（食品摂取量，栄養素等摂取量，食事状況），③生活習慣調査（食生活，身体活動・運動，休養（睡眠），飲酒，喫煙，歯の健康などに関する生活習慣全般を把握）である．この調査による現状については，4章以降の各ライフステージで，学校保健統計とともに取り上げる．

　健康情報には，さまざまなものがあるが，エビデンス（evidence）に基づいた情報を収集し活用することが大切である．エビデンスとは，保健医療分野では，科学的根拠のことをいう．身近にある情報は，膨大で，さまざまであり，収集し活用するためには，科学的な裏付けがあり，信頼できる情報であることが大前提である．近年，インターネットで簡単に情報が入手できるが，信頼性のあるものばかりではないので，注意が必要である．

　健康状態を評価するために，公表された統計データを利用することが多い．日本では，インターネット上の政府統計の窓口（e-Stat）で多くのデータが入手できる．ただし，このデータは粗データであるので，評価などに利用する場合は目的に合わせて加工することが必要である．

　表2.1の統計調査を利用し，多面的に地域の特徴をとらえることにより，健康施策の計画立案，実施，評価の資料とすることができる．たとえば，人口動態調査の死亡データから，地域の死亡状況を分析，把握（地域診断）することにより，健康施策の優先順位を決めるための資料とすることができる．さらに，健康施策において目標値を設定する場合には，これら統計から現状を把握し，将来推計な

予防医学と遺伝子診断における個人情報

日本では 2000（平成 12）年以降，IT 関連会社が一般向け遺伝子検査サービスを開始した．体質や生活習慣に関して管理栄養士のアドバイスを受けることができたり，祖先の発祥地域や移動経路がわかったりする．家族性大腸ポリポーシスや乳がんなどの家族性腫瘍の遺伝子検査は，遺伝カウンセリングが受けられる病院で，十分なインフォームドコンセントを受けた後に，遺伝子検査を受けるかを判断し，実施すべきである．両者ともに適切に遺伝子検査結果を利用することで疾患の予防につなげることが可能である．検査を受ける前に何がわかり，どのような対策ができるのかを見極めておくことが大切である．なお，遺伝子検査結果の情報は大量で多様な内容を含んでおり，IT を使って利用されるビッグデータとなることが想定されるので，個人情報の流出の防止に留意が必要である．

IT：information technology

ども利用する．ここでは人口動態調査から得られる情報を中心に，日本の健康の現状をみていきたい．

A. 寿命

a. 平均余命と平均寿命

平均余命は，集団の健康指標の1つで，ある年齢の人が，その年の死亡状況（年齢別死亡率）が将来も続くとした場合，今後，平均して何年生存できるかを示している．特に0歳の平均余命を平均寿命という．

たとえば，同時に出生した10万人が年齢とともにある年の年齢階級別死亡率*に従って死んでいくとすると，生存者数は図2.5のような曲線（生存曲線）をたどる．40歳の平均余命は，40歳の生存数（l_{40}）と40歳以上の定常人口（T_{40}）より，①と②の面積が等しくなるところ（T_{40}/l_{40}）として求める．この生存曲線から得ら

*　年齢階級別に算出した死亡率．5歳階級ごとに（85歳以上はまとめる）算出され，「40歳〜44歳人口10万人のうち何人死亡したか」で表現される．なお，年齢調整死亡率は年齢構成の違いを除去した死亡率であり，異なる年齢層間の死亡率の違いはわからない．

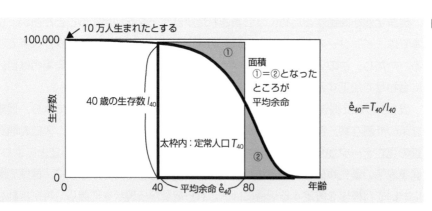

図 2.5　生存曲線

20

2.　日本の健康

表2.2　おもな年齢の平均余命（単位：年）
簡易生命表の概況によると，平均寿命の前年との差を死因別に分解した死因別寄与年数から，男女とも老衰，新型コロナウイルス感染症（COVID-19）などによる死亡率の変化が平均寿命を縮める方向にはたらいているといえる．
［厚生労働省，令和4年簡易生命表の概況より抜粋］

年齢 （歳）	男性			女性		
	2022 （令和4）年	2021 （令和3）年	前年との差	2022 （令和4）年	2021 （令和3）年	前年との差
0	81.05	81.47	−0.42	87.09	87.57	−0.49
20	61.39	61.81	−0.42	67.39	67.87	−0.48
40	41.97	42.40	−0.43	47.77	48.24	−0.46
60	23.59	24.02	−0.43	28.84	29.28	−0.45
80	8.89	9.22	−0.33	11.74	12.12	−0.38

れる生存数，死亡数，死亡率，定常人口，平均余命を，年齢階級別（各歳別，5歳階級別など）に表示したのが生命表である．日本では，5年ごとの国勢調査年に完全生命表が，その間の年に簡易生命表が，厚生労働省より公表されている（表2.2）．

ある集団のx歳の平均余命に，これまでの生存年数xを加えると，その集団の平均寿命よりも大きな値となる．x歳まで生きているのは，その年齢までに亡くなった人よりも良い生活習慣や健康に良い遺伝的要因をもっているなどの理由からと考えられ，平均寿命以上に生存することが予想される．

b. 日本人の平均寿命

日本人の平均寿命および65歳の平均余命の1947（昭和22）〜2020（令和2）年の推移と2025〜2065年の将来推計を図2.6に，国際比較を図2.7に示す．

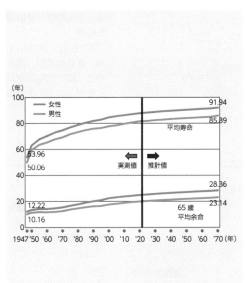

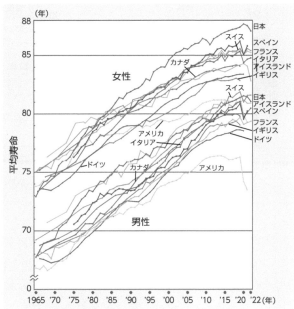

図2.6　平均寿命と65歳平均余命の推移
［厚生労働省：完全生命表，国立社会保障・人口問題研究所：日本の将来推計人口（令和5年1月推計）］

図2.7　平均寿命の国際比較
1971年以前の日本は沖縄県を除く数値．1990年以前のドイツは旧西ドイツの数値．［資料：UN, Demographic Yearbookなど，簡易生命表］

1920年代の平均寿命は男性42.06年，女性43.20年であったが，1947（昭和22）年に男性50.06年，女性53.96年と初めて男女とも50年を上回った．近年，日本人の平均寿命は，世界で高い水準を示し，特に女性は，1985（昭和60）年以降，世界一である．今後さらに平均寿命は伸び，将来推計では，2070年には男性で85.89年，女性で91.94年になると予測されている．日本人の平均寿命の急激な伸びは，まず，乳児死亡の減少，次に青年期の結核死亡の減少，1970年代以降の高齢者の脳血管疾患死亡の減少などによる．

c. 健康寿命

　健康寿命とは，健康上の問題で日常生活が制限されることなく生活できる期間と定義されている．健康寿命にはさまざまな算定方法があり，健康日本21（第二次）では，国民生活基礎調査結果から日常生活に制限のない者の割合を得て，サリバン法*により計算されている．2004（平成16）〜 2019（令和元）年の推移と平均寿命と健康寿命の差を図2.8に示す．健康寿命は，2004年から2019年にかけて，男性69.47年から72.68年，女性72.69年から75.38年と長くなり，日常生活に制限のある期間（平均寿命と健康寿命の差）は，男性9.17年から8.73年，女性12.90年から12.07年と短くなった．健康寿命の国際比較を表2.3に示す．男女ともに日本はシンガポールに次いで2位である．

＊　サリバン法：国内外で広く使われている．生命表の定常人口に，各年齢階級の要介護者率をかけて算出された平均余命を平均自立期間として算出する．

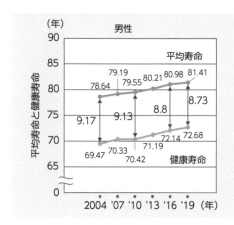 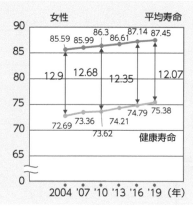

図2.8　健康寿命の推移と平均寿命と健康寿命の差
［平均寿命：完全生命表，簡易生命表，健康寿命：厚生労働科学研究費補助金「健康寿命における将来予測と生活習慣病対策の費用対効果に関する研究」］

男性		順位	女性	
国名	健康寿命（年）		国名	健康寿命（年）
シンガポール	73.7	1	シンガポール	75.2
日本	72.5	2	日本	75.1
スイス	71.7	3	韓国	73.7
イスラエル	71.7	4	バミューダ	73.6
アイスランド	71.5	5	アイスランド	73.2

表2.3　男女別健康寿命国際比較（上位5位）
国際比較の観点から，Global Burden Disease Study 2019 のデータを使用．疾病状況の重みづけをして健康状態を評価しており，日本の図2.8と算出方法は異なる．
［資料：Global Burden Disease Study 2019］

図2.9 死因別死亡率
の国際比較（人口10
万人あたり）
疾病及び関連保健問題
の国際統計分類第10
版（ICD-10）による.
循環器系の疾患：心疾
患，高血圧性疾患，脳
血管疾患など，呼吸器
系の疾患：インフルエ
ンザ，肺炎など，消化
器系の疾患：胃潰瘍，
十二指腸潰瘍，肝疾患
など.
[UN, Demographic
Yearbook system,
Demographic Year-
book 2021]

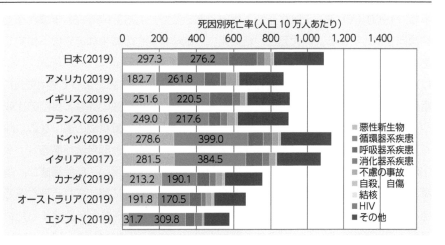

B. 死亡の現状

　世界の国別の死因別死亡率（人口10万人あたり）を図2.9に示す. 悪性新生物（がん）と循環器系の疾患が死因の多くを占めている.

a. 死因構造

　日本では1950年代以降，結核による死亡が大きく減少し，死因の中心が感染症からがんや循環器系などに変化した. 国際的には生活習慣の改善により予防可能な疾患（がん，循環器疾患，糖尿病および慢性閉塞性肺疾患（COPD）など）である非感染性疾患（NCDs）による死亡割合は，1980年代前半まで増加傾向であったが，減少に転じ近年は横ばいとなっている.

COPD：chronic
obstructive pul-
monary disease

b. 死亡の推移

(1)粗死亡率　　　男女別の粗死亡率（人口千対）および年齢調整死亡率（人口千対）の推移を図2.10に示す. 粗死亡率は1950（昭和25）〜55（昭和30）年には急激に低

図2.10　粗死亡率お
よび年齢調整死亡率の
推移
年齢調整死亡率は平成
27年モデル人口によ
り計算した値で，従来
の昭和60年モデル人
口の値と大きく異なる
ため，比較には注を要
する
[厚生労働省：令和4
年（2022）人口動態統
計]

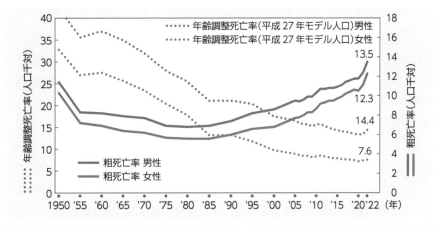

下し，1960（昭和35）年以降も低下傾向であったが，1983（昭和58）年頃から上昇傾向を示している．乳児死亡，結核死亡，脳卒中死亡の減少などで低下傾向であったが，人口の高齢化により上昇に転じたと考えられる．

(2) 年齢調整死亡率と標準化死亡比　死亡の状況は，年齢によって差があり，粗死亡率は，人口の年齢構成に大きく影響される．年齢構成の異なる集団の比較や，年々高齢化する集団の年次推移をみる場合，人口の年齢構成の違いを取り除くために，年齢調整を行う．これを標準化といい，直接法と間接法がある．

①**年齢調整死亡率**：直接法で，対象集団の年齢別死亡率を用い，年齢構成が，基準となる集団の年齢構成（基準人口）と同じと仮定したときに期待される死亡率である．基準人口として，国内では，2020（令和2）年より高齢化を反映するため基準人口が改定され，「平成27年モデル人口」（2015年）が使われている*1．また，国際比較などでは世界人口が用いられる．図2.10は，平成27年モデル人口を用いている．年齢調整死亡率は，年々低下している．

②**標準化死亡比**：間接法で，都道府県・市町村別の死亡状況の比較に用いられる．これは，標準集団の年齢別死亡率を対象集団の人口構成に当てはめ，その場合に期待される死亡数*2と実際に対象集団において観測される死亡数を比較する方法である．観測死亡数を期待死亡数で割り100をかけて示す．基準集団を全国にした場合，100より大なら全国より高率，小なら全国より低率といえる．

(3) 50歳以上死亡割合，65歳以上死亡割合　50歳以上死亡割合は，PMIまたはPMRといわれ，全死亡数のうち50歳以上の割合を百分率（%）で表す．50歳以上の死亡が多ければ，衛生・健康状態がよいことを表す．日本では，1950（昭和35）年に49.0%であったが1970（昭和45）年に80%を，1988（昭和63）年に90%を超えている．国際的には65歳以上死亡割合が用いられており，日本は91.3%（2021年），イタリア90.0%（2020年），スウェーデン89.3%（2020年）であり，日本の衛生・健康状態は国際的に高い水準にあるといえる．

(4) 乳児死亡率　生後1年未満の死亡を乳児死亡，また，生後4週未満の死亡を新生児死亡といい，いずれも出生千対で示す．日本では1950（昭和35）年には乳児死亡率60.1，新生児死亡率27.4であったが，乳児死亡率は1976（昭和51）年に10を下回り，新生児死亡率は1979（昭和54）年に5を下回った．2022（令和4）年には，乳児死亡率1.8，新生児死亡率0.8となっており，死亡率の低さは，世界的にも高水準である．

(5) 主要死因別粗死亡率　主要死因別にみた粗死亡率の推移を図2.11に示す．近年，脳血管疾患は低下しているが，悪性新生物，心疾患，肺炎が上昇している．特に肺炎は2011（平成23）年に脳血管疾患と順位が入れ替わって第3位となった．しかし2017（平成29）年はICD-10（2013年版）*3が適用され，誤嚥性肺炎が追加されたため，肺炎は5位となっている．また老衰が増加し，2018（平成30）年に

*1　1990（平成2）年から「昭和60年モデル人口」（1985年人口をベースに作られた仮想人口モデル）が用いられていた．

*2　期待死亡数：統計用語で予想される死亡数のこと．

PMI：proportional mortality indicator

PMR：proportional mortality ratio

*3　ICD：International Statistical Classification of Diseases and Related Health Problems．疾病及びの国際統計分類．異なる国や地域から，異なる時点で集計された死亡や疾病のデータの体系的な記録，分析，解釈および比較を行うために，WHOが作成した分類．1990年に採択されたICD-10に日本も準拠した．統計法によりICD-10（2013年版）は2016（平成28）年1月1日から施行されている．

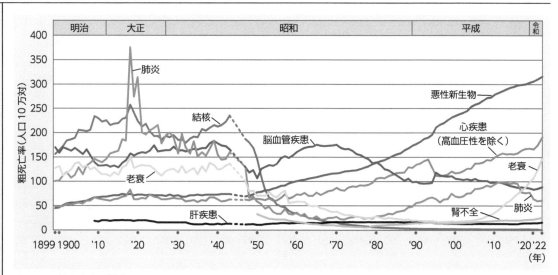

図 2.11　粗死亡率の推移
死因分類の改正により，年次別比較には完全な内容の一致をみることはできない．1996（平成 6）年の心疾患の低下は，新しい死亡診断書の注意書きの事前周知の影響によるものと考えられる．1944〜46（昭和 19〜21）年は資料不備のため省略．1947〜1972（昭和 22〜47）年は沖縄県を含まない．［人口動態統計］

図 2.12　部位別悪性新生物の年齢調整死亡率の推移
縦軸は対数．基準人口は平成 27 年モデルの人口で計算し直された値．
［厚生労働省，令和 4 年（2022）人口動態統計］

は 3 位となっている．

(6) 悪性新生物年齢調整死亡率　　悪性新生物の性別部位別の年齢調整死亡率の推移を図 2.12 に示す．男性では，胃がんが低下し，1995（平成 7）年には肺がんが 1 位となった．肺がん，大腸がん，前立腺がんは上昇していたが 1995 年以降低下傾向である．膵臓がんは 1995 年以降も微増している．女性では 1975（昭和 50）年まで 1 位，2 位であった胃がん，子宮がんが低下している．大腸がん，肺がんは上昇傾向にあったが，1995 年以降低下している．乳がん，膵臓がんは上

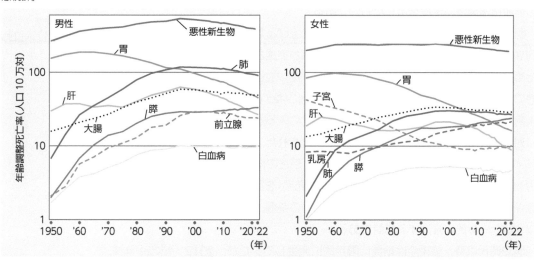

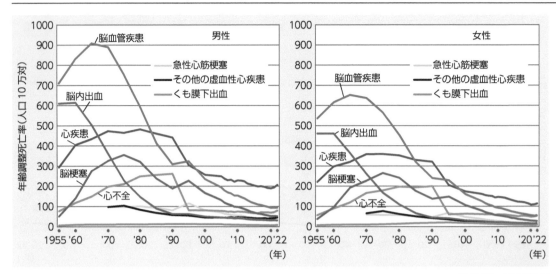

図 2.13　循環器疾患の年齢調整死亡率の推移

1995 年に心不全が激減し脳梗塞が増加している．ICD-10により，心不全が死因として使用されず，また，脳梗塞で寝たきりの患者が肺炎で死亡したとき，原死因は肺炎とされていたものを ICD-10 で脳梗塞とされたことによる．基準人口は平成 27 年モデル人口で計算し直された値．
[厚生労働省：令和3 年（2021）人口動態統計]

昇傾向である．

(7) 循環器疾患年齢調整死亡率　　循環器疾患の性別年齢調整死亡率の推移を図2.13に示す．どの疾患も男女ともに低下している．くも膜下出血は，1995（平成7)年まで男女とも上昇傾向にあったが，近年は低下している．

2.3 日本の健康管理システムの変遷と現状

A. 健康管理システムの変遷

　図2.14は横軸に年代，縦軸に国の重点課題をとって，明治時代から現代までの健康関連施策の変遷を示したものである．

　明治時代初期は，国力を欧米並みの水準に上げるために医療制度の整備と基本的な衛生状態を改善することを重視した施策が実施された．加えて軍備の増強のために国民の体力向上を重視するようになった．次いで，医療制度の充実と感染症の予防が課題となった．第二次世界大戦後になって，生活の欧米化に伴って成人病（生活習慣病）対策に移行した．1980年代に入ると，高齢化と，医療費の高騰に対処するため介護予防や介護支援対策が出された．2001（平成13）年省庁再編により当時の厚生省と労働省が１つになり，現在の厚生労働省が発足した．厚生労働省は「国民生活の保障・向上」と「経済の発展」を目指すために，社会福祉，社会保障，公衆衛生の向上・増進と，働く環境の整備，職業の安定・人材の育成を総合的・一体的に推進する機関である．

　明治時代以降，感染症は地域に限定的に発生していたが，2019（令和元）年末

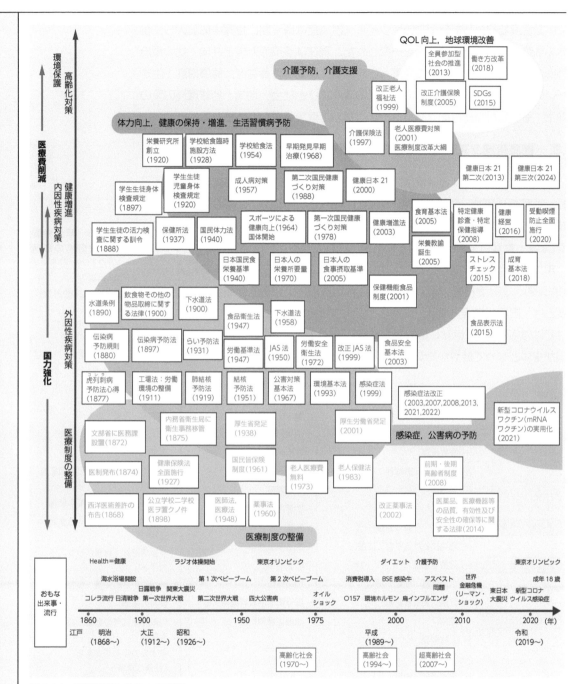

図 2.14　健康管理システムの変遷

JAS 法：「農林物資の規格化及び品質表示の適正化に関する法律」であったが，2015（平成 27）年「農林物資の規格化等に関する法律」に，2017（平成 29）年「日本農林規格等に関する法律」に名称変更された．成育基本法：「成育過程にある者及びその保護者並びに妊産婦に対し必要な成育医療等を切れ目なく提供するための施策の総合的な推進に関する法律」

に中国武漢で発生した新型コロナウイルス感染症は瞬く間に世界中に拡大し，世界の医療・経済・社会・生活を一変させた．現在は感染症対策と共に，社会環境の安全性・快適性・利便性の充実，さらに食・運動・休養など，健康増進・生きがいのある人生を送れるように，生活の質（QOL）と社会・地域・地球環境の質の向上，それらが持続可能であることを目指した健康管理が進められている．

B. 健康管理システムとしての社会保障制度

厚生労働省が推進する政策は図2.15に示したように大きく「健康・医療」「子ども・子育て」「福祉・介護」「雇用・労働」「年金」といった分野があり，それぞれ多岐にわたる．たとえば，健康・医療分野の「健康」には13の対策があり，その中で「栄養・食育対策」を見ると16に細分化されている．

また，社会保障制度として，①社会保険（年金保険，医療保険，介護保険，雇用保険，労災保険），②社会福祉，③公的扶助，④保健医療・公衆衛生がある．社会保障制度とは，国民が傷病，高齢，失業などにより所得が減少し，個人の責任や努力だけでは対応できず，自立した生活が維持できない場合，相互に連帯して支え合い，国が主体となって健やかで安心できる生活を保障するしくみである．

図 2.15 厚生労働省の分野別の政策
（2023（令和 5）年10 月現在）
この他に「他分野の取り組み」として 10 項目が挙げられている．
[厚生労働省，HP より作成]

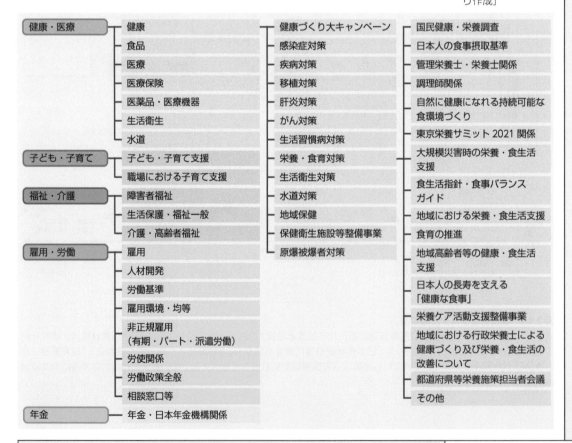

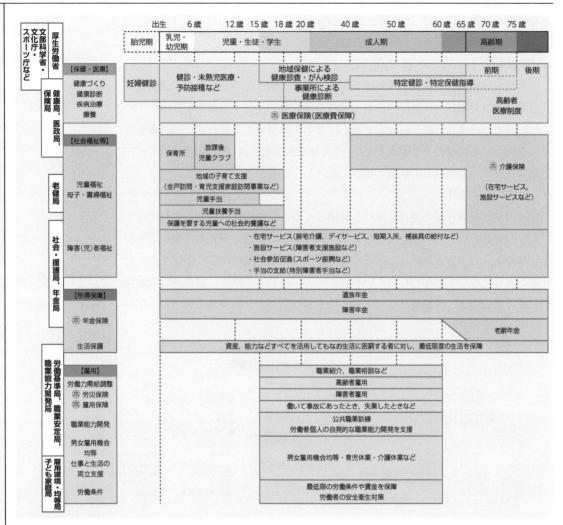

図 2.16　国民生活を生涯にわたって支える社会保障制度（2015年）

㊢ 社会保険. 2022（令和4）年4月1日より「民法」による成年は18歳とされた.

図2.16では，現在の社会保障制度の概要を，年齢を横軸に，「保健・医療」，「社会福祉等」，「所得保障」，「雇用」に分けて示した．左欄には関係する厚生労働省の担当局を大まかに示している．

C.　保健対策

国民一人ひとりが生涯にわたり健康を保つために，さまざまな施策が実施される．基本的には，地域保健法，健康増進法などに基づく地域保健と，労働安全衛生法に基づく職域保健であり，各ライフステージに応じた施策である．

a.　地域保健

行政は，地域住民の健康の保持増進や，公衆衛生の向上のために対人，対物の地域保健対策を推進している．地域保健法に基づく「地域保健対策の推進に関す

る基本的な指針」により，保健所，市町村保健センター，地方衛生研究所などの整備や機能の連携を図るよう定められている．

b. 職域保健

　労働者の健康増進や災害予防対策である．厚生労働省の労働基準局が直接管轄する都道府県労働局，市区町村には労働基準監督署および公共職業安定所(ハローワーク)などがある．労働局は都道府県内にある労働基準監督署および公共職業安定所を統括するのがおもな役目であり，労働基準監督署および公共職業安定所は，労働問題や求職活動などの訴え・相談に対応している．

c. 地域・職域連携

　地域保健と職域保健の連携により，健康づくりのための健康情報の共有だけでなく，保健事業を共同実施するとともに，保健事業の実施に要する社会資源を相互に有効活用し，生涯を通じた継続的な保健サービスの提供体制を整備することを目的とした取り組みが行われている（図2.17）．これらの結果，健康寿命の延伸や生活の質の向上，健康経営などを通じた生産性の向上，医療費の適正化が期待

図 2.17　地域・職域連携
［地域・職域連携推進ガイドライン，p.9（2019）］

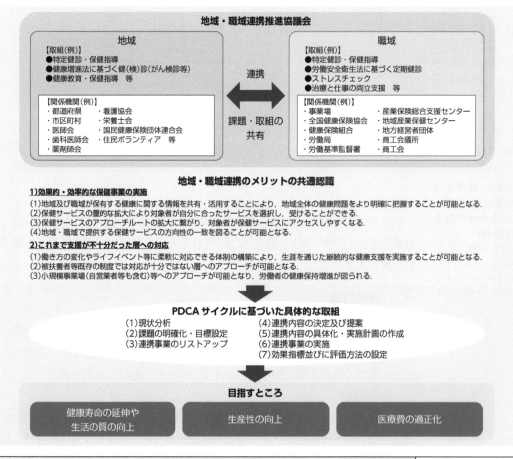

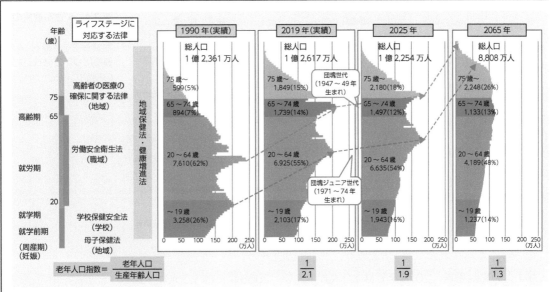

図 2.18　日本の生涯にわたる保健と人口ピラミッド変化推計
[総務省「国勢調査」および「人口推計」，国立社会保障・人口問題研究所「日本の将来推計人口（平成29年1月推計）：出生中位・死亡中位推計」（各年10月1日現在人口）]

されている.

d. 各ライフステージにおける保健制度

　図2.18の左の縦軸に年齢をとり，各ライフステージに分けて関係法を示した．母親の妊娠から幼児期ごろまで（就学前期）は母子保健法，就学期には学校保健安全法，就労期には労働安全衛生法，65歳以上の高齢期には高齢者の医療の確保に関する法律が対応する．全ライフステージを通して地域保健法，健康増進法が包括している.

　また，図2.18の右側には各ライフステージに対応させて2019（令和元）年（実績），2025年（推計），2065年（推計）の人口ピラミッドを付記している．今後人口構成が変化することによって，老年人口（65歳以上）が増加し，生産年齢人口（15〜64歳）が，より多くの老年人口を支える見通しになっている．2019年は生産年齢の人2.1

政策，施策，事務事業

①政策（狭義）：特定の行政課題に対応するための基本的な方針の実現を目的とする行政活動の大きなまとまり

②施策：政策の基本的な方針に基づく具体的な方針の実現を目的とする行政活動のまとまりであり，政策（狭義）を実現するための具体的な方策や対策ととらえられるもの

③事務事業：政策の具体的な方策や対策を具現化するための個々の行政手段としての事務および事業であり，行政活動の基礎的な単位となるもの

[政策評価の実施に関するガイドライン]

家族	就労状況	健康なとき (健康診断, 健康診査)	病気になったとき (医療保険)
75歳男性 (Aさんの父親)	定年退職	後期高齢者医療制度	後期高齢者医療制度
70歳女性 (Aさんの母親)	専業主婦 (子Aさんの被扶養者)	事業主による被扶養者健診または地域保健(市町村)による健診	協会けんぽの被扶養者
50歳男性 (Aさん)	中小企業従業員	労働安全衛生法より事業主による健診	協会けんぽ
45歳女性 (Aさんの妻)	専業主婦 (夫Aさんの被扶養者)	事業主による被扶養者健診または地域保健(市町村)による健診	協会けんぽの被扶養者
23歳男性 (Aさんの息子)	パート (非正規労働者)	地域保健(市町村)による健診	国民健康保険
17歳女性 (Aさんの娘)	生徒 (父Aさんの被扶養者)	学校保健安全法による健診	協会けんぽの被扶養者

表2.4　Aさん家族の健康管理の例
地域保健(市町村)の健診については市町村の規定による.

人が1人の高齢者を，2025年では1.9人が1人を，2065年には1.3人が1人を支えるという推計がある．今後の生産年齢の負担を考慮し，社会保障制度が持続可能となるよう推進していく必要がある．

e.　さまざまな健康診断(健康診査, 健診)

健診の目的は疾病予防や早期発見である．各ライフステージで健診が行われている．法定健診(労働安全衛生法などで義務付けられた定期健康診断)と任意健診(人間ドックなど)があり，以下に具体的な事例で考えてみたい．たとえば，退職後の75歳(男性)と70歳(女性)の老夫婦，中小企業に勤めるAさん(男性50歳)と専業主婦の妻(45歳)の夫婦，その子どもたち(23歳パートと17歳生徒)の3世代家族があるとする．家族それぞれの健診は表2.4のようになる．退職したAさんの父親(75歳)の健診は後期高齢者医療制度に基づき市町村が，中小企業に勤めるAさんの健診は，労働安全衛生法に基づき事業主が実施する．中小企業は全国健康保険協会(愛称「協会けんぽ」)に所属することが多く，協会けんぽの健診を受ける．Aさんの扶養者である母(70歳)と妻(45歳)は事業主の規定による健診を受けるか，地域保健の健診を受ける．息子(23歳)は就業時間が短いなどで事業主(パートの雇い主)による健診に該当しなければ地域保健による健診を受ける．娘(17歳)は学校保健安全法による健診を受ける．それぞれが病気になったときは医療保険別となる．

健診未受診の不利益を被るのは本人，家族はもとより，事業主や市町村である．

D.　社会保険 (図2.16 中ホで示す)

a.　社会保険とは

病気やけが，出産，障害，死亡，老齢，失業などで生活に困ることのないよう，前もって資金を出し合い，生活を守るしくみを「保険」という．わが国ではすべての国民が何らかの医療保険*・介護保険(病気けが・要介護に備える保険)，年金保険(生

＊　医療保険とは，国民健康保険，健康保険(健康保険組合，全国健康保険協会，共済組合などの制度)を総称して使われていることが多い．

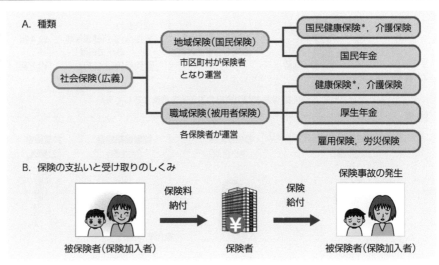

図 2.19　社会保険
＊医療保険と総称される.
雇用保険と労災保険をあわせて労働保険ともいう.

A. 種類

社会保険(広義)
├ 地域保険(国民保険)　　市区町村が保険者となり運営
│　├ 国民健康保険＊, 介護保険
│　└ 国民年金
└ 職域保険(被用者保険)　　各保険者が運営
　　├ 健康保険＊, 介護保険
　　├ 厚生年金
　　└ 雇用保険, 労災保険

B. 保険の支払いと受け取りのしくみ

被保険者(保険加入者) ──保険料納付──▶ 保険者 ──保険給付──▶ 保険事故の発生　被保険者(保険加入者)

活を支える保険) などの公的保険に加入することが義務づけられている. この医療保険・介護保険, 年金保険, そして就労者の雇用保険と労災保険を合わせて「社会保険」という (図2.19A). 加入者が納付する資金が「保険料」で, 保険料を主体とする同財産を, 管理・運営する組織が「保険者」である. この組織に加入して保険料を納付し, 保険事故が生じた場合に保険給付を受けるのが「被保険者」である (図2.19B). なお, 保険会社が運営する火災保険や災害保険, 生命保険などの私的保険は任意加入である.

b. 社会保険の種類

　加入者により, 地域保険(国民保険)と, 職域保険(被用者保険)に分かれる (図2.19A). 地域保険には, 国民健康保険, 介護保険, 国民年金があり, 市町村が運営している. 職域保険には勤労者が加入し, 健康保険＊, 介護保険, 厚生年金 (保険), 雇用保険, 労災保険がある. 職域保険は加入者と事業主が保険料を負担し, また国もその一部を負担することがある. 運営は各保険者で全国健康保険協会 (おもに中小企業社員対象), 健康保険組合 (おもに大企業社員対象), 共済組合 (おもに公務員対象)などである.

＊　健康保険とは, 医療保険のうち健康保険法に基づく保険者である「健康保険組合」, 「全国健康保険協会(協会けんぽ)」の制度を正確にはいうが, 他の保険者も含んで使われることもある.

c. 医療保険制度の体系

　日本は世界トップクラスの平均寿命や高い保健医療水準を実現している. これを支えてきたのが国民皆保険制度である. すべての国民が医療保険に加入し, 受診する医療機関を自由に選ぶことができる. 医療費は一部自己負担で高度な医療を受けることができ, 残りは公費 (税金) が投入されている. 今後超高齢社会が進み, 医療費が増えていく中で, 国民皆保険制度の持続が大きな課題である. そのため過去の大きな改革 (図2.14緑字) を経て2008年現在の体系になった (図2.20). 後期高齢者医療制度は, 75歳以上を分離し, 国(税金)と国民健康保険と被用者保

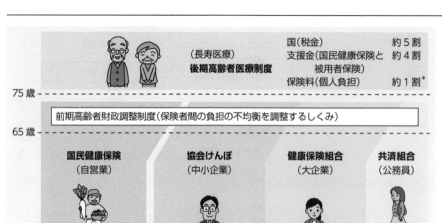

図 2.20　医療保険制度の体系

＊所得制限あり．所得が一定以上ある場合は医療費の自己負担割合は 2 〜 3 割と高くなる．

60 〜 65 歳を越えると国民健康保険の加入者が増える．

険の支援金と高齢者の保険料（個人負担）で支える形にした制度である．65 〜 74 歳（前期高齢者）で保険者間の負担の不均衡を調整する．

E.　健康づくり運動と食育の推進

a.　健康づくり運動の変遷

わが国の国民健康づくり運動の変遷を図 2.21 に示す．

b.　健康日本 21（第二次）から健康日本 21（第三次）へ

2013（平成 25）年に，少子高齢や疾病構造の変化が進む中，生活の質と社会環境の質の向上を通じて，子どもから高齢者まですべての国民が支え合い，希望や生きがいをもち，ライフステージに応じて，健やかで心豊かに生活できる活力ある社会を実現すること，その結果，社会保障制度が持続可能なものとなることとして健康日本 21（第二次）での基本的な方向が示された．

国の基本的な方針を受けて，地方公共団体ではそれぞれの地域，事情に応じた

図 2.21　国民健康づくり運動の変遷

年	運動	内容
1978（昭和 53）年〜	第 1 次国民健康づくり	健康診査の充実，市町村保健センターなどの整備，保健師などのマンパワーの確保
1988（昭和 63）年〜	第 2 次国民健康づくり〜アクティブ 80 ヘルスプラン〜	運動習慣の普及に重点をおいた対策（運動指針の策定，健康増進施設の推進など）
2000（平成 12）年〜	第 3 次国民健康づくり〜健康日本 21〜	一次予防の重視，具体的な目標設定とその評価
	［2003（平成 15）年　健康増進法］	
2013（平成 25）年〜	第 4 次国民健康づくり〜健康日本 21（第二次）〜	健康寿命の延伸・健康格差の縮小を目標，生活習慣に加え社会環境の改善を目指す
2024（令和 6）年〜	第 5 次国民健康づくり〜健康日本 21（第三次）〜	

PDCA：plan-do-check-act

具体的な目標を設定し，計画（P），実施（D），評価（C），改善（A）する．このPDCAサイクルを回して目標に近づける取り組みを行った．地域住民は，都道府県または市区町村の広報やホームページ，職員や地域活動メンバーの呼びかけなどで情報提供を受け，活動に参加するなど協働して目標達成にかかわった．たとえば，生活習慣病対策の料理教室に参加して学び，教室に継続参加するなどである．

2023（令和5）年5月に健康日本21（第三次）が示された（図2.21）．人生100年時代を迎え，社会が多様化する中で，個人の健康課題も多様化しており，「誰一人取り残さない健康づくり」を推進する．また，健康寿命は着実に延伸してきたが，その他一部の指標が悪化しているなど，さらに生活習慣の改善を含め，個人の行動と健康状態の改善を促す必要がある．このため，第三次では「より実効性をもつ取組の推進」に重点を置くとして2024（令和6）年4月から取り組みが開始される．新しい視点として，①女性の健康を明記，②自然に健康になれる環境づくり，③他計画や施策との連携も含む目標設定，④アクションプランの提示，⑤健康情報の見える化・利活用，を取り入れるとしている．

(1) 食生活指針　具体的な食生活の実践のために「食生活指針」が策定されている（図2.22，表2.5）．現在の食生活指針は，厚生省（現在の厚生労働省）が1985（昭和60）年に「健康づくりのための食生活指針」，1990（平成2）年に対象特性別指針を策定した後，2000（平成12）年に厚生省，文部省（現在の文部科学省），農林水産省が連携して新たに策定されたものを2016（平成28）年に一部改正したものである．

図2.22　食生活指針全体の概要図
まずは健全な食生活をどう楽しむかを考え，②〜⑨の内容を実践する中で，食生活を振り返り，改善するというPDCAサイクルの活用により，実践を積み重ねていくことをねらいとしている．
［平成28年6月（一部改正）］

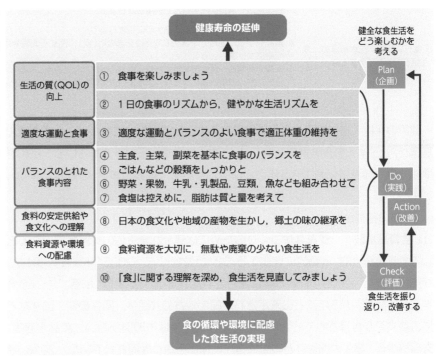

食事を楽しみましょう	・毎日の食事で，健康寿命をのばしましょう ・おいしい食事を，味わいながらゆっくりよく噛んで食べましょう ・家族の団らんや人との交流を大切に，また，食事づくりに参加しましょう
1日の食事のリズムから，健やかな生活リズムを	・朝食で，いきいきした1日を始めましょう ・夜食や間食はとりすぎないようにしましょう ・飲酒はほどほどにしましょう
適度な運動とバランスのよい食事で，適正体重の維持を	・普段から体重を量り，食事量に気をつけましょう ・普段から意識して身体を動かすようにしましょう ・無理な減量はやめましょう ・特に若年女性のやせ，高齢者の低栄養にも気をつけましょう
主食，主菜，副菜を基本に，食事のバランスを	・多様な食品を組み合わせましょう ・調理方法が偏らないようにしましょう ・手作りと外食や加工食品・調理食品を上手に組み合わせましょう
ごはんなどの穀類をしっかりと	・穀類を毎食とって，糖質からのエネルギー摂取を適正に保ちましょう ・日本の気候・風土に適している米などの穀類を利用しましょう
野菜・果物，牛乳・乳製品，豆類，魚なども組み合わせて	・たっぷり野菜と毎日の果物で，ビタミン，ミネラル，食物繊維をとりましょう ・牛乳・乳製品，緑黄色野菜，豆類，小魚などで，カルシウムを十分にとりましょう
食塩は控えめに，脂肪は質と量を考えて	・食塩の多い食品や料理を控えめにしましょう．食塩摂取量の目標値は，男性で1日8g未満，女性で7g未満とされています ・動物，植物，魚由来の脂肪をバランスよくとりましょう ・栄養成分表示を見て，食品や外食を選ぶ習慣を身につけましょう
日本の食文化や地域の産物を活かし，郷土の味の継承を	・「和食」をはじめとした日本の食文化を大切にして，日々の食生活に活かしましょう ・地域の産物や旬の素材を使うとともに，行事食を取り入れながら，自然の恵みや四季の変化を楽しみましょう ・食材に関する知識や調理技術を身につけましょう ・地域や家庭で受け継がれてきた料理や作法を伝えていきましょう
食料資源を大切に，無駄や廃棄の少ない食生活を	・まだ食べられるのに廃棄されている食品ロスを減らしましょう ・調理や保存を上手にして，食べ残しのない適量を心がけましょう ・賞味期限や消費期限を考えて利用しましょう
「食」に関する理解を深め，食生活を見直してみましょう	・子どものころから，食生活を大切にしましょう ・家庭や学校，地域で，食品の安全性を含めた「食」に関する知識や理解を深め，望ましい習慣を身につけましょう ・家族や仲間と，食生活を考えたり，話し合ったりしてみましょう ・自分たちの健康目標をつくり，よりよい食生活を目指しましょう

表 2.5 食生活指針（平成28年6月一部改正）[厚生省，文部省，農林水産省（2000）の一部改正（2016）]

　健康の保持・増進を図るうえで摂取することが望ましいエネルギーと栄養素の基準が，「日本人の食事摂取基準」として厚生労働省から公表されている．この基準は，健康増進法に基づき5年ごとに改定される．健康日本21の方向と連動している．

c．食育の推進

(1) 食育基本法　健康な体づくりのためには健全な食生活の実践が鍵となるとして食育を総合的，計画的に推進することを目的として，2005年に「食育基本法」が施行された．2005（平成17）年に施行された食育基本法（表2.6）に基づき，「食育推進基本計画」が5年ごとに策定され，国と地方公共団体，関係機関・団体などにより食育が推進されてきた．当初，基本的施策は内閣府が担い，農林水産省，文部科学省，厚生労働省などの関係省庁と連携を取り展開されていた．2016（平

二十一世紀における我が国の発展のためには，子どもたちが健全な心と身体を培い，未来や国際社会に向かって羽ばたくことができるようにするとともに，すべての国民が心身の健康を確保し，生涯にわたって生き生きと暮らすことができるようにすることが大切である．

　子どもたちが豊かな人間性をはぐくみ，生きる力を身に付けていくためには，何よりも「食」が重要である．今，改めて，食育を，生きる上での基本であって，知育，徳育及び体育の基礎となるべきものと位置付けるとともに，様々な経験を通じて「食」に関する知識と「食」を選択する力を習得し，健全な食生活を実践することができる人間を育てる食育を推進することが求められている．もとより，食育はあらゆる世代の国民に必要なものであるが，子どもたちに対する食育は，心身の成長及び人格の形成に大きな影響を及ぼし，生涯にわたって健全な心と身体を培い豊かな人間性をはぐくんでいく基礎となるものである．

　一方，社会経済情勢がめまぐるしく変化し，日々忙しい生活を送る中で，人々は，毎日の「食」の大切さを忘れがちである．国民の食生活においては，栄養の偏り，不規則な食事，肥満や生活習慣病の増加，過度の痩身志向などの問題に加え，新たな「食」の安全上の問題や，「食」の海外への依存の問題が生じており，「食」に関する情報が社会に氾濫する中で，人々は，食生活の改善の面からも，「食」の安全の確保の面からも，自ら「食」のあり方を学ぶことが求められている．また，豊かな緑と水に恵まれた自然の下で先人からはぐくまれてきた，地域の多様性と豊かな味覚や文化の香りあふれる日本の「食」が失われる危機にある．

　こうした「食」をめぐる環境の変化の中で，国民の「食」に関する考え方を育て，健全な食生活を実現することが求められるとともに，都市と農山漁村の共生・対流を進め，「食」に関する消費者と生産者との信頼関係を構築して，地域社会の活性化，豊かな食文化の継承及び発展，環境と調和のとれた食料の生産及び消費の推進並びに食料自給率の向上に寄与することが期待されている．

　国民一人一人が「食」について改めて意識を高め，自然の恩恵や「食」に関わる人々の様々な活動への感謝の念や理解を深めつつ，「食」に関して信頼できる情報に基づく適切な判断を行う能力を身に付けることによって，心身の健康を増進する健全な食生活を実践するために，今こそ，家庭，学校，保育所，地域等を中心に，国民運動として，食育の推進に取り組んでいくことが，我々に課せられている課題である．さらに，食育の推進に関する我が国の取組が，海外との交流等を通じて食育に関して国際的に貢献することにつながることも期待される．

　ここに，食育について，基本理念を明らかにしてその方向性を示し，国，地方公共団体及び国民の食育の推進に関する取組を総合的かつ計画的に推進するため，この法律を制定する．

表2.6　食育基本法
「前文」

成28）年4月からは，農林水産省に移管され，「食育ガイド」や「デジタル食育ガイドブック」，「食育白書」などを作成し普及を図っている．家庭，学校，保育所などにおける食育は着実に推進，進展している．しかし，若い世代における食生活に課題がみられること，高齢者の単独世帯やひとり親世帯，貧困の状況にある子どもに対する支援が必要であること，食料を海外に依存する一方で大量の食品廃棄物を発生させ，環境への負荷を生じさせていること，日本の食文化の継承を図る必要があることなど，食をめぐる課題をかかえている．

(2) 食育推進基本計画　2021（令和3）年，これまでの食育の推進の成果と現在の食をめぐる状況と諸課題をふまえ，2025年度までの5年間を期間とする第4次食育推進基本計画が作成された．計画では，生涯を通した心身の健康を支える食育の推進，持続可能な食を支える食育の推進，「新たな日常」やデジタル化に対応した食育の推進を重点事項としている．さらに，①子どもから高齢者まで，生涯を通した取り組みを目指すこと，②国，地方公共団体，教育関係者，農林漁業者，食品関連事業者，ボランティアなど相互の理解を深め，多様で多方面の関係者が連携・協働し食育の取り組みを推進することの視点が示された．第4次食育推進計画の目標項目と目標値を表2.7に示す．

目標番号		具体的な目標値	現状値 (2020（令和2)年度)	目標値 (2025（令和7)年度)	
① 食育に関心を持っている国民を増やす	1	食育に関心を持っている国民の割合	83.2%	90%以上	
② 朝食又は夕食を家族と一緒に食べる「共食」の回数を増やす	2	朝食又は夕食を家族と一緒に食べる「共食」の回数	週9.6回	週11回以上	
③ 地域等で共食したいと思う人が共食する割合を増やす	3	地域等で共食したいと思う人が共食する割合	70.7%	75%以上	
④ 朝食を欠食する国民を減らす	4	朝食を欠食する子供の割合	4.6%*¹	0%	
	5	朝食を欠食する若い世代の割合	21.5%	15%以下	
⑤ 学校給食における地場産物を活用した取組等を増やす	6	栄養教諭による地場産物に係る食に関する指導の平均取組回数	月9.1回*¹	月12回以上	
	7	学校給食における地場産物を使用する割合（金額ベース）を現状値（令和元年度）から維持・向上した都道府県の割合	－*²	90%以上	
	8	学校給食における国産食材を使用する割合（金額ベース）を現状値（令和元年度）から維持・向上した都道府県の割合	－*²	90%以上	
⑥ 栄養バランスに配慮した食生活を実践する国民を増やす	9	主食・主菜・副菜を組み合わせた食事を1日2回以上ほぼ毎日食べている国民の割合	36.4%	50%以上	
	10	主食・主菜・副菜を組み合わせた食事を1日2回以上ほぼ毎日食べている若い世代の割合	27.4%	40%以上	
	11	1日あたりの食塩摂取量の平均値	10.1g*¹	8g以下	
	12	1日あたりの野菜摂取量の平均値	280.5g*¹	350g以上	
	13	1日あたりの果物摂取量100g未満の者の割合	61.6%*¹	30%以下	
⑦ 生活習慣病の予防や改善のために，ふだんから適正体重の維持や減塩等に気をつけた食生活を実践する国民を増やす	14	生活習慣病の予防や改善のために，ふだんから適正体重の維持や減塩等に気をつけた食生活を実践する国民の割合	64.3%	75%以上	
⑧ ゆっくりよく噛んで食べる国民を増やす	15	ゆっくりよく噛んで食べる国民の割合	47.3%	55%以上	
⑨ 食育の推進に関わるボランティアの数を増やす	16	食育の推進に関わるボランティア団体等において活動している国民の数	36.2万人*¹	37万人以上	
⑩ 農林漁業体験を経験した国民を増やす	17	農林漁業体験を経験した国民（世帯）の割合	65.7%	70%以上	
⑪ 産地や生産者を意識して農林水産物・食品を選ぶ国民を増やす	18	産地や生産者を意識して農林水産物・食品を選ぶ国民の割合	73.5%	80%以上	
⑫ 環境に配慮した農林水産物・食品を選ぶ国民を増やす	19	環境に配慮した農林水産物・食品を選ぶ国民の割合	67.1%	75%以上	
⑬ 食品ロス削減のために何らかの行動をしている国民を増やす	20	食品ロス削減のために何らかの行動をしている国民の割合	76.5%*¹	80%以上	
⑭ 地域や家庭で受け継がれてきた伝統的な料理や作法等を継承し，伝えている国民を増やす	21	地域や家庭で受け継がれてきた伝統的な料理や作法等を継承し，伝えている国民の割合	50.4%	55%以上	
	22	郷土料理や伝統料理を月1回以上食べている国民の割合	44.6%	50%以上	
⑮ 食品の安全性について基礎的な知識を持ち，自ら判断する国民を増やす	23	食品の安全性について基礎的な知識を持ち，自ら判断する国民の割合	75.2%	80%以上	
⑯ 推進計画を作成・実施している市町村を増やす	24	推進計画を作成・実施している市町村の割合	87.5%*¹	100%	

表2.7　第4次食育推進基本計画における食育の推進にあたっての目標

＊1　2019（令和元）年度の数値．＊2　学校給食における使用食材の割合（金額ベース，2019（令和元）年度）の全国平均は，地場産物52.7%，国産食材87%となっている．[農林水産省，啓発リーフレット，p.23–24より改変]

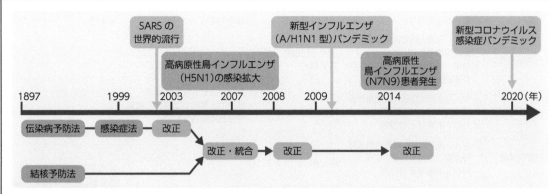

図 2.23　1897（明治30）年以降の感染症と法整備

F.　感染症対策

a.　感染症対策の変遷（図2.23）

　日本の感染症対策は，さまざまな感染症の発生動向に伴って法律が整備されてきた．1999（平成11）年には「伝染病予防法」が廃止，「感染症の予防及び感染症の患者に対する医療に関する法律」（感染症法（表2.8））が施行され，感染症予防のための諸施策と患者の人権への配慮を調和させた感染症対策がとられるようになった．その後，世界でグローバル化が進み，人や物資の移動が迅速，活発になり新たな対応が必要となった．「感染症法」は2002（平成14）年に東アジアで発生した「重症急性呼吸器症候群」（SARS）への対応のため2003（平成15）年に改正された後，2007（平成19）年に「結核予防法」と統合され，次いで高病原性鳥インフルエンザ（H5N1）の感染拡大状況と新型インフルエンザが発生した場合の蔓延に備え，2008（平成20）年に改正された．2013（平成25）年には，感染拡大が続いているH7N9型鳥インフルエンザを「指定感染症」とし，強制入院や就業制限などの対策を可能にし，2015（平成27）年二類感染症に追加した．特に新型コロナウイルス感染症関連対策については2.5節に示した．このように，変化する感染症に応じて，対策の充実が随時図られている．

b.　感染症発生動向調査（感染症サーベイランス）

　感染症の発生状況を調査・集計することにより，感染症の流行と予防に役立てるシステムを感染症サーベイランスという．日本では1981（昭和56）年より開始された．この集計を基に，国は広く感染症に関する研究，情報提供を行っている．インフルエンザ（感染症法では五類の定点把握対象疾患）にかかった人の受診先が届出医療機関であった場合は，その医療機関で対応した週ごとの罹患人数を保健所へ届けており，情報センターへ報告される．その後は図2.24に従って情報提供と情報還元が行われる．国は全国の情報をまとめて週間報告を発表している．

SARS : severe acute respiratory syndrome

分類		実施できる措置など	おもな感染症	分類の考え方	必要性
一類感染症		・対人：入院（都道府県知事が必要と認めるとき）など ・対物：消毒などの措置 ・交通制限などの措置が可能	エボラ出血熱，ペストなど	・ヒトからヒトに伝染する ・感染力と罹患した場合の重篤性から危険性を判断	国内での発生・拡大が想定され，または発生・拡大した場合の危険性が大きいと考えられる感染症であり，感染拡大を防止するため
二類感染症		・対人：入院（都道府県知事が必要と認めるとき）など ・対物：消毒などの措置	結核，SARS など		
三類感染症		・対人：就業制限（都道府県知事が必要と認めるとき）など ・対物：消毒などの措置	コレラ，細菌性赤痢など		
四類感染症		・動物などへの措置を含む消毒などの措置	デング熱，日本脳炎など	・動物などを介してヒトに感染	
五類感染症		・国民や医療関係者への情報提供	季節性インフルエンザ，新型コロナウイルス感染症，麻疹など	・その他国民の健康に影響	
新型インフルエンザ等感染症		・対人：入院（都道府県知事が必要と認めるとき）など ・対物：消毒などの措置 ・政令により一類感染症相当の措置も可能 ・感染したおそれのある者に対する健康状態報告要請，外出自粛要請など		・インフルエンザのうち新たに人から人に伝染する能力を有することとなったもの ・かつて世界的規模で流行したインフルエンザであってその後流行することなく長期間が経過しているもの	
指定感染症*		・一〜三類感染症に準じた対人，対物措置		・既知の感染症で一から三類感染症と同様の危険性のあるもの	国内での発生・拡大を想定していなかった感染症について，実際に発生またはその危険性があるとき迅速に対応するため
新感染症	当初	厚生労働大臣が都道府県知事に対し，対応について個別に指導・助言		・ヒトからヒトに伝染する未知の感染症 ・危険性が極めて高い	未知の感染症について，万が一国内で発生したときの対応について法的根拠を与えるため
	要件指定後	一類感染症に準じた対応			

表 2.8 感染症法の対象となる感染症の概観とその措置
＊政令で指定．1 年で失効するが，1 回に限り延長可．

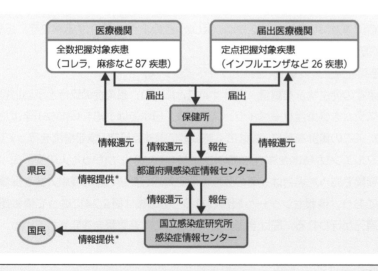

図 2.24 感染症サーベイランス事業フロー図（疾患数は 2023 年 5 月 26 日現在）
＊インターネットや新聞での情報提供．

図 2.25　地域包括ケ
アシステム

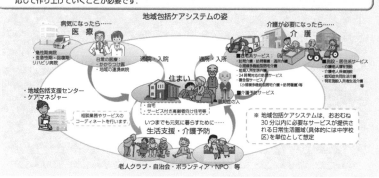

○ 団塊の世代が 75 歳以上となる 2025 年を目途に，重度な要介護状態となっても住み慣れた地域で自分らしい暮らしを人生の最後まで続けることができるよう，住まい・医療・介護・予防・生活支援が一体的に提供される地域包括ケアシステムの構築を実現していきます．
○ 今後，認知症高齢者の増加が見込まれることから，認知症高齢者の地域での生活を支えるためにも，地域包括ケアシステムの構築が重要です．
○ 人口が横ばいで 75 歳以上人口が急増する大都市部，75 歳以上人口の増加は緩やかだが人口は減少する町村部等，高齢化の進展状況には大きな地域差が生じています．
　地域包括ケアシステムは，保険者である市町村や都道府県が，地域の自主性や主体性に基づき，地域の特性に応じて作り上げていくことが必要です．

G.　地域包括ケアシステムの推進

　少子・超高齢社会，生活習慣病の増加，疾病構造の変化により，介護，福祉を含めた医療資源を有効活用する必要性が増している．1985（昭和60）年の医療法改正で創設された医療計画*は随時更新されている．2018（平成30）年の改正では，医療機能の分化・連携（「医療連携」）に取り組み，医療と介護を病院や施設などで行うものから在宅で行うもの，つまり住み慣れた地域の中で最後まで自分らしい生活ができるようにと，地域の包括的な支援・サービス提供体制「地域包括ケアシステム」の構築を推進している（図2.25）．

　たとえば，前出の例のAさんの父親（75歳）が脳卒中を発症したとすると，おおよそ表2.9の連携体制で対応していく．かかりつけ医は医療連携の中心となり，患者が切れ目なく必要な医療が受けられるように調整することが重要とされている．

*　医療機関の適正な配置や医療資源の効率的な活用，病院の機能分化などを図るため，医療圏の設定や病床数，病院や救急体制の整備について都道府県が策定する計画．

表 2.9　地域包括医
療の連携

①発症後，速やかな救急搬送と専門的な診療	・発症後 2 時間以内の，専門的な診療が可能な医療機関への救急搬送 ・医療機関到着後 1 時間以内の専門的な治療の開始
②病期に応じたリハビリテーション	・廃用症候群や合併症の予防，セルフケアの早期自立のためのリハビリテーションの実施 ・機能回復および日常生活活動作向上のために専門的かつ集中的なリハビリテーションの実施 ・生活機能を維持または向上させるリハビリテーションの実施
③在宅療養（または施設サービス）が可能な体制をつくる	・生活の場で療養できるよう，医療および介護サービスが相互に連携し支援する ・療養を提供する機能のあるサービスにつなぐ

2.4 日本における健康危機管理

日本における健康危機は，厚生労働省健康危機管理基本指針では，「医薬品，食中毒，感染症，飲料水その他何らかの原因により生じる国民の生命，健康の安全を脅かす事態に対して行われる健康被害の発生予防，拡大防止，治療に関する業務であって，厚生労働省の所管に属するもの」と定義されている．

A. 健康危機の事例

わが国における健康危機のこれまでのおもな事例を表2.10に示す．自然災害，人為災害，感染症の流行などがあり，危機管理対策が発展してきた．

B. 日本における健康危機管理

厚生労働省では，健康危機管理について，①基本方針，②医薬品等，③感染症，④飲料水，⑤食中毒，⑥地域健康危機管理ガイドライン，⑦地方厚生局における健康危機管理実施要領を示している．

地域保健においては，都道府県（保健所）が地域の医療機関や市町村保健センターなどの活動を調整して，住民に対して必要なサービスを提供する仕組みづくりを行う．直接的に住民への対応を行うのは市町村である．

C. 健康危機管理の考え方

健康危機を想定し，事前に防災計画，危機管理マニュアルを策定，計画を立てる．想定外の事件の発生時には，速やかに適切な判断が求められる．マニュアルを遵守することは大切であるが，それに固執するのではなく，地域や状況に応じ

表2.10 日本における健康危機の事例（2023（令和5）年10月現在）
＊「オウム真理教犯罪被害者等を救済するための給付金の支給に関する法律」に基づく給付金支給にあたり，2010（平成22）年3月までに認定された数．負傷者5,800人以上．2020年3月にさらに1人死亡．
［資料：内閣府，令和4年版防災白書，附属資料6，p.附-5，令和5年版防災白書，附属資料6，p.附-1］

	健康危機の事例	年	死者・行方不明者数（人）
自然災害	関東大震災	1923（大正12）	約105,000
	阪神淡路大震災，火災	1995（平成7）	6,437
	東日本大震災，大津波，火災	2011（平成23）	22,318
	西日本集中豪雨	2018（平成30）	271
人為的災害	意図的　地下鉄サリン事件	1995（平成7）	13*
	非意図的　福島第一原子力発電所水素爆発	2011（平成23）	
感染症	腸管出血性大腸菌O157感染症	1996（平成8）	（岡山）2，患者416，（大阪）2，患者9,523
	新型インフルエンザ	2011（平成23）	
	新型コロナウイルス感染症	2020（令和2）	73,000

表2.11 平時と有事における危機管理

	個人，家庭（自助）	地域，団体（共助）	組織，行政（公助）
平時	水や食料の備蓄，防災用品の準備	声掛け，挨拶，助け合い	防災計画，マニュアル作成
有事	セルフケア	避難所開設，炊き出し	避難所運営，災害弱者対応
事後	片付け，整理，復旧		

た柔軟対応が求められる．想定事項であっても，「大丈夫だろう」という「正常バイアス」が働き，実際は対策をしないことも多い．熊本地震や東日本大震災の余震の後も，津波災害や本震を想定した対策を講じなかった個人や組織があった．災害に対する知識の不足や経済状況が健康危機管理体制に影響することから，平時から災害に対して想定訓練をする必要がある．

D. 健康危機管理の時期（フェーズ）と実施者・団体

健康危機を未然に防止するために，防災計画の策定，想定訓練などがある．発生時に備えた準備として，防災用品，感染予防のための個人防護具（PPE）の準備，健康危機への対応と被害による健康危機からの回復の段階に分けて対策を行っていく．危機管理の対応は，自助（個人と家庭），共助（地域，団体），公助（組織，行政）に分類される（表2.11）．

a. 平時

平時の「自助」とは，個人や家庭において災害時に備えた備蓄を行い，緊急時の連絡方法などを決めておくことである．災害時用に飲料水・生活用水および食料品や応急薬を最低3日間分，新型インフルエンザや新型コロナウイルス感染症に罹患の場合は最低7日間分備蓄しておくことが推奨されている．「共助」は，普段から，近隣住民，町内会，社会福祉協議会，自主防災会，消防団など住民の自主組織の活動に参加し，交流をもっておくことである．「公助」として，市町村は独居高齢者，乳幼児，慢性疾患患者（血液透析を受けている腎不全患者など），障害者などを事前に把握し，災害発生時にすぐに対応できる体制を整えている．

b. 有事（緊急対応3日間〜1か月）

有事（緊急3日間）には，「自助」による生命の安全確保と地域や学校，企業などの所属組織の「共助」が中心となる．水，電気，ガスなどのライフラインが切断された場合，水，食品に加えて，トイレが使えなくなったときの対策が必要となる．

有事（4日目から1か月）は「公助」として，市町村，都道府県などの地方公共団体，国，自衛隊の支援が入る．医師，看護師などの災害医療派遣チーム（DMAT），日本栄養士会災害支援チーム（JDA-DAT）などが活動する．

c. 事後

事後は，個人，地域，行政によって，家屋の整理，ライフラインの復旧，心身の健康被害の回復と拡大防止のための取り組みがなされる．

PPE：personal protective equipment

DMAT：Disaster Medical Assistance Team

JDA-DAT：Japan Dietetic Association-Disaster Assistance Team

人口	罹患者数（率）	死亡数（10万人あたり）
世界　80億	7.6億（9.5%）	688万（79）
日本　1.26億	3,344万（27.9%）	7.3万（58）

表2.12　世界と日本の新型コロナウイルス感染症の現状（2023年5月8日現在）［WHO新型コロナウイルス（COVID-19）ダッシュボード2023.3，厚生労働省データからわかる新型コロナウイルス感染症2023.3］

三密：密接，密集，密閉

E.　健康危機管理の実際

a.　新型コロナウイルス感染症対策

　表2.12に示す新型コロナウイルス感染症（COVID-19）の流行では，①病原体対策（消毒），②感染経路対策（三密回避，手洗い，マスク），③宿主感受性対策（ワクチン接種）が行われた.

（1）病原体対策　　アルコールや次亜塩素酸ナトリウム溶液による消毒を，ドアノブ，机，椅子，パソコンキーボード，トイレなどに行った.

（2）感染経路対策　　三密回避のスローガンのもと，日本では，国から緊急事態宣言，蔓延防止等重点措置として感染者の隔離が図られた. また，手洗い，手指

感染防止と人権保護

これまでの日本では，天然痘，らい，結核などの感染症を発症した人や，原爆に被爆した人，放射線汚染地区住民などに対して，迫害，誹謗中傷，雇用控え・中止などが繰り返されてきた. 感染症による国民の健康危機を回避する目的で，伝染病予防法，らい予防法，結核予防法，HIV/AIDS予防法が制定されていたことと関係する. これらの法は，治療法が確立していない時期に，患者の隔離を法的に正当化したものであった. 多くの感染症の治療法が確立し，1999（平成11）年，感染症の予防と感染者の人権保護の観点を盛り込んだ，感染症の予防と治療に関する法律（感染症新法）が成立する. しかし，2020年からの新型コロナウイルス感染症の流行に際しても，さまざまな人権侵害が発生した.

2020年，ニュージーランド首相のアーダーンは都市封鎖の時，国民に，「Stay home, Be kind：出歩かないで家にいましょう，感染者に親切にしましょう.」と呼びかけた. まさに，法的措置と人権保護の同時発表であった. 近年は，インターネットやソーシャルネットワーキングサービス（SNS）への投稿などの新しいメディアによって，科学的根拠に基づかない情報や個人の見解が，従来にないスピードと範囲に拡散しがちである. 感染者や医療従事者の人権への配慮が，個人的，社会的，組織的に講じられる社会を目指したい. 健康危機に際して，どのような行動や言動をとるか，個人や社会の成熟が望まれる.

SNS：social networking service

消毒，マスク着用も奨励された.

　欧米や中国では都市封鎖(ロックダウン)が行われた．世界中の学校や職場でオンデマンド授業，オンライン会議，リモート勤務などが進んだ.

(3) 宿主感受性対策　　特異免疫としてワクチン接種 (mRNAワクチン) が市町村や職域において実施され，2023 (令和5) 年9月現在，追加接種，6回目接種が実施されている．高齢者は約8割が接種したが，若年世代の接種率が低い．抗体を保有している者の割合は2022 (令和4) 年3月現在，献血血液による調査報告で42%であり，集団免疫が成立するとされる70%と比較して低い.

　非特異的免疫を増強する対策として，栄養・食生活，運動，休養などによる感染防御力の向上の啓発がある．日本栄養士会や日本栄養・食糧学会がホームページで食事と栄養の重要性を啓発している．地方公共団体においても広報誌やホームページを通して，生活習慣改善の啓発がなされた.

b.　新型コロナウイルス感染症の法的位置づけ

　2020 (令和2) 年当初は感染症法において，指定感染症扱い，その後，新型インフルエンザ等感染症 (2類相当) から5類 (2023 (令和5) 年5月8日より) に引き下げられた.

F.　新型コロナウイルス感染症流行の影響

　社会的な影響として，2021 (令和3) 年は人流の低下によるインフルエンザの流行の減少や飲食店利用の減少による食中毒の減少，また，出生数の減少，性感染症・梅毒の流行の増加，がん検診受診率の低下などが見られた．2022 (令和4) 年はインフルエンザとの同時流行が世界的に発生した．今後も人口動態，感染症，慢性疾患，精神疾患の動向に注目することが必要である.

人々の健康管理にかかわる機関は，保健，医療，教育，福祉，介護の分野にわたる（表3.1）．加えて多くの専門職（多職種）がその専門性を活かしながら，協働して人々の健康管理に携わっている（図3.1）．

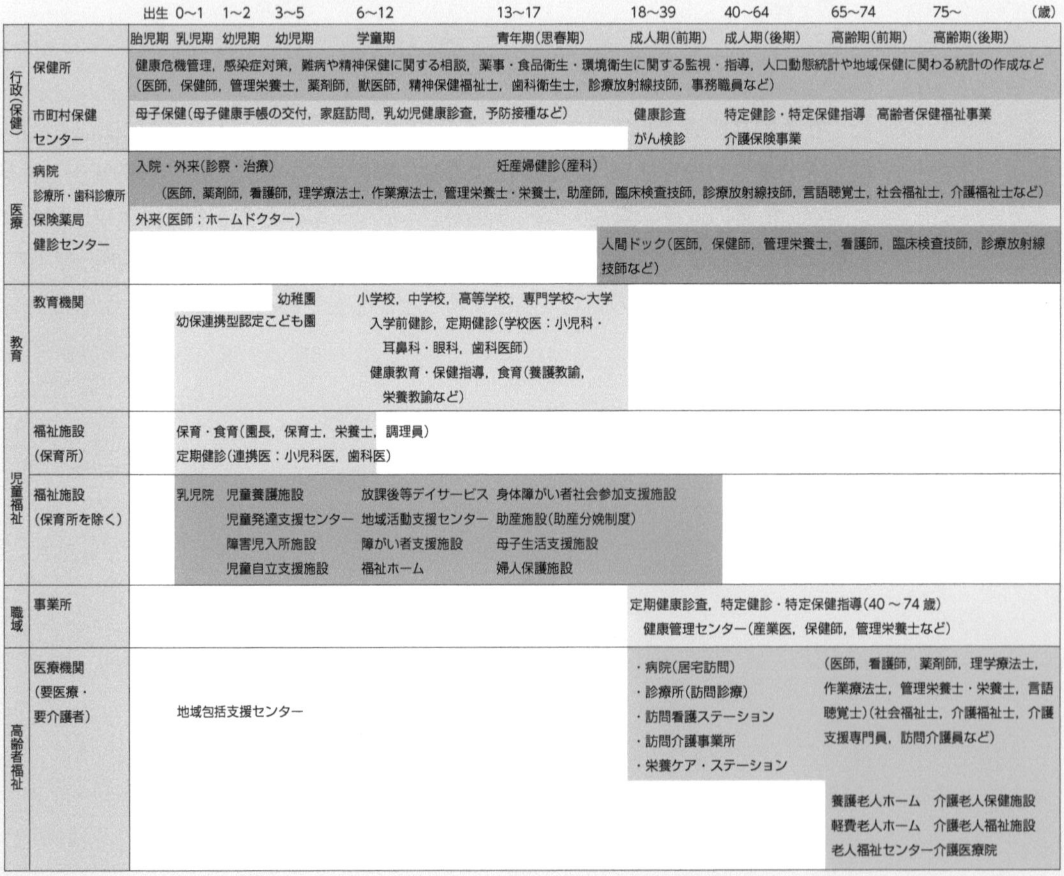

図 3.1　生涯にわたって健康管理を担う機関と専門職

		出生 0~1	1~2	3~5	6~12	13~17	18~39	40~64	65~74	75~ (歳)
		胎児期 乳児期	幼児期 幼児期		学童期	青年期(思春期)	成人期(前期)	成人期(後期)	高齢期(前期)	高齢期(後期)
行政(保健)	保健所	健康危機管理，感染症対策，難病や精神保健に関する相談，薬事・食品衛生・環境衛生に関する監視・指導，人口動態統計や地域保健に関わる統計の作成など (医師，保健師，管理栄養士，薬剤師，獣医師，精神保健福祉士，歯科衛生士，診療放射線技師，事務職員など)								
	市町村保健センター	母子保健(母子健康手帳の交付，家庭訪問，乳幼児健康診査，予防接種など)					健康診査	特定健診・特定保健指導 高齢者保健福祉事業		
							がん検診	介護保険事業		
医療	病院 診療所・歯科診療所	入院・外来(診療・治療)				妊産婦健診(産科)				
		(医師，薬剤師，看護師，理学療法士，作業療法士，管理栄養士・栄養士，助産師，臨床検査技師，診療放射線技師，言語聴覚士，社会福祉士，介護福祉士など)								
	保険薬局	外来(医師；ホームドクター)								
	健診センター						人間ドック(医師，保健師，管理栄養士，看護師，臨床検査技師，診療放射線技師など)			
教育	教育機関			幼稚園 幼保連携型認定こども園	小学校，中学校，高等学校，専門学校~大学 入学前健診，定期健診(学校医：小児科・耳鼻科・眼科，歯科医師) 健康教育・保健指導，食育(養護教諭，栄養教諭など)					
児童福祉	福祉施設(保育所)	保育・食育(園長，保育士，栄養士，調理員) 定期健診(連携医：小児科医，歯科医)								
	福祉施設(保育所を除く)	乳児院 児童養護施設 児童発達支援センター 障害児入所施設 児童自立支援施設		放課後等デイサービス 地域活動支援センター 障がい者支援施設 福祉ホーム	身体障がい者社会参加支援施設 助産施設(助産分娩制度) 母子生活支援施設 婦人保護施設					
職域	事業所						定期健康診査，特定健診・特定保健指導(40~74歳) 健康管理センター(産業医，保健師，管理栄養士など)			
高齢者福祉	医療機関(要医療・要介護者)			地域包括支援センター			・病院(居宅訪問) ・診療所(訪問診療) ・訪問看護ステーション ・訪問介護事業所 ・栄養ケア・ステーション	(医師，看護師，薬剤師，理学療法士，作業療法士，管理栄養士・栄養士，言語聴覚士)(社会福祉士，介護福祉士，介護支援専門員，訪問介護員など)		
								養護老人ホーム 介護老人保健施設 軽費老人ホーム 介護老人福祉施設 老人福祉センター 介護医療院		

表 3.1　保健，医療，福祉，介護にかかわる機関の分類と種類

行政	国		厚生労働省	中央省庁の 1 つであり，国民生活の保障・向上と経済の発展を目指し，社会福祉，社会保障，公衆衛生の向上と，働く環境の整備，職業の安定・人材の育成について，総合的・一体的な推進を図る
	都道府県，保健所設置市，特別区		保健所	地域の医療機関や市町村保健センターなどの活動を調整して地域住民に必要なサービスを提供する仕組みづくりや，健康危機管理を行う拠点（地域保健法 第 3 章）
	市町村		市町村保健センター	健康相談，保健指導および健康診査，地域保健など，住民に身近で利用頻度の高い保健サービスを提供する（地域保健法 第 4 章）
*医療提供施設（医療法による）	病院	病院機能別	特定機能病院（規模：400 床以上）	高度医療の提供，高度医療技術の開発および高度医療に関する研修を実施する能力などを備えた病院．高度医療が必要な患者は，原則，診療所や一般病院からの紹介を受けて特定機能病院を受診する
			地域医療支援病院（規模：200 床以上）	紹介患者の受け入れや医療機器の共同利用を通して一次医療を担うかかりつけ医を支援し，専門外来や入院，救急医療など，地域医療の中核を担う体制を備えた病院．患者に身近な地域で医療が提供されることが望ましいとの観点から，二次医療圏単位で通常の医療が完結するための核となる病院
			一般病院（規模：20 床以上）	診療所より診療科が多く，確立された標準的な治療や検査を幅広い患者に提供する
			一般診療所，歯科診療所（規模：20 床未満）	クリニック，医院とも称される．医師・歯科医師が標榜する科を診療する．かかりつけ医として，比較的安定した慢性疾患の継続的診療，軽症急性疾患への対応，重症患者の紹介，継続的な保健指導と疾病予防，場合によって訪問診療を行う
		病床機能別	高度急性期：急性期の患者に対し，状態の早期安定化に向けて診療密度が特に高い医療を提供する機能　　例）救命救急病棟，集中治療室（ICU），ハイケアユニット，新生児集中治療室（NICU）など　　急性期：急性期の患者に対し，状態の早期安定化に向けて，医療を提供する機能　　回復期：急性期を経過した患者への在宅復帰に向けた医療やリハビリテーションを提供する．特に，急性期を経過した脳血管疾患や大腿骨頸部骨折などの患者に対し日常生活動作の向上や在宅復帰を目的としたリハビリテーションを集中的に提供する機能（回復期リハビリテーション）　　慢性期：長期にわたり療養が必要な患者，重度の障害者（重度の意識障害者を含む），難病患者などを入院させる機能	
	助産所			助産または妊婦・褥婦もしくは新生児の保健指導などを行う施設．助産師が開業し，入所施設は 10 人未満でなくてはならない
	保険薬局			保険診療に基づいて医師の発行する処方箋に従い，調剤を行う
児童福祉施設（児童福祉法による）	助産施設			保健上必要があるにもかかわらず，経済的理由により，入院助産を受けることができない妊産婦を入所させて，助産を受けさせることを目的とする．実際は，産科を有する病院や助産所が，入院助産制度を利用して分娩を希望する産婦を受け入れることが多い
	乳児院			乳児を入院させてこれを養育し，あわせて退院した者について相談その他の援助を行うことを目的とする
	母子生活支援施設			配偶者のない女子またはこれに準ずる事情にある女子およびその者の監護すべき児童を入所させて保護するとともに，自立の促進のためにその生活を支援し，あわせて退所した者について相談その他の援助を行うことを目的とする
	保育所			保護者が就労や病気，介護，通学などの理由により家庭での保育が困難な状態にある乳児・幼児に対し，日々保護者の下から通わせて保育を行うことを目的とする
	児童厚生施設			子ども達が自由に健やかに遊びを経験するための施設．児童遊園，児童館など，児童に健全な遊びを与えて，その健康を増進し，情緒を豊かにすることを目的とする．子どもの居場所の提供，子育て支援の実施，地域の健全な育成環境づくり，放課後児童クラブの実施と連携などの活動を行う
	児童養護施設			保護者のない児童，虐待されている児童，その他環境上養護を要する児童を入所させて養護し，あわせて退所した者に対する相談や自立のための援助を行うことを目的とする
	障害児入所施設			児童相談所，市町村保健センター，医師などにより療育の必要性が認められた障害児が入所し，保護，日常生活の指導および自活に必要な知識や技能の付与を目的とする．医療型は，上記の福祉型の機能に加え，疾病の治療，看護，医学的管理の下における食事，排せつ，入浴などの介護が行われる
	児童発達支援センター			児童相談所，市町村保健センター，医師などにより療育の必要性が認められた児童が通所し，日常生活における基本的な動作の指導，知識技能の付与，集団生活への適応訓練などを行うことを目的とする．児童に対しては通所型の放課後などデイサービス，幼児に対しては保育所等訪問支援も行う．医療型は，上記の福祉型の機能に加え，四肢または体幹の機能の障害のある児童に対する児童発達支援および治療を行う
	児童心理治療施設			心理的問題を抱え日常生活の多岐にわたり支障をきたしている子どもたちに，医療的な観点から生活支援を基盤とした心理治療を中心に，学校教育との緊密な連携による総合的な治療・支援を行う
	児童自立支援施設			不良行為をしたり，またはする可能性のある児童や，家庭環境などの環境上の理由により生活指導が必要な児童を入所させ，または保護者の下から通わせて，必要な指導を行い，自立を支援することを目的とする

（つづく）

表 3.1　（つづき）

	児童家庭支援センター	子どもと家庭に関するさまざまな相談に応じる専門援助機関であり，子ども，家庭，地域住民などからの相談に応じ，必要な助言，指導を行う．また，児童相談所や児童福祉施設などの関係する機関の連絡調整を行う．児童相談所を補完するものとして児童養護施設などに設置される
身体障害者社会参加支援施設 （身体障害者福祉法による） 身体障害者福祉センター		無料か低額な料金で各種の相談に応じ，身体障害者に対し，機能訓練，教養の向上，社会との交流の促進，レクリエーションのために必要な便宜を総合的に供与する
障害者支援施設 （障害者総合支援法による）	地域活動支援センター	障害者や障害児に対し，基礎的事業として創作的活動（手工芸品や折り紙，音楽など）や生産活動（農作業，料理など）の機会などの提供，日常生活の相談や支援，地域交流（バザーや地域美化活動），就業や公共サービスの情報提供などの便宜を供与し，障害者が地域社会とのつながりを持ち生活できるよう支援する
	障害者支援施設	18 歳以上で障害支援区分 4 以上の者や，50 歳以上で障害支援区分 3 以上の者を基本として，常時介護（入浴や食事などの自活生活が出来ない者への介護）を要する者を対象とした入居型施設．生活介護と並行して自立訓練（生活訓練・機能訓練），就労移行支援を行う
	福祉ホーム	常時介護や医療を必要とする状態にある者を除き，家庭環境や住宅事情などの理由により居宅で生活することが困難で，住居を求めている障害者に対して低額な料金で居室，その他の設備や日常生活に必要なサービスを提供する施設
その他の 社会福祉施設		・婦人保護施設（売春防止法による） ・母子・父子福祉施設（母子及び父子並びに寡婦福祉法による） ・宿所提供施設（社会福祉法による） ・保護施設（生活保護法による）：救護施設，更生施設，医療保護施設，授産施設，宿所提供施設 ・その他：無料低額診療施設，へき地保健福祉会館
その他の障害福祉サービス事業所等		保育所等訪問支援事業所，児童発達支援事業所，放課後デイサービス事業所，地域相談支援（地域移行支援）事業所，地域相談支援（地域定着支援）事業所，就労移行支援事業所，就労継続支援事業所，障害児相談支援事業所，重度障害者等包括支援事業所，共同生活支援事業所，行動援護事業所，自立訓練（機能訓練）事業所，自立訓練（生活訓練）事業所，宿泊型自立訓練事業所，生活介護事業所，居宅介護事業所，短期入所事業所，療養介護事業所，重度訪問介護事業所
老人福祉施設 （老人福祉法による）	養護老人ホーム	65 歳以上で介護の必要がなく，環境的（身寄りがないなど）・経済的（生活保護世帯や住民税非課税世帯に該当）に困窮し，居宅で生活することが困難な高齢者を養護し，社会復帰させることを目的とした施設．入居者に対し，食事の提供や健康管理など自立支援，社会復帰支援などのサービスを提供する
	軽費老人ホーム	経済状況や家庭環境の問題から家族との同居が困難で一人暮らしに不安のある高齢者が，地方公共団体の助成などにより比較的安い費用で入居できる施設．60 歳以上の自立～要介護程度の高齢者を対象としたものと，65 歳以上で要介護 1 以上の高齢者を対象としたものがある
	老人福祉センター	市町村が運営し，日常生活全般にわたる相談，健康の増進や生業・就労に関する指導，機能訓練などを行うものと，市町村や社会福祉法人が運営し，健康増進に関する指導以外の日常生活全般にわたる相談や教養講座などの実施，老人クラブ活動への援助などを行うものがある
	特別養護老人ホーム	通称，特養．介護保険法による介護老人福祉施設と同じ機能を有し，高齢者の介護・生活支援を目的とする施設．原則として 65 歳以上で要介護 3 以上の介護認定を受けている者で，日常的に介護を必要とし，在宅での生活が難しい要介護状態にあって，入院加療を必要としていないことが入居条件となる
介護保険施設 （介護保険法による）	介護老人保健施設	通称，老健．原則として 65 歳以上で要介護 1 以上の介護認定を受けていることが条件となる．また，40 ～ 64 歳であって特定疾病（若年性認知症など）により要介護認定を受けている者も入所が認められる．入所者が在宅復帰することを目的とする．入浴や排泄などの介護サービスに加えて，リハビリテーションや医療ケアを施す
	介護老人福祉施設*	原則として 65 歳以上で要介護 3 以上の介護認定を受けており，日常的に介護を必要とし，在宅での生活が難しい要介護状態にあり，入院加療を必要としない者に入所が認められる．老人福祉法による特別養護老人ホームと同じ機能を有する
	介護療養型医療施設*	医療法に基づく．病状が安定期にある要介護者に対し，医学的管理のもとに介護や必要な医療を行う．2024（令和 6）年 3 月末に廃止が決定している．介護療養型医療施設の新しい受け皿として 2018（平成 30）年 4 月から介護医療院がスタートしている
	介護医療院*	要介護 1 ～ 5 の認定を受けた 65 歳以上の者で，在宅での介護が難しく，日常的な医療ケアが必要な者が対象．要介護者の長期療養と生活支援を目的とした施設で，医療ケアには，喀痰吸引や経管栄養，インスリン管理，看取りなど医療ニーズの高い要介護者の受け入れ先となる
指定訪問看護ステーション		主治医による訪問看護指示書・訪問リハ指示書に基づいて，乳幼児から高齢者までの利用が可能．看護師や理学療法士・作業療法士などが所属し，居宅で医療やリハビリテーションを要するサービス利用者のもとへ出向き，状態観察や医療的ケア，リハビリテーションなどのサービスを提供する
訪問介護事業所		ケアプランに基づいて，要支援 1・2，要介護 1 ～ 5 の認定を受けている高齢者が利用可能．所属する訪問介護士が高齢者の居宅を訪問し，おもに身体介護（食事介助，排泄介助，行為介助など）や生活援助（食事の準備，薬の受け取り代行など）のサービスを行い，高齢者が長く自宅で生活ができるよう支援する
栄養ケア・ステーション		地域住民が栄養ケアの支援・指導を受けることのできる拠点として設立された事業所．所属する管理栄養士が依頼に応じて派遣され特定保健指導や料理教室の講師を務めたり，高齢者の居宅に赴き在宅訪問栄養食事指導にあたる．都道府県栄養士会運営と認定栄養ケア・ステーションがある

＊医療提供施設には介護保険施設の 3 つを含む．

3.1 健康管理を担う機関

A. 保健・医療・教育・福祉・介護の機関

a. 保健所，市町村保健センター

　国や地方公共団体は，国民の健康の保持増進を図るため，各種法令に基づいて衛生行政を行っている．このうち，地方公共団体の行う一般衛生行政は，おもに保健所および市町村保健センターが担っている（図3.2）．

(1) 保健所　　地域保健法にもとづき都道府県，指定都市（人口50万人以上の市），中核市（人口20万人以上の市），その他政令で定める都市および特別区（東京23区）には設置が義務づけられており，地域住民の健康を支える広域的・専門的・技術的拠点と位置づけられている．所長は医師が務め，保健師，管理栄養士，薬剤師，獣医師，精神保健福祉士のほか，歯科衛生士，臨床検査技師，診療放射線技師などが従事している．全国で468か所ある（2023（令和5）年4月1日現在）．

(2) 市町村保健センター　　市町村や特別区によって任意に設置され，地域住民に密着した総合的な対人保健サービスを実施する．母子保健事業,健康増進事業,

図 3.2　保健所，市町村保健センター
＊名称には，政令指定都市，政令市，指定市などがある．

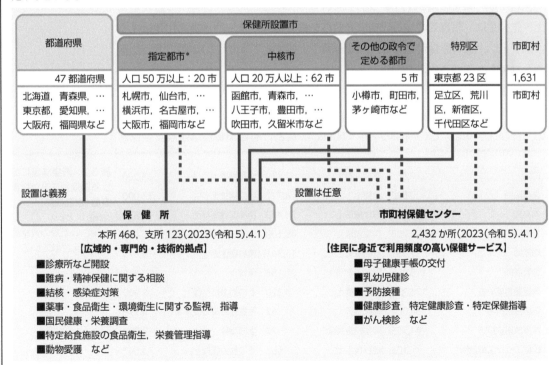

予防接種，健康診査，がん検診などの各事業の住民窓口となる．保健師，管理栄養士などがその専門性を活かして，乳幼児から高齢者までを対象に指導，助言を行う．

b. 医療提供施設（病院，診療所，薬局，助産所など）

「医療法」において，病院，診療所，介護老人保健施設，介護医療院，調剤を実施する薬局，その他の医療を提供する施設が医療提供施設とされている．全国には，約8,100の病院，約105,000の一般診療所，約68,000の歯科診療所があり，全体で約160万床を有する（2023（令和5）年3月現在）．

医療機関はその機能（役割）によって，特定機能病院，地域医療支援病院，一般病院，一般診療所に分けられる（表3.1）．このうち，診療所はいわゆる"かかりつけ医"としての役割を果たし，国民にとって最も身近な医療機関である．一般病院は，確立された標準的な治療や検査を幅広い患者に提供する医療機関である．病院が有する診療科によって専門職の配置数は異なるが，医師，看護師，薬剤師，臨床検査技師，診療放射線技師，理学療法士や作業療法士，管理栄養士，言語聴覚士，歯科衛生士などが協働で医療を提供する（表3.2）．

c. 児童福祉施設

児童福祉施設とは，助産施設，乳児院，母子生活支援施設，保育所，児童厚生施設，児童養護施設，障害児入所施設，児童発達支援センター，児童心理治療施設，児童自立支援施設および児童家庭支援センターをいう（表3.1）．

保育所は，概ね生後5か月から就学前までの乳幼児が通う．保育所の管理栄養士・栄養士は，給食を通して成長に必要な栄養を与え，食生活・食文化を伝える役割を担い，保育所保育指針に沿って保育士と協力して乳幼児の年齢に合った健やかな育ちを支える（第6章参照）．

d. 教育機関

わが国では，小学校と中学校が義務教育であり，その後，高等学校に約99%の生徒が進学する．この時期の学校（教育機関）における健康管理は学校安全保健

医師	217,567	管理栄養士	22,430	介護福祉士	45,200
歯科医師	9,825	栄養士	4,717	社会福祉士	13,000
薬剤師	49,782	理学療法士	78,440	精神保健福祉士	9,825
看護師	805,708	作業療法士	45,169	保健師	5,600
助産師	22,881	言語聴覚士	15,781	歯科衛生士	5,971
准看護師	113,496	臨床工学技士	21,184	保育士	7,300
看護業務補助者	175,234	視能訓練士	4,320	その他の技術員	18,900
臨床検査技師	54,960	義肢装具士	62	医療社会事業従事者	4,775
診療放射線技師	44,755	衛生検査技師	77	事務職員	218,004
診療エックス線技師*	105	歯科技工士	662	その他の職員	73,547

表3.2 医療施設における職種別にみた従事者数（常勤換算）
（単位：人）
＊現在は新規の資格認定は廃止されている．
［医療施設動態調査2022年現在］

法のもと，学校保健計画に沿って進められ，学校医，保健主事，養護教諭や栄養教諭などが児童，生徒の健康管理にかかわる(第7章参照)．

学校給食は，児童や生徒の健康管理の一翼を担うとともに，食文化や食と環境の問題を考える食の生きた教材としても大切である．栄養教諭は，学習指導要領に基づき，学校教育活動全体の中で「食に関する指導」を担い，教科担当教諭や学級担任と連携して，計画的・体系的に食育を推進する．

e. 事業所(第8章参照)

事業所は，労働安全衛生法に基づき，事業主の責任において労働者の健康管理を行うことが義務づけられている．一般健康診断(健診)は，雇い入れ時，年1回の定期，特殊業務従事者に対しては6か月以内に1回実施することになっている．40歳から74歳までは特定健康診査・特定保健指導の対象である．また，2015(平成27)年より常時50人以上の労働者を使用する事業所*はメンタルヘルス対策を講じることが義務づけられている(50人未満の事業所は努力義務)．

＊　産業医の選任義務のある事業所と同じ．

事業者は健診などの費用とともに労働者の診療にかかる医療費の一部を負担する．労働者の受診などによる就業の損失は生産性に大きくかかわることから，「健康経営」の考えのもと，事業者が労働者の健康管理に積極的に取り組む動きがみられるようになった．労働者の年齢は成人期を中心に幅広く，さまざまなライフスタイルにおける健康課題に対応する必要がある．産業医，保健師，管理栄養士，衛生管理者などが労働者の健康管理に従事し，健康増進のための環境づくりや健康診断などの結果から事後措置や保健指導を行う．

f. 介護施設

介護施設では，高齢者の健康状態や介護度に応じ，通所，短期入所，入所などのさまざまなサービスを行っている．自宅で生活することが困難になった要介護者が入所して介護を受けることができる施設として，介護老人保健施設，介護老人福祉施設，介護医療院がある(介護保険法)．これらの施設のうち介護老人保健施設および介護医療院は，医療法において医療提供施設に含められており(表3.1)，施設が提供する医療ケアの程度によって入所者数と専門職の配置人数の比率が定められ，医師，看護師，管理栄養士，介護職員などの配置義務がある．医師は入居者の診察や健康診断を行い，看護師と介護職員は連携して入居者の健康状態の把握，異常の早期発見と処置，必要に応じて感染症の予防管理など日常的な健康管理を行う．リハビリテーション専門スタッフとして理学療法士や作業療法士が従事する．管理栄養士は，入居者の栄養管理と食事管理全般の役割を担う．

g. 指定訪問看護ステーション，訪問介護事業所

(1) 指定訪問看護ステーション　訪問看護を中心に提供する事業所で，指定訪問看護事業所として都道府県知事(または指定都市・中核市市長)へ指定申請を行う必要がある．地域医療・在宅医療にかかわる専門職を擁し，看護師のほかに，理学

療法士，作業療法士，言語聴覚士などが属し，介護保険・医療保険の両方からサービスを提供する．対象は病気や障害があり訪問看護や訪問リハビリテーションを必要とする者であれば，乳幼児から高齢者まで年齢に関係なく利用することができる．本人や家族が主治医にサービス利用の希望を申し出，介護支援専門員（ケアマネージャー）によって紹介された訪問看護事業所との調整を経て，主治医から訪問看護事業所に「訪問看護指示書」が出されることで利用が開始される．訪問看護師やリハビリテーション専門スタッフは患者の居宅を訪問し，希望に沿った療養生活が送れるよう支援する．訪問看護師は，病状の観察や在宅療養上の世話，医師の指示による医療処置（点滴，胃瘻や経鼻による経管栄養の注入・管理，在宅酸素，人工呼吸器の管理，緩和ケアなど）を行う．指定訪問看護ステーションは，全国に15,697事業所ある（2023（令和5）年4月1日現在）．

(2) 訪問介護事業所　　訪問介護員（通称：ホームヘルパー）が介護を必要とする要支援・要介護者の居宅に訪問し，身体介護や生活援助などの支援を提供する．介護サービスは，介護認定を受けた利用者が訪問の希望を申し出，居宅介護支援事業所や地域包括支援センターの介護支援専門員（通称：ケアマネジャー）が作成したケアプランに沿って計画され，利用者の同意をもって行われる．訪問介護は35,612事業所，通所介護は24,428事業所，定期巡回・随時対応型訪問介護看護は1,178事業所，小規模多機能型居宅介護は5,614事業所，看護小規模多機能型居宅介護は817事業所ある（2021（令和3）年10月1日現在）．

h.　栄養ケア・ステーションと認定栄養ケア・ステーション

　食・栄養の専門職である管理栄養士・栄養士が所属する地域密着型の事業所で，地域住民が栄養ケアの支援・指導を受けることのできる拠点である．都道府県栄養士会の運営する栄養ケア・ステーションと，それ以外の事業者の運営する認定栄養ケア・ステーションがある．事業者は起業の管理栄養士・栄養士だけでなく，医師会，病院，診療所，福祉施設，管理栄養士養成施設などの栄養ケアサービスを提供する団体が対象となる．認定栄養ケア・ステーションの設置を希望するものは，日本栄養士会に申請し，審査を受け，認定要件を満たすと認定される．認定要件は，業務に従事する管理栄養士を1名以上専任で配置することや，地理的または施設・設備的に地域住民からのアクセスが容易で，地域住民に業務を行ううえで適切な環境を確保できることなどである．

　栄養ケア・ステーションは，地域住民，医療機関，地方公共団体，健康保険組合，企業，保険薬局などへ，サービスに応じて，管理栄養士を派遣する（図3.3）．認定栄養ケア・ステーションは全国に512拠点あり，5,095名の管理栄養士・栄養士が登録している（2023（令和5）年4月1日現在）．

図 3.3　栄養ケア・ス
テーションのサービス
［日本栄養士会 HP よ
り］

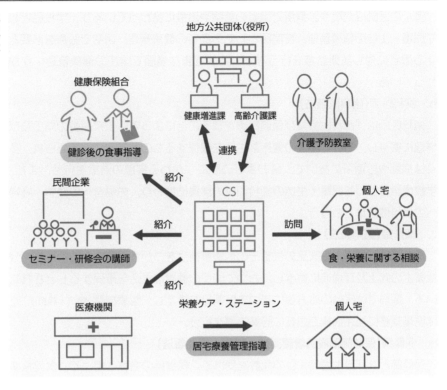

3.2 | 保健・医療・教育・福祉・介護にかかわるおもな専門職

　健康管理には多くの専門職がかかわる．多職種が連携し分担と協働で取り組む
ためには，それぞれの職種の業務などに関する法律に照らし合わせ，その専門性
を理解しておくことが必要である．この項ではそれぞれの専門職の役割と就労先
について解説する．専門職として自分が果たす役割と，職域によって連携する専
門職について理解を深めておきたい．

A.　専門職の役割

a.　医師（医師法）

　医師は，「医療及び保健指導を掌ることによって公衆衛生の向上及び増進に寄与
し，もつて国民の健康な生活を確保するものとする」と定められ，診察や治療，
疾病予防，健診などを行う．医師法第17条において「医師でなければ，医業をな
してはならない」と定められている．医師は，自らの管理・指導の下に相対的医
行為*にあたる医療行為を看護師などのその他の医療関連職種に移譲することが
できる．

＊　医行為の法令上
の具体的定義はな
く，省庁の覚書や通
達，判例などで個別
に判断されてきたも
のである．医師や歯
科医師が自ら行わな
ければならない高度
に危険な行為を絶対
的医行為とよび，医
師や歯科医師の指
示・指導監督の下に
医療関連職種が行う
行為を相対的医行為
とよんでいる．

多くの医師は病院や診療所で患者の診察や治療に携わっているが，学校医として児童・生徒の健康管理，産業医として労働者の健康管理，居宅で医療を必要とする患者に対し訪問診療を行うなど，さまざまな場面で国民の健康管理にかかわっている．

b. 歯科医師（歯科医師法）

歯科医師は，「歯科医療及び保健指導を掌ることによって，公衆衛生の向上及び増進に寄与し，もつて国民の健康な生活を確保するものとする」と定められ，多くは病院や診療所において，歯および口腔にかかわる疾患の治療を行う．また，学校歯科医として児童・生徒の歯科口腔の健康に携わり，労働者への健診，妊婦への歯科健診なども行う．

c. 薬剤師（薬剤師法）

薬剤師は，「調剤，医薬品の供給その他薬事衛生をつかさどることによって，公衆衛生の向上及び増進に寄与し，もつて国民の健康な生活を確保する」とされている．薬局では医師の処方箋に基づき医薬品を調剤し，医療機関（病院・診療所）では調剤業務に加え病棟で患者に服薬指導を行う．

d. 保健師（保健師助産師看護師法，通称：保助看法）

保健師とは，「厚生労働大臣の免許を受けて，保健師の名称を用いて，保健指導に従事することを業とする者」をいう．看護師資格を有し，保健管理にあたる専門職である．

多くが保健所や市町村保健センターに勤務するが，事業所，病院，診療所，介護保険施設にも勤める．事業所では，産業医とともに従業員の健康管理を担う．

e. 助産師（保健師助産師看護師法）

助産師とは，「厚生労働大臣の免許を受けて，助産又は妊婦，じょく婦若しくは新生児の保健指導を行うことを業とする女子」をいう．看護師資格を有し，病院や診療所，助産所で自分自身の責任において分娩介助にあたる専門職である．また，女性の性保健（婦人科検査，家族計画，更年期ケア）にも携わる．

f. 看護師（保健師助産師看護師法）

看護師とは，「厚生労働大臣の免許を受けて，傷病者若しくはじょく婦に対する療養上の世話又は診療の補助を行うことを業とする者」をいう．多くは病院や診療所において患者ケアや医師の診療にかかわる．就労先は，病院や診療所に次いで介護保険施設や訪問看護ステーションが多い．

准看護師や看護業務補助者*・介護福祉士が，看護師の指示のもと，看護の専門的判断を要しない看護補助業務を行う．

g. 管理栄養士，栄養士（栄養士法）

管理栄養士とは，「厚生労働大臣の免許を受けて，管理栄養士の名称を用いて，傷病者に対する療養のため必要な栄養の指導，個人の身体の状況，栄養状態など

* 看護補助者ともいう．医療法で療養病床への配置が定められているが，公的資格ではない．業務については法律で定められておらず，厚生労働省告示や通知，日本看護協会の「看護チームにおける看護師・准看護師及び看護補助者の業務のあり方に関するガイドライン及び活用ガイド」で示されている．

に応じた高度の専門的知識及び技術を要する健康の保持増進のための栄養の指導並びに特定多数人に対して継続的に食事を供給する施設における利用者の身体の状況，栄養状態，利用の状況などに応じた特別の配慮を必要とする給食管理及びこれらの施設に対する栄養改善上必要な指導などを行うことを業とする者」をいう．

　栄養士とは，「都道府県知事の免許を受けて，栄養士の名称を用いて栄養の指導に従事することを業とする者」をいう．

　就労先は，病院，介護保険施設，給食受託会社，保育園などの福祉施設，小中学校，保健所や市町村保健センターと多岐にわたる．

　病院や介護保険施設では，患者や入居者の栄養管理に携わるとともに，委託または直営による給食（特定多数の患者または入居者に対し栄養管理を意図した継続的な食事）を提供する役割を担う．

　給食受託会社の管理栄養士・栄養士は，契約先となる病院・福祉施設，事業所，保育園，小中学校などから求められる多種多様の食を継続的に提供することで，各ライフステージの食生活を豊かにし，健康管理や栄養管理に貢献する．

　保育園における管理栄養士や栄養士，小中学校における栄養教諭や学校栄養職員は，児・生徒の成長・健康維持に必要な栄養と食育を意図した給食の提供とともに，食育の推進者としての役割を担っている．

　保健所や市町村保健センター，栄養ケア・ステーションの管理栄養士は，住民の健康管理や健康づくりに寄与する．また，特定保健指導など就労者の健康管理に携わる者や，居宅における療養者や要介護者の栄養管理に携わる者もいる．

h.　理学療法士（PT）（理学療法士及び作業療法士法）

PT：physical therapist

　理学療法士とは，「厚生労働大臣の免許を受けて，理学療法士の名称を用いて，医師の指示の下に，理学療法を行なうことを業とする者」をいう．理学療法とは，身体に障害のある者に対し，主としてその基本的動作能力の回復を図るため，治療体操やその他の運動を行わせ，疾患や外傷，高齢によって行えなくなった，寝返る，起き上がる，座る，立ち上がる，歩く，ひとりでトイレに行くなどの日常生活動作の改善を図る．

　多くは医療施設や介護保険施設に就労し，患者や利用者の身体機能回復のための専門職としてリハビリテーションを行ったり，通院が困難な利用者に対して居宅訪問を行う．

i.　作業療法士（OT）（理学療法士及び作業療法士法）

OT：occupational therapist

　作業療法士とは，「厚生労働大臣の免許を受けて，作業療法士の名称を用いて，医師の指示の下に，作業療法を行なうことを業とする者」をいう．作業療法とは，身体または精神に障害のある者に対し，主としてその応用的動作能力または社会的適応能力の回復を図るため，手芸，工作，その他の作業を行わせることをいう．

　ここでいう「作業」とは，掃除，家事，着替える，勉強や仕事をする，趣味を楽

しむなどを指し，うつ病や認知症など，身体や精神が健常に機能しづらい者を対象とする．

多くは医療施設や介護保険施設に就労し，患者や利用者の身体・精神機能回復のためのリハビリテーションを行ったり，通院が困難な利用者に対して居宅訪問を行う．

j.　言語聴覚士（ST）（言語聴覚士法）

言語聴覚士とは，「厚生労働大臣の免許を受けて，言語聴覚士の名称を用いて，音声機能，言語機能又は聴覚に障害のある者についてその機能の維持向上を図るため，言語訓練その他の訓練，これに必要な検査及び助言，指導その他の援助を行うことを業とする者」をいう．言語聴覚士は，病気や交通事故，発達上の問題でことばによるコミュニケーションに問題がある者に対し言語聴覚療法を提供する．また，口腔機能が低下して生じる摂食・嚥下の問題にも対応する．

多くは医療施設や介護サービス施設に就労し，患者や利用者の口腔機能回復のためのリハビリテーションを行ったり，通院が困難な利用者に対して居宅訪問を行う．

k.　歯科衛生士（歯科衛生士法）

歯科衛生士とは，「厚生労働大臣の免許を受けて，歯科医師の指導の下に，歯牙及び口腔の疾患の予防処置として，歯牙露出面及び正常な歯茎の遊離縁下の付着物及び沈着物を機械的操作によって除去すること，及び歯牙及び口腔に対して薬物を塗布することを行うことを業とする者」をいう．

就業先は病院や診療所のほか，介護保険施設での入居者の口腔ケア，保健所や市町村保健センターの専門職としての配置などがある．

l.　臨床検査技師（臨床検査技師等に関する法律）

臨床検査技師とは，「厚生労働大臣の免許を受けて，臨床検査技師の名称を用いて，医師又は歯科医師の指示の下に，微生物学的検査，血清学的検査，血液学的検査，病理学的検査，寄生虫学的検査，生化学的検査及び厚生労働省令で定める生理学的検査を行うことを業とする者」をいう．

病院をはじめとして，診療所や健診センター，分析検査を専門に行う臨床検査センター，医療関係の研究施設など，就労先は多岐にわたる．

m.　診療放射線技師（診療放射線技師法）

診療放射線技師とは，「厚生労働大臣の免許を受けて，医師又は歯科医師の指示の下に，放射線を人体に対して照射（撮影を含み，照射機器又は放射性同位元素を人体内に挿入して行なうものを含む．）することを業とする者」をいう．

X線検査やCT検査，マンモグラフィ検査やがん治療における放射線療法などの検査・治療，摂食・嚥下の評価のための嚥下造影検査（VF）に携わる．

ST：speech therapist

CT：computed tomography. コンピュータ断層撮影

VF：video fluoroscopic examination of swallowing

n. 公認心理師（公認心理師法）

　公認心理師＊とは，2017（平成29）年から始まった心理系国家資格であり，「公認心理師の名称を用いて，保健医療，福祉，教育その他の分野において，心理学に関する専門知識及び技術をもって，次に掲げる行為を行うことを業とする者」をいう．次に掲げる行為とは，心理に関する支援を要する者の，①心理状態の観察・分析，②相談・助言・指導・その他の援助，③関係者に対する助言・指導・その他の援助，④心の健康に関する知識の普及を図るための教育および情報の提供を指す.

　就業先は，学校，病院，児童相談所，事業所など多岐にわたり，心の問題を抱える相談者（クライエント）に助言や指導などのサポートを行う.

o. 保育士（児童福祉法）

　保育士とは，「保育士の名称を用いて，専門的知識及び技術をもって，児童の保育及び児童の保護者に対する保育に関する指導を行うことを業とする者」をいう.

　おもな就業先である保育所（保育園）では，子どもたち一人ひとりの年齢や発達の状況に応じ，遊びや行事活動，生活体験を通じて子どもたちの心と体の成長を助ける．また，保護者からの子育てに関する相談，在宅で育児をしている家庭への支援や地域での子育て支援を担う.

　幼保連携型認定こども園や認証保育園でも保育士は必須であり，児童福祉施設，児童自立支援施設や乳児院，母子生活支援施設，障害児福祉施設も就業先となる.

p. 精神保健福祉士（精神保健福祉士法）

　精神保健福祉士とは，「精神保健福祉士の名称を用いて，精神障害者の保健及び福祉に関する専門的知識及び技術をもって，精神科病院その他の医療施設において精神障害の医療を受け，又は精神障害者の社会復帰の促進を図ることを目的とする施設を利用している者の社会復帰に関する相談に応じ，助言，指導，日常生活への適応のために必要な訓練その他の援助を行うことを業とする者」をいう.

　精神科医療機関や精神障害者社会復帰施設，保健所，精神保健福祉センター，精神科デイケア施設で入院・入所中の精神障害者の在宅生活への移行，その後の生活支援，住まいや仕事・学校に関する手続き，支援制度・サービスの紹介や利用調整などを行う.

q. 社会福祉士（ソーシャルワーカー）（社会福祉士及び介護福祉士法）

　社会福祉士とは，「社会福祉士の名称を用いて，専門的知識及び技術をもって，身体上若しくは精神上の障害があること又は環境上の理由により日常生活を営むのに支障がある者の福祉に関する相談に応じ，助言，指導，福祉サービスを提供する者その他の関係者との連絡及び調整，その他の援助を行うことを業とする者」をいう.

　社会福祉施設，病院，地域包括支援センターなどで，在宅・施設で生活する者

への必要な助言，利用可能な制度・サービスの紹介，サービスの利用調整や関係者間の連絡など，相談者の抱える課題を解決するための実践活動を行う．

r. 介護福祉士（社会福祉士及び介護福祉士法）

介護福祉士とは，「介護福祉士の名称を用いて，専門的知識及び技術をもって，身体上又は精神上の障害があることにより日常生活を営むのに支障がある者につき心身の状況に応じた介護を行い，並びにその者及びその介護者に対して介護に関する指導を行うことを業とする者」をいう．

要介護者のさまざまな生活行為・生活動作を支援する専門職として，特別養護老人ホーム，身体障害者施設などの社会福祉施設や介護保険施設に従事したり，訪問介護員（ホームヘルパー）として在宅介護に従事する．

s. 介護支援専門員（ケアマネージャー）（介護保険法）

介護支援専門員とは，「要介護者又は要支援者（以下，要介護者等）からの相談に応じ，及び要介護者等がその心身の状況等に応じ各種サービス事業を行う者等との連絡調整等を行う者であって，要介護者等が自立した日常生活を営むのに必要な援助に関する専門的知識及び技術を有するものとして介護支援専門員証の交付を受けた者」と位置づけられている．

居宅介護支援事業所や介護保険施設などで介護サービス計画（ケアプラン）の立案を担い，介護サービスの利用調整や関係者間の連絡などを行うことで，利用者が心身の状況にあわせて自立した日常生活を営むことができるよう支援する．

t. 訪問介護員（ホームヘルパー）（介護保険法）

訪問介護員は，「介護保険法に掲げる研修の課程を修了し，当該研修を修了した旨の証明書の交付を受けた者」とされ，訪問介護を専門に提供する職として位置づけられている．

社会福祉法人，医療法人，NPO，民間企業などが運営する訪問介護事業所に所属し，居宅で生活する要介護者を訪問し，食事や入浴，排泄などの身体介護と，調理，洗濯，買い物代行などの生活援助，外出支援などの移動介助にあたる．

3.3 保健・医療・教育・福祉・介護の連携と多職種連携

個人が抱える健康問題の解決は，1つの専門職，1つの機関で完結することは難しく，機関の枠組みを越えた共有と実践が求められている．

国民一人ひとりが，生活する地域の中で，身体的・精神的・社会的に健康でいられるような体制づくりが進められており（図3.4），保健分野では「地域・職域連携」が，医療分野では「地域医療連携」が，介護分野では「地域包括ケアシステム」が推進されている．

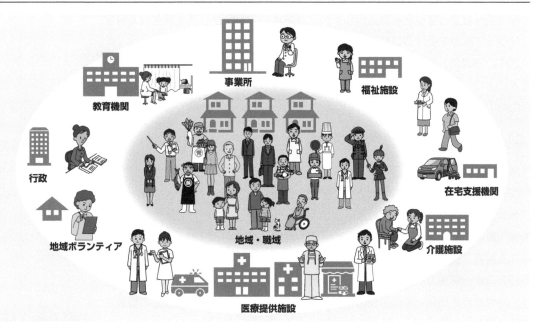

図 3.4　地域や職域における保健，医療，教育，福祉，介護の連携と多職種連携のイメージ

A.　保健分野：地域・職域連携

　健康づくりの課題は多く，生活習慣病の予防と健康寿命の延伸のためには，個人の主体的な健康づくりへの取り組みと保健事業実施者の垣根を越えて生涯を通じた健康管理を支援する仕組みが必要である．事業所に勤める労働者が退職して自営業者となった場合，あるいは定年で退職を迎えた場合，保健事業の実施者は事業所（職域保健）から市町村（地域保健）に移行し，医療保険も社会保険から国民健康保険に移行する．この際，職域保健と地域保健で抱える対象者の健康情報が異なり，継続した保健指導が困難となることが課題であった．また，保健事業の実施者が異なっても健康教育・保健指導などは共通したものが多く，より効率的な実施が望まれる．

　これらの課題を解消するために，地域保健と職域保健の連携，地域・職域連携推進事業が進められている．これにより，働き方の変化やライフイベントなどに柔軟に対応でき，国民への生涯を通じた継続的な保健サービスが提供できる体制整備が進められている．

B.　医療分野：地域医療連携

　地域医療連携とは，地域の病院，診療所，かかりつけ医，在宅支援診療所などの医療機関の連携を軸に，介護施設や教育機関などとも連携を図り，それぞれの

医療機関が有する機能を有効活用し，患者が急性期の治療から回復期を経て自宅に戻り在宅医療を受ける切れ目のない医療を提供するネットワークをいう．

2017（平成29）年施行の地域医療連携推進法人制度により設立された一般社団法人により，地域の医療関係者の質の向上のための共同研修が行われたり，災害発生時の人的・物的交流の対応力の強化が進められている．

C. 介護分野：地域包括ケアシステム

地域の実情や特性に合ったケアシステムを整えていくために，地域包括支援センターがすべての市町村に設置されており，全国に約5,400か所，ブランチやサブセンターを含めると約7,400か所を超える．保健師，社会福祉士，主任介護支援専門員などが配置され，地域住民の介護や医療に関する窓口となる．また，多様な支援者・支援組織で構成される地域ケア会議を開催し，高齢者個人に対する支援の充実と解決のためのネットワーク機能を発揮するとともに，地域の課題発見，地域の資源開発，政策形成の役割も担い，高齢者を支える社会基盤の整備を進める機能をもつ．

さらに，「介護予防・日常生活支援総合事業」も加わり，「通いの場」として高齢者の社会参加を促すための高齢者同士によるコミュニティカフェの運営や，近隣住民による声かけや見守りなど，公的なサービスではないインフォーマルな支援（互助）を広げ，地域の資源を活用したより重層的な生活支援・介護予防のネットワークが作られている．

ライフステージごとの 健康編

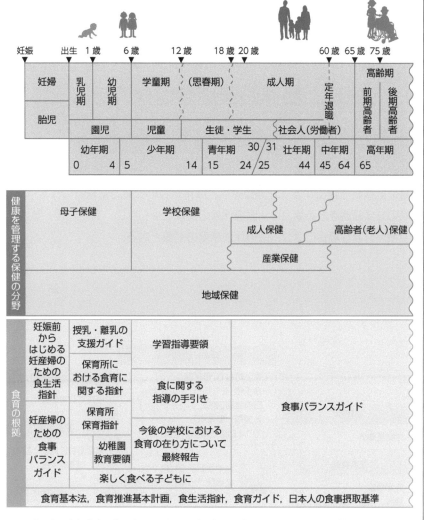

2009（平成 21）年公布の「子ども・若者育成支援推進法」では 0 〜 30 歳代まで対象として社会生活を円滑に営むことができるように支援することが定められている．また，「成育過程にある者及びその保護者並びに妊産婦に対し必要な成育医療等を切れ目なく提供するための施策の総合的な推進に関する法律」（成育基本法）が 2018（平成 30）年公布，2019（令和元）年 12 月 1 日施行され，妊娠期から出生，思春期までの成育過程を切れ目なく支援する施策が総合的に推進されている．

4. 妊婦と胎児の健康

人の健康を考える時，胎児期，つまり妊娠期における母体の健康からスタートする．さらに，妊娠前から両親となる人の健康状態が良好であることが望ましい．

4.1 妊婦と胎児の健康管理システム

妊婦と胎児の健康管理システムの概要を図4.1に示す．妊娠が確認されると市町村に妊娠届を提出する．妊婦健診などは市町村の公費で対象者の負担はない．正常の妊娠経過をとる場合は，医療保険の対象とならない．異常妊娠・分娩により治療が必要な場合には公的医療保険制度の対象となる．

妊婦，胎児
・市区町村で「母子健康手帳」をもらう ・医療機関(病院，診療所，助産所)で14回の妊婦健診を受ける

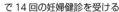

事業所
・労働基準法

医療機関
・妊婦健診 問診，診察，基本検査(子宮底長，腹囲，血圧，浮腫，尿検査，体重など)，保健指導，必要に応じて行う医学的検査(血液検査，超音波検査など)

施策	健やか親子21(第2次) 妊娠前からはじめる妊産婦のための食生活指針，妊産婦食事バランスガイド
根拠法	母子保健法 母体保護法 成育基本法

国(こども家庭庁)
子育て政策の強化

都道府県
市区町村に対する技術的，経済的支援

市区町村
・母子健康手帳の交付 ・妊産婦訪問指導 ・妊婦教室 　(母親学級，両親学級) ・妊産婦歯科指導　など

図4.1　妊婦と胎児の健康管理システム

図中のマークが，国民運動計画「健やか親子21」推進検討会において，妊娠・出産に関する安全性と快適さの確保をめざし，「マタニティマーク」として提示された．妊婦が交通機関などを利用する際に身につけ，周囲に妊婦であることを示しやすくするもので，妊産婦にやさしい環境づくりを推進するものである．

妊娠期

近年，妊娠前からの健康管理をプレコンセプションケア*と名付け，若年女性に対する適正体格の維持，能動・受動喫煙防止などが提唱されている.

1994 年にカイロで開催された国際人口・開発会議においてセクシュアル・リプロダクティブ・ヘルス / ライツ（性と生殖に関する健康と権利）という概念が提唱され，女性が自らの身体について正しい情報を入手し，自分で判断し，健康を享受できるようにしていく必要があるとされた. 中心課題として，いつ何人子どもを産むか，産まないかを選ぶ自由，安全で満足のいく性生活，安全な妊娠・出産，子どもが健康に生まれ育つことなどが含まれている.

妊娠期について，「1 週を 7 日とし，妊娠持続を 40 週」「妊娠歴の 1 か月を 28 日とし，妊娠持続を 10 か月」「正常な妊娠持続日数を 280 日」などと定めている. この定義によると，最終月経開始日が「妊娠 0 週 0 日」であり，妊娠 4 週目は妊娠 2 か月目，妊娠 40 週 0 日が 280 日目となり，この日が分娩予定日となる（図 4.2）. なお，各週は 0 日から 6 日とし，7 日目は翌週の 1 日目とされる. 妊娠初期は〜 13 週 6 日，妊娠中期は妊娠 14 週 0 日〜 27 週 6 日，妊娠後期は妊娠 28 週 0 日〜である.

＊　コンセプション（conception）：受胎

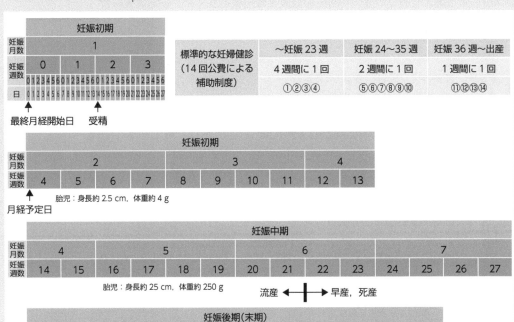

図 4.2　妊娠月数と週数の数え方

A. 母子保健法

母子保健法は,「母性並びに乳児及び幼児の健康の保持及び増進を図るため, 母子保健に関する原理を明らかにするとともに, 母性並びに乳児及び幼児に対する保健指導, 健康診査, 医療その他の措置を講じ, もつて国民保健の向上に寄与すること」を目的としており, 妊産婦, 新生児, 乳児, 幼児の定義や, 妊娠および低(出生)体重児の届出, 母子健康手帳, 健康診査などについて規定している(図4.3).

日本の母子保健対策は, 妊娠, 出産, 育児期を通して, また, 新生児期, 乳児期, 幼児期を通して一貫した施策が総合的に行われている. 母子保健対策の体系(図4.4)は, 健康診査, 保健指導, 医療対策などに分けられており, 市区町村が母子保健サービスの実施主体である.

B. 妊婦健康診査

近年, 働く女性や高学歴女性の増加, 晩婚化による高齢妊娠, ストレスをかかえる妊娠, 生殖補助医療による多胎妊娠*, 疾患を合併する妊婦の増加など, ハイリスク妊娠が増えており, 母体や胎児の健康を確保するうえで, 妊婦健康診査の重要性はいっそう高まっている.

* 2人以上の胎児を同時に妊娠すること.

定義(第6条)	妊産婦	妊娠中または出産後1年以内の女子
	新生児	出生後28日を経過しない乳児
	乳児	1歳に満たない者
	幼児	満1歳から小学校就学の始期に達するまでの者

おもな規定

1. 保健指導(第10条)
市町村は, 妊産婦などに対して, 妊娠, 出産または育児に関し, 必要な保健指導を行い, または保健指導を受けることを勧奨しなければならない

2. 健康診査(第12条, 第13条)
・市町村は1歳6か月児および3歳児に対して健康診査を行わなければならない
・上記のほか, 市町村は, 必要に応じ, 妊産婦または乳児もしくは幼児に対して, 健康診査を行い, または健康診査を受けることを勧奨しなければならない

3. 妊娠の届出(第15条)
妊娠した者は, 速やかに市町村長に妊娠の届出をしなければならない

4. 母子健康手帳(第16条)
市町村は, 妊娠の届出をした者に対して, 母子健康手帳を交付しなければならない

5. 低体重児の届出(第18条)
体重が2,500 g未満の乳児が出生したときは, その保護者は, 速やかに, その旨をその乳児の現在地の市町村に届け出なければならない

6. 養育医療(第20条)
市町村は, 未熟児に対し, 養育医療の給付を行い, またはこれに代えて養育医療に要する費用を支給することができる

図4.3 母子保健法の概要
低体重児とは, 体重が2,500 g未満の乳児で低出生体重児ともいう. 第6条で未熟児とは, 身体の発育が未熟のまま出生した乳児であって, 正常児が出生時に有する諸機能を得るに至るまでのものをいう.

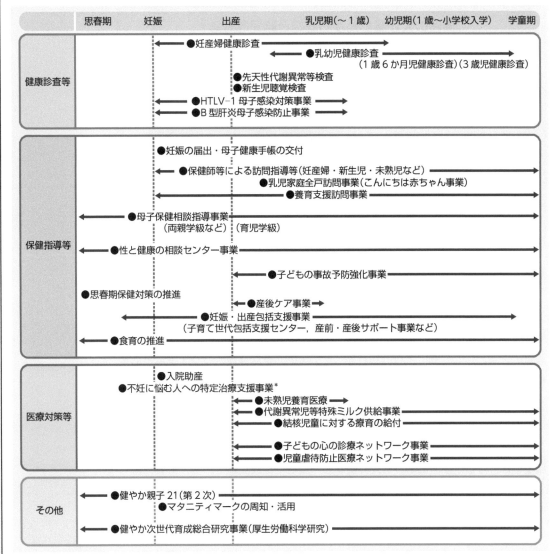

	思春期	妊娠	出産	乳児期（〜1歳）	幼児期（1歳〜小学校入学）	学童期

健康診査等
- ●妊産婦健康診査
- ●乳幼児健康診査
  （1歳6か月児健康診査）（3歳児健康診査）
- ●先天性代謝異常等検査
- ●新生児聴覚検査
- ●HTLV-1母子感染対策事業
- ●B型肝炎母子感染防止事業

保健指導等
- ●妊娠の届出・母子健康手帳の交付
- ●保健師等による訪問指導等（妊産婦・新生児・未熟児など）
- ●乳児家庭全戸訪問事業（こんにちは赤ちゃん事業）
- ●養育支援訪問事業
- ●母子保健相談指導事業
  （両親学級など）（育児学級）
- ●性と健康の相談センター事業
- ●子どもの事故予防強化事業
- ●思春期保健対策の推進
- ●産後ケア事業
- ●妊娠・出産包括支援事業
  （子育て世代包括支援センター，産前・産後サポート事業など）
- ●食育の推進

医療対策等
- ●入院助産
- ●不妊に悩む人への特定治療支援事業＊
- ●未熟児養育医療
- ●代謝異常児等特殊ミルク供給事業
- ●結核児童に対する療育の給付
- ●子どもの心の診療ネットワーク事業
- ●児童虐待防止医療ネットワーク事業

その他
- ●健やか親子21（第2次）
- ●マタニティマークの周知・活用
- ●健やか次世代育成総合研究事業（厚生労働科学研究）

図4.4 母子保健対策の体系（2022（令和4）年4月現在）
HTLV-1：human T-lymphotropic virus1，ヒトTリンパ球向性ウイルス1型．
＊ 2022（令和4）年4月に不妊治療が保険適用となったため終了している．
［令和5年版厚生労働白書資料編，p.192］

　妊婦健康診査は，妊婦の健康状態，胎児の発育状態，胎盤の位置の確認，分娩の時期・状態の確認などのために医療機関（産婦人科）で実施する．妊婦が受診することが望ましい健診回数は，妊娠初期より妊娠23週までは4週間に1回，妊娠24〜35週までは2週間に1回，妊娠36週〜出産までは1週間に1回であり，この基準に沿って受診した場合の受診回数は14回程度となる．妊婦健康診査の項目は，問診および診察，血圧・体重測定（増加量については4.3節参照），尿検査，血液検査などである．妊娠悪阻，妊娠糖尿病，妊娠高血圧症候群，貧血といった異常がある場合には保健指導や治療を行う．

周囲の人が風しんから妊婦と胎児を守る

風しんに対する免疫が不十分な，妊娠20週ころまでの妊婦が風しんウイルスに感染すると，眼や心臓，耳などに障害をもつ（先天性風しん症候群）子どもが出生することがある．妊娠1か月でかかった場合50%以上，妊娠2か月の場合は35%などとされている．妊娠中の女性は予防接種が受けられないため，特に流行地域においては，抗体を持たない，または抗体価の低い妊婦は，可能な限り不要不急の外出を避け，やむを得ず外出をする際には可能な限り人混みを避けるなど，風しんにかからないように注意が必要である．また，妊婦の周りにいる夫，子ども，その他の同居家族なども風しんに感染しないように予防に努めたい．

C. B型肝炎母子感染防止対策

B型肝炎ウイルスを保有する妊婦（キャリア妊婦）から生まれる子どもへの垂直感染の予防を目的とする．1995（平成7）年から妊婦のHBs抗原検査は，妊婦健康診査の一環として公費により行われる．その後の必要な検査やワクチンなどの接種は医療保険で行われる．実施主体は市区町村である．

D. 母子健康手帳

妊娠届を出すと母子健康手帳が交付される（母子保健法第16条，図4.5）．母子健康手帳は，妊娠，出産および育児に関する一貫した健康記録であり，必要に応じて医療関係者が記載・参照し，保護者も記載する．妊婦健康診査および乳幼児健康診査などの健康診査，訪問指導および保健指導を受けた際の記録や，予防接種の接種状況が記録される．また，母子健康手帳は，妊娠期から乳幼児に関する行政サービスの情報，育児に関する情報を提供する媒体となっており，母子保健サービスが継続的に行われる利点がある．母子健康手帳の内容は，新たな知見や行政施策の動向などをふまえ，適宜見直しが行われており，2012（平成24）年4月や2023（令和5）年4月に更新されている．

母子保健情報のデジタル化について「母子健康手帳，母子保健情報等に関する検討会報告書」が2023（令和5）年3月に出され，マイナンバーカード*を活用した母子健康手帳のデジタル化を推進する観点から，2020（令和2）年度からマイナポータルで母子保健情報が閲覧可能となっている．

母子健康手帳は1948（昭和23）年に世界に先駆けて日本で「母子手帳」として作成，配布され，1966（昭和41）年に「母子健康手帳」となった．世界医師会（WMA）では2018（平成30）年に「母子健康手帳（MCHハンドブック）の開発と普及に関する

* マイナンバー（個人番号）制度による行政手続に使用される12桁の番号が記載されたカード．

WMA：world medical association

MCH：maternal and child health

図 4.5 母子健康手帳
厚生労働省の 2023
（令和 5）年 4 月 1 日か
らの様式.

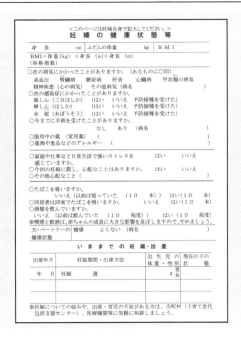

WMA声明」を出している．2018（平成30）年現在，世界約40か国で個々の文化
や社会経済状況を反映した母子健康手帳が活用されている．

E.　「健やか親子21（第2次）」施策の推進

　「健やか親子21」は21世紀の母子保健の主要な取り組みを提示する国民運動計
画で，2001（平成13）年から開始された．2013（平成25）年度には最終評価が行

**図 4.6　健やか親子 21
（第 2 次）イメージ図**
［厚生労働省，「健やか
親子 21（第 2 次）」に
ついて検討会報告書］

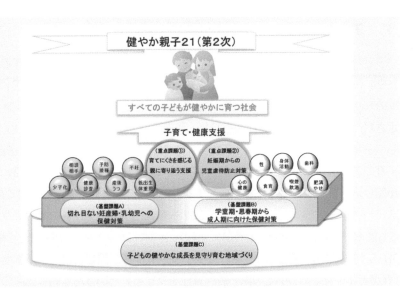

表 4.1 「健やか親子21（第 2 次）」における課題の概要

	課題名	課題の説明
基盤課題 A	切れ目ない妊産婦・乳幼児への保健対策	妊娠・出産・育児期における母子保健対策の充実に取り組むとともに，各事業間や関連機関間の有機的な連携体制の強化や，情報の利活用，母子保健事業の評価・分析体制の構築を図ることにより，切れ目ない支援体制の構築を目指す
基盤課題 B	学童期・思春期から成人期に向けた保健対策	児童生徒自らが，心身の健康に関心を持ち，より良い将来を生きるため，健康の維持・向上に取り組めるよう，他分野の協働による健康教育の推進と次世代の健康を支える社会の実現を目指す
基盤課題 C	子どもの健やかな成長を見守り育む地域づくり	社会全体で子どもの健やかな成長を見守り，子育て世代の親を孤立させないよう支えていく地域づくりを目指す．具体的には，国や地方公共団体による子育て支援施策の拡充に限らず，地域にあるさまざまな資源（NPO や民間団体，母子愛育会や母子保健推進員など）との連携や役割分担の明確化か挙げられる
重点課題①	育てにくさ*を感じる親に寄り添う支援	親子が発信するさまざまな育てにくさのサインを受け止め，丁寧に向き合い，子育てに寄り添う支援の充実を図ることを重点課題の一つとする
重点課題②	妊娠期からの児童虐待防止対策	児童虐待を防止するための対策として，①発生予防には，妊娠届出時など妊娠期からかかわることが重要であること，②早期発見，早期対応には，新生児訪問などの母子保健事業と関連機関の連携強化が必要であることから重点課題の一つとする

われ，2014（平成26）年度には「健やか親子21（第2次）」（2015（平成27）～ 2024（令和6）年度）の方針が取りまとめられた．「健やか親子21（第2次）」では，①日本全国どこで生まれても，一定の質の母子保健サービスが受けられ，地域間での健康格差を解消すること，②疾病や障害，経済状態などの個人や家庭環境の違い，多様性を認識した母子保健サービスを展開することが示された．

「健やか親子21（第2次）」では，3つの基盤課題と2つの重点課題が設定され，10 年後の目指す姿を「すべての子どもが健やかに育つ社会」としている．「健やか親子21（第2次）」のイメージ図を図4.6に，課題の概要を表4.1に示す．

F.　子育て支援対策

子どもを産み育てる環境は大きく変化している．これらの変化に対応するため，1994（平成6）年に「今後の子育て支援のための施策の基本的方向について」（エンゼルプラン），1999（平成11）年には少子化対策の重点施策「新エンゼルプラン」が策定され，子育て支援の充実が図られた．政府全体の取り組みを進めるため，「子ども・子育てビジョン」が2010（平成22）年に閣議決定され，社会全体で子どもと子育てを応援する社会の実現を目指し，5年間で目指すべき施策内容と数値目標が盛り込まれた．現在は，2012（平成24）年8月に成立した子ども子育て関連3法（「子ども・子育て支援法」，「認定こども園法の一部改正」，「子ども・子育て支援法及び認定こども園法の一部改正法の施行に伴う関係法律の整備等に関する法律」）に基づき（表4.2），2015（平成27）年4月から子ども・子育て支援新制度が開始された．新制度では，「保護者が子育てについての第一義的責任を有する」という基本的な認識の下に，

表 4.2 子ども・子育て関連 3 法のおもなポイント

[内閣府 HP，子ども・子育て関連 3 法の主なポイント]

①認定こども園，幼稚園，保育所を通じた共通の給付（「施設型給付」）および小規模保育等への給付（「地域型保育給付」）の創設	・地域型保育給付は，都市部における待機児童解消とともに，子どもの数が減少傾向にある地域における保育機能の確保
②認定こども園制度の改善（幼保連携型認定こども園の改善等）	・幼保連携型認定こども園について，認可・指導監督を一本化し，学校および児童福祉施設としての法的に位置づけ ・認定こども園の財政措置を「施設型給付」に一本化
③地域の実情に応じた子ども・子育て支援（利用者支援，地域子育て支援拠点，放課後児童クラブなどの「地域子ども・子育て支援事業」）の充実	・教育・保育施設を利用する子どもの家庭だけでなく，在宅の子育て家庭を含むすべての家庭および子どもを対象とする事業として，市町村が地域の実情に応じて実施
④基礎自治体（市町村）が実施主体	・市町村は地域のニーズに基づき計画を策定，給付・事業を実施 ・国・都道府県は実施主体の市町村を重層的に支える
⑤社会全体による費用負担	・消費税率の引き上げによる，国および地方の恒久財源の確保を前提 （幼児教育・保育・子育て支援の質・量の拡充を図るためには，消費税率の引き上げにより確保する 0.7 兆円程度を含めて 1 兆円超程度の追加財源が必要）
⑥政府の推進体制	・制度ごとにバラバラな政府の推進体制を整備 （内閣府に子ども・子育て本部を設置）
⑦子ども・子育て会議の設置	・国に有識者，地方公共団体，事業主代表・労働者代表，子育て当事者，子育て支援当事者等（子ども・子育て支援に関する事業に従事する者）が，子育て支援の政策プロセス等に参画・関与することができる仕組みとして，子ども・子育て会議を設置 ・市町村等の合議制機関（地方版子ども・子育て会議）の設置努力義務

幼児期の学校教育・保育，地域の子ども・子育て支援を総合的に推進することとしている．

G. 不妊治療

　厚生労働省では，「不妊に悩む方への特定治療支援事業」を実施していたが，子どもを持ちたいという人が安心して有効で安全な不妊治療を受けられるようにするために，2022（令和4）年4月から不妊治療を保険適用とした．

　各都道府県，指定都市，中核市が設置している不妊専門相談センターでは，不妊に関する医学的・専門的な相談や不妊による心の悩みなどについて医師・助産師などの専門家が相談に対応したり，医療機関の不妊治療の実施状況などに関する情報提供を行っている．

4.2 妊婦と胎児の健康の現状と課題

A. 妊婦と胎児の健康指標

妊婦および胎児の健康指標として，出生率，妊産婦死亡率，死産率，周産期死亡率がある．

a. 出生

出生率は，年間の出生数をその年の人口（日本の人口動態統計では，10月1日の国勢調査人口の日本人人口を使用している）で割ったものをいう．通常は人口千人対で表す．出生数と死産数を合わせた数が出産数である．

$$出生率 = \frac{出生数}{日本人人口} \times 1{,}000$$

人口の予測には，その世代の1人の女性が一生に生む子どもの数を推測する必要があり，合計特殊出生率(粗再生産率)などの指標がある．

合計特殊出生率(粗再生産率)は，1人の女子がその年次の年齢別出生率で一生に生む平均子ども数を表す．

$$合計特殊出生率 = \left\{ \frac{母の年齢別出生数}{年齢別女子人口} \right\} の15歳から49歳までの合計$$

日本の出生数と合計特殊出生率の年次推移をみると，1947（昭和22）年から1949（昭和24）年は第一次ベビーブームが起こった時期であり，出生数は260万人台で，合計特殊出生率も4を超えていた(図4.7)．合計特殊出生率は，1975（昭和50）年に2を下回り，2022（令和4）年は1.26，2022（令和4）年の出生数は77万759人である．

図 4.7　出生数および合計特殊出生率の年次推移
［厚生労働省，令和4年（2022）人口動態統計（確定数）の概況］

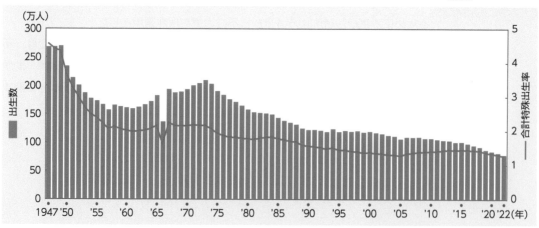

4. 妊婦と胎児の健康

b. 妊産婦死亡

　妊娠，分娩に直接関連する疾患や異常によって起こった妊娠中または妊娠終了後満42日未満の女性の死亡を妊産婦死亡という．妊産婦死亡は，出産数（出生数＋死産数）10万対の妊産婦死亡率で表す．

$$妊産婦死亡率＝\frac{妊産婦死亡数}{出生数＋死産数}×100,000$$

（国際比較では分母を出生数とする場合がある）

　わが国の妊産婦死亡率は，1950（昭和25）年に161.2であったが，1965（昭和40）年頃から大きく低下し，2022（令和4）年では4.2と著しく改善されている．妊産婦死亡のおもな原因は出血と妊娠高血圧症候群である．

c. 死産

　人口動態でいう死産は，妊娠満12週以後の死児の出産であり，自然死産と人工死産に分けられる（図4.8）．人工死産とは，胎児の母体内生存が確実なときに人工的な処置を加えたことにより死産に至った場合をいい，それ以外はすべて自然死産となる．死産率は出産数（出生数＋死産数）千対で表す．

$$死産率＝\frac{死産数}{出生数＋死産数}×1,000$$

（死産：妊娠満12週以後の死児の出産）

　自然死産率は，1950（昭和25）年以降上昇傾向にあったがその後低下し，2022（令和4）年は9.4である（図4.9）．1966（昭和41）年の急な上昇は，丙午*による出生数減少が影響している．人工死産率は，1953（昭和28）年から1958（昭和33）年にかけて50を超えていたがその後低下し，2022（令和4）年は9.9となった．

　死産統計では，母体保護法による人工妊娠中絶のうち，妊娠満12週から妊娠満22週未満までを含んでいる（図4.8）．人工妊娠中絶数は減少傾向にある．

d. 周産期死亡

　妊娠満22週以後の死産と早期新生児死亡は，ともに母体の健康状態の影響を強く受けること，生後まもなく死亡した例が死産扱いとなる場合があることなど

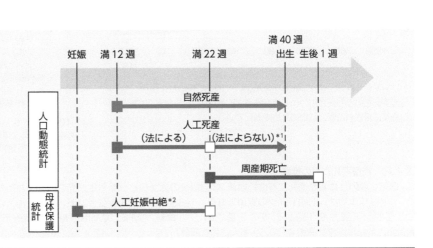

---

*　60年に1度の丙午に生まれる女性は気が強く，将来夫を殺すといわれる迷信．

図4.8　人口動態統計の死産・周産期死亡と人工妊娠中絶
□は未満を示す．
*1　母体の生命を救うための緊急避難の場合などに限られる（死亡診断書・出生証明書・死産証書記入マニュアル（平成7年版））．
*2　1991（平成3）年以降，従来の「妊娠満23週以前」が妊娠満22週未満」となった（母体保護法）．
〔厚生労働統計協会，厚生の指標増刊国民衛生の動向 2018/2019, p.73（2018）より改変〕

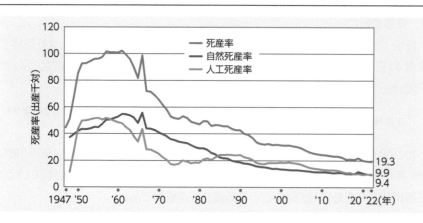

図 4.9　自然－人工別死産率（出産千対）の推移
［厚生労働省，人口動態統計］

を考慮し，周産期死亡という概念が提唱された．

　周産期死亡とは，妊娠満22週以後の死産と生後1週未満の早期新生児死亡を合わせたものをいい，周産期死亡率は出生数に妊娠満22週以後の死産数を加えたもの（出産数）の千対で表す．

$$周産期死亡率＝\frac{妊娠満 22 週以後の死産数＋早期新生児死亡数}{出生数＋妊娠満 22 週以後の死産数}×1{,}000$$

　2022（令和4）年の周産期死亡率は3.3（図4.10A）であり，日本の周産期死亡は諸外国と比較しても低率である（図4.10B）．

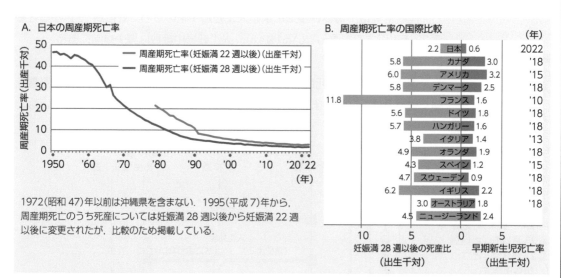

図 4.10　周産期死亡率の推移
B：国際比較のため周産期死亡率は妊娠満28週以後の死産数と早期新生児死亡数を加えたものの出生千対を用いている．1990年までは，旧西ドイツの数値である．1980年まではイングランド・ウェールズの数値である．フランスについては，妊娠期間180日以後の死産である．［資料：WHO, World Health Statistics Annual. UN, Demographic Yearbook，令和4（2022）年人口動態統計］

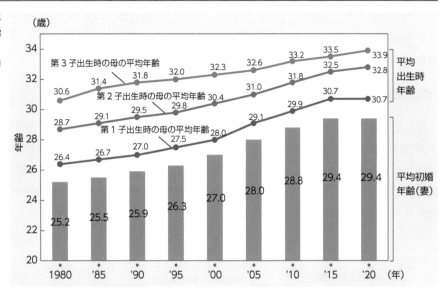

図 4.11 平均初婚年齢と母親の出生時年齢の年次推移

［厚生労働省，人口動態統計］

B. 少子化の現状

　現在の日本では，年齢階層別の未婚率が上昇し，生涯未婚率の上昇にもつながっている．未婚の増加は出生率の低下に影響を与えている．また，晩婚化が進んでおり，女性の高学歴化がその背景の一つとして挙げられる．2022（令和4）年の妻の平均初婚年齢は29.7歳であり，1980（昭和55）年から一貫して高くなっている．第1子の出生時の母の平均年齢は1980（昭和55）年では26.4歳であったが，2022（令和4）年では30.9歳と，年々高くなっている．同様に，第2子，第3子出生時の母の平均年齢も高くなる傾向にある（図4.11）．

　日本の女性の労働力率をみると，結婚，妊娠，出産および育児のため20歳代後半から30歳代前半の労働力率が低下する「M字カーブ」が見られたが，近年，

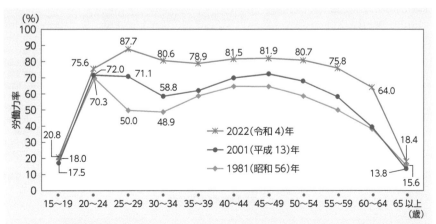

図 4.12 女性の年齢階級別労働力率の推移

労働力率は，15歳以上人口に占める労働力人口（就業者＋完全失業者）の割合．

［総務省，労働力調査］

この層の労働力率が上昇している（図4.12）．日本は労働力率，合計特殊出生率ともに低率である．育児をしながら就労ができる環境をいっそう充実させることが急務である．

C. 妊娠をめぐる相談体制

　厚生労働省は，母子保健医療対策など総合支援事業の一つとして，不妊に悩む夫婦の相談指導などを行う性と健康の相談センター事業をはじめ，需要に的確に対応した切れ目のない支援を実施している．図4.13に示す妊娠をめぐる各種相談機関の連携が必要となっている．妊娠期の支援は児童虐待の防止につながると考えられ，相談体制の充実が望まれる．

図4.13　妊娠をめぐる相談窓口など
［妊娠期からの妊娠・出産・子育て等に係る相談体制の整備について（2011）のデータ更新］

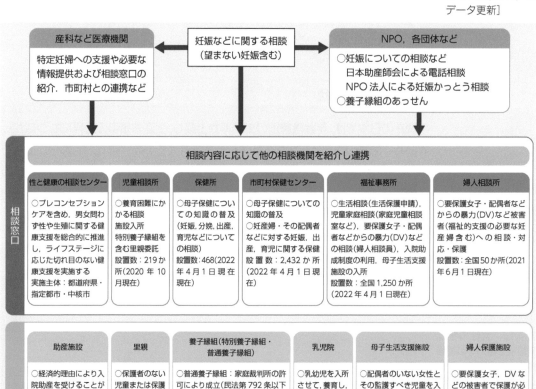

4.3 妊婦と胎児への食育

厚生労働省は，2005（平成17）年に「食を通じた妊産婦の健康支援方策研究会」を立ち上げ，妊娠期・授乳期における望ましい食生活の実現に向け，食生活の指針と体重増加の目安について検討した．これを受け2006（平成18）年，「妊産婦のための食生活指針」が策定され，2021（令和3）年「妊娠前からはじめる妊産婦のための食生活指針～妊娠前から，健康なからだづくりを～」に改定された（表4.3）．さらに，「日本人の食事摂取基準」と「食事バランスガイド」を基本とした「妊産婦のための食事バランスガイド」（図4.14）が提示され，実際に「何を」「どれだけ」食べたらよいかがわかりやすく示されている．

しかし，妊娠の可能性がある20歳代を中心とした世代に適切な食生活を指導する機会はほとんどない．子どものころからの学校での食育を充実させることはもちろんであるが，今後はこの世代への食生活指導をどう行うかを検討する必要がある．

A. 妊娠期の食生活

妊娠期には母体の健康と胎児の成長のために，十分なエネルギーと各種栄養素の摂取が必要である．特に，受精直後の妊娠初期の葉酸摂取が児の神経管閉鎖障害*の発症リスクを低減することが明らかになっており，妊娠を計画しているあるいは妊娠の可能性がある女性，妊娠初期の妊婦は，サプリメントや食品中に強化された葉酸（プテロイルモノグルタミン酸）1日400 μgの摂取が望まれる．一方，ビタミンAは上皮細胞や器官の成長・分化に関与する重要なビタミンであるが，過剰摂取による催奇形性が報告されている．いわゆる栄養補助食品はその簡便性から過剰摂取につながりやすいことを念頭に，利用する場合には適量摂取に十分注意

* 神経管閉鎖障害のうち二分脊椎は，日本で1987～1991年で出生1万対3.10，2007～2011年で5.59で，減少していない．

表4.3 妊娠前からはじめる妊産婦のための食生活指針～妊娠前から，健康なからだづくりを～（2021年）

- ・妊娠前から，バランスのよい食事をしっかりとりましょう
- ・「主食」を中心に，エネルギーをしっかりと
- ・不足しがちなビタミン・ミネラルを，「副菜」でたっぷりと
- ・「主菜」を組み合わせてたんぱく質を十分に
- ・乳製品，緑黄色野菜，豆類，小魚などでカルシウムを十分に
- ・妊娠中の体重増加は，お母さんと赤ちゃんにとって望ましい量に
- ・母乳育児も，バランスのよい食生活のなかで
- ・無理なくからだを動かしましょう
- ・たばことお酒の害から赤ちゃんを守りましょう
- ・お母さんと赤ちゃんのからだと心のゆとりは，周囲のあたたかいサポートから

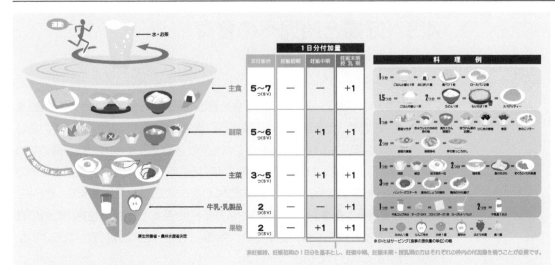

このイラストの料理例を組み合わせるとおおよそ 2,200kcal。
非妊娠時・妊娠初期（20～49歳女性）の身体活動レベル
「ふつう（Ⅱ）」以上の1日分の適量を示しています。

食塩・油脂については料理の中に使用されているものであり、「コマ」のイラスト
として表現されていませんが、実際の食事選択の場面で表示される際には食塩相当量や
脂質も合わせて情報提供されることが望まれます。

厚生労働省及び農林水産省が食生活指針を具体的な行動に結びつけるものとして作成・公表した「**食事バランスガイド**」（2005年）に、食事摂取基準の妊娠期・授乳期の付加量を参考に一部加筆

図 4.14　妊産婦のための食事バランスガイド

する必要があり，葉酸以外はできるだけ食品からの栄養素摂取を心がけることが重要である．

　妊娠前の母体の食生活が健全な状況であることが，胎児と妊婦，出産後の子どもの健康にとって極めて重要である．しかし，国民健康・栄養調査による近年の傾向として，20歳代女性の朝食の欠食率は約20%と高く，エネルギーや各種栄養素，野菜などの食品摂取量は他の年代よりも低い．また，BMIが18.5未満のやせの割合は約20%であり，体重を減らそうとしている者は半数以上存在し，理想とする体型のBMI平均値は19.0でやせ体型を好む傾向が認められている．

　一方，20歳代女性で自分にとって適切な食事内容・量を知っていると回答した者は約7割であった．半数以上が適切な食品選択や食事のために必要な知識や技術をまったくあるいはほとんど持っていない，また，約4分の1が自分の健康のために食事や栄養について考えることがまったくあるいはほとんどない，とそれぞれ回答している．さらに，習慣的喫煙者の割合は令和元年調査で7.6%である．これらの課題解決に，学童期や思春期から適正体格を目指すことや，栄養・食生活の改善を図るよう促すこと（プレコンセプションケア）が求められる．

B.　妊娠期の支援と環境整備

　食育基本法では，妊産婦に対する栄養指導や家庭における食育の推進を支援するために必要な施策を講ずることとしている．産科での妊婦健康診査での保健指導や，市町村保健センターや母子健康センター，病院で行われる母親学級，父親

学級，両親学級では，妊婦と胎児の健康と健全な成長および妊娠期間中の生活のためのサポートや食生活の助言といった食育を行っている．

　一般に，女性には妊娠すると「子どものために」という健康管理の動機づけが生じる．そのため，妊娠期および授乳期は，食生活，喫煙，飲酒，身体活動など生活習慣を見直す好機である．しかし，妊娠してから生活を変化させることは困難であるので，妊娠前からの意識づけが必要である．一方，この時期は，ホルモンの変化と社会的状況の変化を同時に経験するために身体的にも精神的にも不安定になりがちである．心身にゆとりのある生活のための家族や周囲の支援と社会環境の整備が必要である．

　食事に関しても「何を」「どれだけ」食べるかだけでなく，「いつ」「どこで」「誰と」「どのように」食べるかを重視し，心地よい食卓を演出することが大切であり，これには家族の協力が欠かせない．妊娠中の食事内容と食卓環境を整えることは，出産後の子どもが「楽しく食べる子ども」として成長するための準備でもある．妊婦自身の生活に対する自己管理能力と適切な生活習慣を確立し，子どもの健康と食育の実践につながる母親としての意識の醸成に向け，妊娠期を有意義に過ごすことが重要である．

C.　妊娠期の食品摂取における注意事項

　妊娠期あるいは妊娠の可能性がある女性の適切な食品摂取は，胎児と妊婦，出産後の子どもの健康にとって重要である．特に気をつけたい栄養素，あるいは食品には，葉酸，ビタミンA以外に，鉄，カルシウム，魚介類があり，一方で，微生物や原虫とのかかわりでも注意すべき点がある．

(1)鉄　　妊娠期の女性には鉄欠乏性貧血が多くみられ，鉄の摂取が必要である*．動物性食品に多いヘム鉄は，植物性食品に多い非ヘム鉄に比べて吸収率が高い．また，非ヘム鉄の吸収率はタンパク質やビタミンCと組み合わせると吸収率が高まるため，食材の選択と組み合わせを考えて効率よい鉄の摂取を心がける．

(2) カルシウム　　妊娠期にはカルシウムの消化管からの吸収率が上昇することから，カルシウムの付加量は設定されていない．ただ，日本人は一般にカルシウム摂取量が低く，日本人の食事摂取基準の推定平均必要量（550 mg/日）を下回る摂取者が多い．妊娠の有無にかかわらず，意識的にカルシウムが多く含まれる牛乳・乳製品，大豆・大豆製品，緑黄色野菜，小魚・海藻類の摂取に努める．30歳代女性の推奨量は650 mg/日である．

(3)魚介類　　胎児の神経系の器官形成のためにn－3系脂肪酸を多く含む魚（特に青魚）の摂取を心がける必要がある．魚介類は，n－3系脂肪酸以外にも良質なタンパク質やカルシウムなどの微量栄養素の摂取源であり，不可欠な食品である．しかし，一部の大型魚は，自然界に存在する水銀を食物連鎖の過程で蓄積するこ

＊　妊娠期は，通常期に比べ胎児の成長に伴う鉄貯蔵，臍帯・胎盤中への鉄貯蔵，循環血液量の増加に伴う赤血球量の増加による鉄需要が増加する．「日本人の食事摂取基準（2020年度版）」の推奨量は妊婦の月経がない場合の付加が初期2.5 mg/日，中・後期9.5 mg/日である．

摂食量（筋肉）の目安	魚介類
1回約80gとして妊婦は2か月に1回まで（1週間あたり10g程度）	バンドウイルカ
1回約80gとして妊婦は2週間に1回まで（1週間あたり40g程度）	コビレゴンドウ
1回約80gとして妊婦は週に1回まで（1週間あたり80g程度）	キンメダイ，メカジキ，クロマグロ，メバチ（メバチマグロ），エッチュウバイガイ，ツチクジラ，マッコウクジラ
1回約80gとして妊婦は週に2回まで（1週間あたり160g程度）	キダイ，マカジキ，ユメカサゴ，ミナミマグロ，ヨシキリザメ，イシイルカ，クロムツ

表4.4　妊婦が注意すべき魚介類の種類とその摂食量（筋肉）の目安
［厚生労働省，妊婦への魚介類の摂取と水銀に関する注意事項（2010）］

参考1：マグロの中でも，キハダ，ビンナガ，メジマグロ（クロマグロの幼魚），ツナ缶は通常の摂食で差し支えないので，バランス良く摂食する．
参考2：魚介類の消費形態ごとの一般的な重量は，寿司，刺身（一貫または一切れあたり）15g程度，刺身（一人前あたり）80g程度，切り身（一切れあたり）80g程度

とも明らかになっている．魚介類に含まれる水銀の量は微量であり，一般には健康に害を及ぼすものではないが，魚介類を通じた水銀摂取が胎児に影響を与える可能性が懸念されており，妊婦が注意すべき魚介類の種類とその摂取量の目安が示されている（表4.4）．

(4) 微生物・原虫　妊婦がリステリア菌で食中毒を発症して菌が胎盤や胎児に感染した場合，流産や生まれた子どもに影響が出ることがある[*1]．リステリア食中毒の原因となる食品（ナチュラルチーズ，肉や魚のパテ，生ハム，スモークサーモンなど）は避け，冷蔵庫を過信しないで食品を加熱することを心がける．一方，加熱不十分な肉類や，豚肉，猫の糞などに存在する原虫トキソプラズマに妊婦が初感染すると胎児にも感染する可能性があり，死産を起こしたり，胎児に障害を与えたりするため，注意が必要である．

D.　妊娠と肥満・やせ

　妊娠時の肥満は，妊娠糖尿病，妊娠高血圧症候群などを発症するリスクを上昇させ，緊急帝王切開，分娩後大量出血などを合併することも多い[*2]．一方，やせの場合も，切迫早産，早産，低出生体重児の分娩など妊娠期のトラブルや分娩異常のリスクが高まる可能性がある．近年，低出生体重児が増加しており，妊娠期女性のやせや妊娠中の体重増加の抑制，出産年齢の高齢化，不妊治療，喫煙などの要因が挙げられている．胎児期の栄養不良は，胎児の代謝調節異常を引き起こし，成人後に高血圧，糖尿病の発症につながるという報告（DOHaD説）もある．妊娠時の体重については，「妊娠前からはじめる妊産婦のための食生活指針」で体重増加指導の目安が示されている（表4.5）．

[*1]　胎児に感染すると敗血症などによる早産，死産，新生児の死因につながる．また出産後に中枢神経症状を伴う髄膜炎，水頭症，精神障害，運動障害などの後遺症がみられることも多い．

[*2]　厚生労働省「妊産婦のための食生活指針」（2006）の内容及び解説，p.10，表1資料 Sebire.NJ ほか（2001）によると，非妊娠時BMI20.0～24.9との比較（287,213例）では，非妊娠時BMI25.0～29.9／BMI≧30.0 オッズ比：妊娠糖尿病1.68／3.60，妊娠高血圧症候群1.44／2.14，緊急帝王切開1.30／1.83，分娩後大量出血1.16／1.39，巨大児1.57／1.40，胎内死亡1.10／1.40である．

DOHaD：Developmental Origins of Health and Disease．健康と病気の発生起源説．

表 4.5　妊娠中の体重増加指導の目安

＊日本肥満学会の肥満度分類に準じた. 増加量を厳格に指導する根拠は必ずしも十分ではないと認識し, 個人差を考慮した ゆるやかな指導を心がける（産婦人科診療ガイドライン産科編 2020 CQ 010 より）

［厚生労働省, 妊娠前からはじめる妊産婦のための食生活指針（2021）］

妊娠前の体格＊	BMI	体重増加量指導の目安
低体重（やせ）	18.5 未満	12 〜 15 kg
普通体重	18.5 以上 25.0 未満	10 〜 13 kg
肥満（1 度）	25.0 以上 30.0 未満	7 〜 10 kg
肥満（2 度以上）	30.0 以上	個別対応（上限 5 kg までが目安）

妊娠期の喫煙と飲酒

・たばこの煙に含まれるニコチンは血管を収縮させ, 子宮胎盤循環血液量を減少させる. 一酸化炭素は血液の酸素運搬能を低下[*1]させ, 組織中への酸素の放出を阻害するため, 胎児を低酸素状態にする.

・喫煙者から出生した子どもの体重は, 非喫煙者からの子どもに比べ平均200 g 少ない. また, 低出生体重児の生まれる頻度は約 2 倍, 自然流産発生率は約 2 倍, 早産率は約 1.5 倍, 周産期死亡率は約 1.4 倍それぞれ高くなるといわれている.

・喫煙者から出生した子どもに先天性指異常や口唇裂あるいは口蓋裂などの異常の確率が高いという報告がある.

・妊娠初期に禁煙した場合の効果が期待されるため, 妊娠が判明すればすぐに禁煙する. また, 妊婦が喫煙しなくても周りの喫煙による受動喫煙による影響も懸念されるため, 周囲の協力も必要である.

・妊娠期に摂取したアルコールは, 胎盤を通して胎児の血液に入り, 死産, 知能障害, 発達障害を伴う胎児性アルコール症候群[*2]の子どもが生まれる可能性を高める. 胎児への影響は, 飲酒量と飲酒回数とがかかわっており, 少ない量でも頻度が高ければ胎児に影響を及ぼす可能性がある. 妊娠中の飲酒の安全量は確立されていないことから, 妊娠の可能性がある場合はアルコールの摂取を控え, また授乳中も母乳へアルコール移行を起こすため禁酒である.

＊1　血中で一酸化炭素が非常に強くヘモグロビンと結合するため, 酸素がヘモグロビンと結合できなくなる.

＊2　胎児性アルコールスペクトラム障害のひとつ. 治療法がなく, 唯一の対策は予防である.

5. | 乳児の健康

　生後の成長段階における呼称は，図5.1のように法律や分野，各種基準によって異なる．児童福祉法では，生後 0日から満1歳未満までの子を乳児といい，小児科分類では，さらに細かく，生後7日未満を早期新生児，生後28日までを新生児，その後1年までを乳児という．乳児期は，哺乳中心の生活であり，成長（発育，発達）の著しい時期である．例として母子健康手帳にある保護者の記録項目を表5.1に示す．乳児になると保護者の同意に基づき，さまざまな予防接種を受け始める．

5.1 | 乳児の健康管理システム

　新生児期の初めの生後7日未満を早期新生児期といい，生命の危機が特に高い．この時期は，母胎の羊水中から大気中へ生まれ出て，環境変化に対応する生理的適応期であり，日本では産科の新生児室にいることが多い．身長約50 cm，体重約3,000 gで生まれ，生後5日目くらいまで，体重は生理的に減少する．哺乳

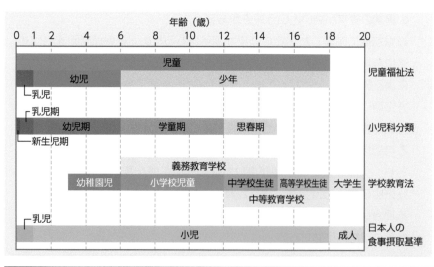

図 5.1　成長段階における呼称
民法第 4 条においては，2022（令和 4）年 4 月 1 日より年齢 18 歳をもって成年とするとされた．

1か月ころ	○裸にすると手足をよく動かしますか ○お乳をよく飲みますか ○大きな音にビクッと手足を伸ばしたり，泣き出すことがありますか ○おへそはかわいていますか
2か月ころ	○お乳をよく飲みますか ○目を動かして物を追って見ますか
3～4か月ころ	○首がすわったのはいつですか（「首がすわる」とは，支えなしで首がぐらつかない状態をいいます） ○あやすとよく笑いますか ○目つきや目の動きがおかしいのではないかと気になりますか ○見えない方向から声をかけてみると，そちらの方を見ようとしますか ○外気浴をしていますか（天気のよい日に散歩するなどしてあげましょう）

表 5.1　母子健康手帳にみる乳児の成長（保護者の記録より抜粋，2023（令和 5）年 4 月 1 日施行）

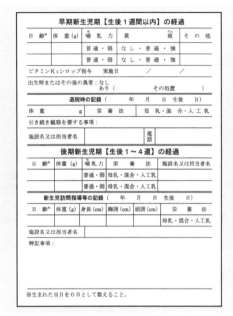

図 5.2　母子健康手帳の経過記録

量より，尿，胎便，老廃物，汗などの排泄量が上回るための自然現象で，生後1～2週間後には元の体重に戻る．

　新生児・乳児に対して行われる最初の健康管理として，新生児・乳児ビタミンK欠乏性出血症（新生児メレナ）の予防のため，ビタミンK_2シロップが経口的に投与される．これは出生時，生後1週間または退院時，1か月健診時の3回行われ，血液凝固因子を作るために必要なビタミンKを投与することで，肝胆道系疾患を有する児の頭蓋内出血を予防するものである．また，先天性代謝異常症などの発見のため，生後5日前後に踵（かかと）からごく少量の血液を採取する新生児マス・スクリーニングが行われている．ほかに聴覚検査も行われる．以降，母子保健を担う市町村は，乳児健康診査（母子保健法）や，予防接種（予防接種法）を実施する（図5.3）．そのために医師，歯科医師，保健師，助産師，看護師，管理栄養士・栄養士，歯科衛生士や公認心理師など心理相談を担当する者など，健診に従事する者（健診従事者）を確保する．

A.　乳児健康診査

　母子保健法第13条の規定により，児の疾病・障害の予防・早期発見などを目的とし，市町村が対象年齢，月齢を決めて実施している．診察，身体計測などを行い，発育・発達を確認し，必要に応じて保健指導，栄養指導などを行う．3～4か月児の健康診査では，特に頸定（けいてい）（首すわり），股関節開排制限などを確認する（図5.4）．乳児期中期または後期は健診医療機関に委託して行われることもある．受

図 5.3　乳児期の健康管理

福祉施設など
- 乳児院(医師，看護師，(管理)栄養士，調理員)
- 保育所(保育士，嘱託医)

医療機関
- 小児医療
- 先天性代謝異常検査
- 小児慢性特定疾病治療 (18 歳未満対象，児童福祉法，都道府県などが医療費助成)

乳児
- 3～4 か月児，9～10 か月児 健診を受ける
- 予防接種を受ける

施策　健やか親子 21(第 2 次)

根拠法　母子保健法／予防接種法／児童福祉法／成育基本法

国(こども家庭庁)
子育て政策の強化

都道府県
- 先天性代謝異常
- 小児慢性特定疾病治療研究事業　　など

市町村
- 健康診査　・予防接種
- 未熟児・新生児訪問指導
- 離乳食教室
- 乳幼児医療費助成制度

診率は約95%と高い.

　健診には子育て支援の役割もあり，発育・発達や子育て全般に関する親の悩みの相談を受ける場，育児不安の解消の場としても重要な機会となっている.

B.　予防接種

a.　予防接種の目的

　予防接種とは，ウイルスや細菌による感染症を予防するため，ワクチンを接種することである．ワクチンは積極的に人工的に抗体をつくり免疫を与える薬剤である．免疫には，個人が感染症にかからないようにする個人免疫と，集団において病気が流行しないようにする集団免疫がある．予防接種には予防接種法に基づいて，市町村が実施主体となる定期接種(臨時接種を含む)と，希望する児に行う任意接種がある.

b.　予防接種の種類

　乳幼児の予防接種法における定期接種・臨時接種の対象となる疾患を表5.2に

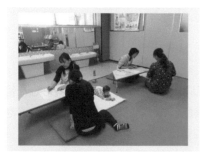

図 5.4　4 か月健診のようす
[丸亀市健康課]

定期接種(A 類疾病)	Hib 肺炎球菌 B 型肝炎 ロタウイルス ジフテリア，百日せき，破傷風，急性灰白髄炎(ポリオ)* BCG 麻疹，風疹：MR ワクチンとして，一度に接種できる 水痘 日本脳炎 HPV(ヒトパピローマウイルス)
臨時接種	新型コロナウイルス

表 5.2　乳幼児の予防接種法における定期接種・臨時接種

Hib：*Haemophilus influenza type b*(ヘモフィルスインフルエンザ菌 b 型)，DPT-IPV：D：diphtheria(ジフテリア)，P：pertussis(百日せき)，T：tetanus(破傷風)，IPV：inactivated polio vaccine(不活化ポリオ)，BCG：Bacille Calmette-Guerin(カルメットとゲランの菌)，MR：measles(麻疹)；rubella(風疹)，HPV：*Human papillomavirus*
*第 1 期では 4 種混合(DPT-IPV)として一度に接種できる．第 2 期では，ジフテリアと破傷風のワクチンを 2 種混合(DT)として一度に接種できる．
[国立感染症研究所，定期／臨時予防接種スケジュール]

示す．予防接種は母子健康手帳アプリで利用者が接種履歴や接種時期などを管理できるものもある．乳児期に初回を受けるものが多いが，児の体調や接種間隔の定めなどがあるため，医療機関のかかりつけ医とよく相談することが望ましい．

c. ワクチンの種類

病原体やmRNAなどをそれぞれ適切な方法で処理して製造する．製造法，安全性などの国家検定を受けたものが使用される．ワクチンには，生ワクチン，不活化ワクチン，トキソイド，遺伝子ワクチンがある．

(1) 生ワクチン　　生ワクチンは，ウイルスや細菌などを繰り返し培養して弱毒化し，病原性をほとんどなくした病原体を生きたまま予防接種に用いるワクチンをいう．麻疹，風疹，水痘，おたふくかぜ（流行性耳下腺炎）などがある．結核に対する予防接種(BCG)も，弱毒化した結核菌による弱毒生菌ワクチンである．

(2) 不活化ワクチン　　不活化ワクチンは，ウイルスや細菌を加熱，ホルマリンや紫外線などで処理し，感染力や病原性をなくしたもの（病原体やその成分）を用いて作られる．急性灰白髄炎（ポリオ），日本脳炎，Hib（ヘモフィルスインフルエンザb型），肺炎球菌，HPV（ヒトパピローマウイルス）などがある．

(3) トキソイド　　トキソイドは，病原体が産生する毒素（トキシン）をホルマリンで処理し，免疫原性を残したまま無毒化したもので，ジフテリア，破傷風などの毒素に対するものがある．

(4) 遺伝子ワクチン　　新型コロナウイルス感染症の対策のため日本でも接種されている．ウイルスを構成するタンパク質の遺伝情報（mRNA）を投与し，その遺伝情報をもとに，体内でウイルスのタンパク質を作り，そのタンパク質に対する抗体が作られることで免疫を獲得する．

d. 予防接種の接種間隔

予防接種は，他の予防接種との接種間隔が定められている．生ワクチン接種後は，次に受ける他の予防接種とは27日以上の間隔をあける．不活化ワクチン，トキソイド接種後は，他の予防接種とは6日以上の間隔をあける．不活化ワクチン，トキソイドによる予防接種では，必要な効果をあげるためには適当な間隔をあけて2〜3回接種し，その後，追加接種をする．

e. 予防接種の副反応（健康被害）

予防接種の副反応は，不活化ワクチンでは，注射直後から24時間以内，遅くとも48時間以内に発現することが多い．注射部位の発赤，硬結，疼痛，全身症状ではアナフィラキシーショック，じんま疹，発熱などがある．生ワクチンでは，極めてまれであるが接種24時間以内に発熱がみられる．また，ウイルスの感染経路として麻疹ワクチンでは発熱や発疹をみることがある．万が一，予防接種により健康に被害が出た場合には，予防接種後健康被害救済制度がある．

アナフィラキシーショック：アレルギー反応により血圧低下や意識障害を引き起こすこと．

C.　新生児マス・スクリーニング検査（先天性代謝異常等検査）

　先天性代謝異常および先天性甲状腺機能低下症は，放置すると知的障害などをきたす．新生児マス・スクリーニング検査は，異常を早期に発見することにより，早い段階から治療を開始し，障害を予防することを目的としている（子どもの成育段階で起こる障害発生の予防事業）．生後5〜7日の新生児を対象としており，実施主体は都道府県と指定都市である．2011（平成23）年まで新生児マス・スクリーニング検査の対象となる疾患は，フェニルケトン尿症，メープルシロップ尿症，ホモシスチン尿症，ガラクトース血症，先天性副腎過形成症，先天性甲状腺機能低下症であった（表5.3）．

　2011（平成23）年に「先天性代謝異常の新しい検査法（タンデムマス法）について」が出され，都道府県などに対しタンデムマス法を用いた新生児スクリーニング検査の導入を積極的に検討するよう通知された．この方法によりアミノ酸代謝異常，有機酸代謝異常，脂肪酸代謝異常の早期発見が可能となった．異常が発見された場合は，小児慢性疾患の対象として公費負担による医療給付を受けられる．

	疾患	発見数*	症状	治療法
アミノ酸代謝異常症	フェニルケトン尿症	773	知的障害，けいれん，脳波異常など	低フェニルアラニン食
	メープルシロップ尿症	98	意識障害，けいれん，昏睡，呼吸障害，知的障害など	低分枝アミノ酸食（特殊ミルク）
	ホモシスチン尿症	222	知的障害，骨格異常，水晶体脱臼，血栓症など	低メチオニン，高シスチン食，ビタミンB$_6$大量投与
糖代謝異常症	ガラクトース血症	1,383	黄疸，肝障害，白内障，知的障害など	乳糖除去ミルク，離乳期以降は乳製品と乳糖を含む食品の摂取を禁止
内分泌疾患	先天性副腎過形成症	2,176	脱水，男性化，皮膚の色素沈着など	副腎皮質ホルモン補充療法
	先天性甲状腺機能低下症（クレチン症）	18,848	精神運動発達遅滞，成長障害，甲状腺腫など	甲状腺ホルモン薬（レボチロキシンナトリウム）による補充療法

表5.3　新生児マススクリーニングの対象となる先天性代謝異常症
＊　1977（昭和52）年から2020（令和2）年までの総数．
［厚生労働省子ども家庭局母子保健課］

D. 新生児聴覚検査

聴覚障害を早期に発見し，早い段階で適切な措置を行うことを目的とし，出生後入院中（生後3日以内）に自動聴性脳幹反応検査（AABR）または耳音響放射検査（OAE）を行う．より多くの医療機関において新生児聴覚検査が実施されるよう推進を図り，検査結果に応じ適切な指導援助が行われるよう，関係機関との連携体制の整備や普及啓発に努めることが重要である．2021（令和3）年度の新生児聴覚検査は，1,740市区町村検査の有無が把握され，受検者を集計している市区町村1,707における受検者数の割合は91.0%であった．

5.2 | 乳児の健康の現状と課題

A. 乳児の健康にかかわる指標

生後1年未満の死亡を乳児死亡といい，乳児死亡率は出生千対で示す．生後1年未満は，死亡の危険が高いため，以下のように生存期間を細かく分類して死亡率を算出する．

$$早期新生児死亡率 = \frac{早期新生児死亡率}{出生数} \times 1,000 \quad （早期新生児死亡：生後1週未満の死亡）$$

$$新生児死亡率 = \frac{新生児死亡率}{出生数} \times 1,000 \quad （新生児死亡：生後4週未満の死亡）$$

$$乳児死亡率 = \frac{乳児死亡率}{出生数} \times 1,000 \quad （乳児死亡：生後1年未満の死亡）$$

乳児の生存は母体の健康状態，社会環境などの影響を強く受けるため，乳児死

図 5.5 生存期間別乳児死亡率（出生千対）の推移
1944 〜 46（昭和 19 〜 21）年は資料不備のため省略．1947 〜 72（昭和 22 〜 47）年は沖縄県を含まない．
[厚生労働省，人口動態統計]

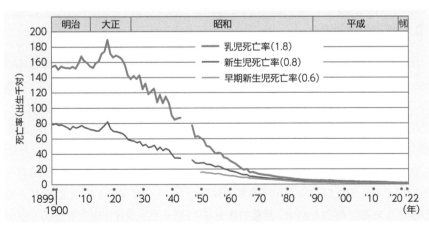

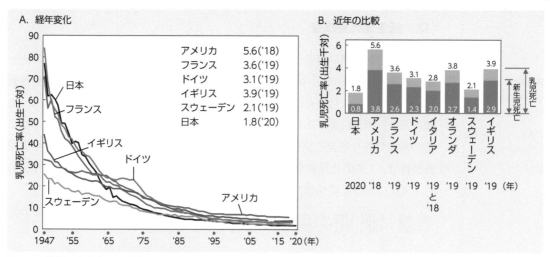

図 5.6　乳児死亡率（出生千対）の国際比較
A．ドイツの1990年までは旧西ドイツの数値である．［A：厚生労働省，人口動態統計．UN, Demographic Year-book．アメリカ，NCHS, National Vital Statistics Reports．フランス，フランス国立統計経済研究所資料．B：UN, Demographic Yearbook］

亡率は衛生状態を反映する指標の一つとされている．日本の生存期間別乳児死亡率の年次推移（図5.5）をみると，1950（昭和25）年から急速に低下し，2020（令和2）年の早期新生児死亡率は0.7，新生児死亡率は0.8，乳児死亡率は1.8である．また，乳児死亡率の国際比較（図5.6）をみると，1950年代には他の国に比べて高かったが，現在では世界的にも有数の低率国となっている．

　乳児死亡の要因は，先天的なものと後天的なものに大別できる．生後しばらくの間は，環境に対する適応力が弱く，また，分娩の影響もあって不安定な時期であり，生後4週未満の新生児死亡，とくに生後1週未満の早期新生児死亡は，心奇形など先天的な要因によることが多い．新生児以降になると，細菌感染や不慮の事故など後天的な原因による死亡が多くなる．

B.　低出生体重児

　出生体重からの定義では，出生体重が2,500 g未満の児を低出生体重児（LBW）といい，身体発育や生理的機能が未熟のまま生まれた新生児を未熟児という．かつては，慣用として低出生体重児と未熟児を区別しないで用いることもあった．低出生体重児のうち，出生体重が1,500 g未満の児を極低出生体重児，出生体重が1,000 g未満の児を超低出生体重児という．

　また，在胎週数に応じた身体の大きさからの定義では，身長も体重も10パーセンタイル未満をSFD infant，身長も体重も10パーセンタイル以上90パーセンタイル未満をAFD infant，身長も体重も90パーセンタイル以上をLFD infant

LBW：low birth weight

SFD：small for dates

AFD：appropriate for gestational date

LFD：large for dates

としている．在胎週数に応じた身体の大きさからの定義ではSFDともAFDとも合致しない事例が出てくる．これらの事例は出生体重からの定義で支援がされている．

　低出生体重児や未熟児は，正出生体重児に比べて疾病にかかりやすく，死亡率が高率であり，心身の障害を残すこともある．そのため，生後すみやかに体温保持や栄養哺乳支援処置を講ずる．

(1) 低出生体重児の届出　　母子保健法第18条では，出生体重が2,500 g未満の乳児が出生したときは，その保護者は，速やかに，その旨をその乳児の現在地の市町村に届け出なければならないとされている．

(2) 低出生体重児の養育医療　　出生体重が2,000 g以下の場合，体温が34度以下の場合，呼吸器系，循環器系や消化器系などに異常がある場合，あるいは異常に強い黄疸のある場合などで医師が入院養育を必要と認めた者については，その養育に必要な医療に対する費用が一部公費負担される．

(3) 日本の低出生体重児の状況　　日本の低出生体重児の割合を年次推移（図5.7）でみると，2020（令和2）年は9.2%で，1980（昭和55）年ころから上昇している．極低出生体重児（出生体重1,500 g未満児）の割合は0.7%である．この現状に対し，健やか親子21（第2次）では，低出生体重児の割合，極低出生体重児の割合をともに10年後に向けて低下させることを目標としている．

C.　乳児の死因

a.　新生児死亡

　新生児死亡の原因の第1位は「先天奇形，変形および染色体異常」，次いで「周

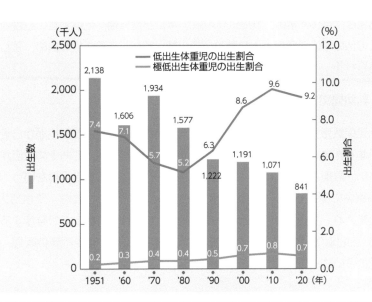

図5.7　出生数および低出生体重児（2,500 g未満），極低出生体重児（1,500 g未満）の出生割合の年次推移
［厚生労働省，人口動態統計］

表 5.4　死因別乳児死亡の状況（2020（令和2）年）
[厚生労働省，人口動態統計]

死因順位	死因	乳児死亡数（人）	乳児死亡率（出生10万対）
	全死因	1,512	179.8
1	先天奇形，変形および染色体異常	544	64.7
2	周産期に特異的な呼吸障害および心血管障害	232	27.6
3	乳幼児突然死症候群	92	10.9
4	胎児および新生児の出血性障害および血液障害	62	7.4
5	不慮の事故	58	6.9
6	妊娠期間および胎児発育に関する障害	50	5.9
7	心疾患（高血圧性除く）	38	4.5
8	敗血症	22	2.6
8	周産期に特異的な感染症	22	2.6
10	肺炎	12	1.4

産期に特異的な呼吸障害および心血管障害」である．1988（昭和63）年までは「出産外傷」「低酸素症」「分娩仮死およびその他の呼吸器病態」次いで「先天異常」の順であった．

b.　乳児死亡

　乳児死亡の原因でもっとも多いのは，「先天奇形，変形および染色体異常」で，次いで「周産期に特異的な呼吸障害および心血管障害」「乳幼児突然死症候群」となっている（表5.4）．

　乳児死亡の原因については，ICD-7 ～ ICD-10の改正により，死因の選び方も分類も改められているため，詳細な年次比較は困難である．しかし，概略をみると，戦後しばらくは肺炎，気管支炎や腸炎およびその他の下痢性疾患などの疾患が多かったが，近年は著しく減少している．一方，死因の第1位の先天奇形，変形および染色体異常は，1985（昭和60）年に出産外傷，低酸素症，分娩仮死およびその他の呼吸器病態と入れ替わって以後，継続して第1位を占め，著しい減少も見られず，今後の課題といえる．

D.　乳幼児突然死症候群

　乳幼児突然死症候群（SIDS）とは，それまでの健康状態および既往歴からその死亡が予測できず，しかも死亡状況調査および解剖検査によってもその原因が同定されない，原則として1歳未満の児に突然の死をもたらした症候群をいう．主として睡眠中に発症し，日本での発症頻度はおおよそ出生6,000 ～ 7,000人に1人と推定され，生後2か月から6か月に多く，まれには1歳以上で発症することがある．SIDSの原因はまだわかっていないが，うつぶせ寝や両親の喫煙，人工栄養児に多いことが報告されている．

SIDS：sudden infant death syndrome

5.3 乳児への食育

乳児期は乳汁のみを摂取する哺乳期と，乳汁と食事の併用から食事のみの生活に移る離乳期に分けられる．子どもの生活の場は家庭が中心*で，食育を担うのはおもに保護者である．この乳児期の食事は，子どもと親を結ぶ絆として重要である．2007（平成19）年に公表され，2019（平成31）年に改訂された「授乳・離乳の支援ガイド」（厚生労働省）には具体的な授乳・離乳のポイントに加え，食育としての視点が盛り込まれている．また，「楽しく食べる子どもに～保育所における食育に関する指針～」（厚生労働省，2004（平成16）年）にも，集団生活である保育所での乳児期における食育のポイントが示されている（表5.5）.

＊ 保育所（園）への０歳児の受け入れ開始月齢は早いところで生後43日からである．

A. 哺乳期

乳児期は顕著な身体的発育の時期であり，栄養素の必要量が増大する．出生後５～６か月までは乳汁から栄養素を摂取する．哺乳は栄養摂取という目的だけではなく，欲求を満たす心地よさから食欲を育む．また，親子のスキンシップとし

表5.5 １歳３か月未満児に対する食育のねらいと内容
［楽しく食べるこどもに～保育所における食育に関する指針（2004）より抜粋］

	ねらい（子どもが身につけることが望まれる心情，意欲，態度など）	内容（ねらいを達成するために援助する事項）	配慮事項
6か月未満児	①お腹がすき，乳（母乳・ミルク）を飲みたい時，飲みたいだけゆったりと飲む ②安定した人間関係の中で，乳を吸い，心地よい生活を送る	①よく遊び，よく眠る ②お腹がすいたら，泣く ③保育士にゆったり抱かれて，乳（母乳・ミルク）を飲む ④授乳してくれる人に関心を持つ	①一人一人の子どもの安定した生活のリズムを大切にしながら，心と体の発達を促すよう配慮すること ②お腹がすき，泣くことが生きていくことの欲求の表出につながることを踏まえ，食欲を育むよう配慮すること ③一人一人の子どもの発育・発達状態を適切に把握し，家庭と連携をとりながら，個人差に配慮すること ④母乳育児を希望する保護者のために冷凍母乳による栄養法などの配慮を行う．冷凍母乳による授乳を行うときには，十分に清潔で衛生的に処置をすること ⑤食欲と人間関係が密接な関係にあることを踏まえ，愛情豊かな特定の大人との継続的で応答的な授乳中のかかわりが，子どもの人間への信頼，愛情の基盤となるように配慮すること
6か月～1歳3か月未満児	①お腹がすき，乳を吸い，離乳食を喜んで食べ，心地よい生活を味わう ②いろいろな食べ物を見る，触る，味わう経験を通して自分で進んで食べようとする	①よく遊び，よく眠り，満足するまで乳を吸う ②お腹がすいたら，泣く，または，喃語によって，乳や食べ物を催促する ③いろいろな食べ物に関心を持ち，自分で進んで食べ物を持って食べようとする ④ゆったりとした雰囲気の中で，食べさせてくれる人に関心を持つ	①一人一人の子どもの安定した生活のリズムを大切にしながら，心と体の発達を促すよう配慮すること ②お腹がすき，乳や食べ物を催促することが生きていくことの欲求の表出につながることを踏まえ，いろいろな食べ物に接して楽しむ機会を持ち，食欲を育むよう配慮すること ③一人一人の子どもの発育・発達状態を適切に把握し，家庭と連携をとりながら，個人差に配慮すること ④子どもの咀嚼や嚥下機能の発達に応じて，食品の種類，量，大きさ，固さなどの調理形態に配慮すること ⑤食欲と人間関係が密接な関係にあることを踏まえ，愛情豊かな特定の大人との継続的で応答的な授乳および食事でのかかわりが，子どもの人間への信頼，愛情の基盤となるように配慮すること

表 5.6　授乳について困ったこと（%）
回答者は 0 ～ 2 歳児の保護者．複数回答．
＊　総数には栄養方法「不詳」を含む．
［厚生労働省，平成 27 年度乳幼児栄養調査より抜粋］

内容	総数＊ （n = 1,242）	栄養方法（1 か月）別（n = 1,200）		
		母乳栄養 （n = 616）	混合栄養 （n = 541）	人工栄養 （n = 43）
母乳が足りているかどうかわからない	40.7	31.2	53.8	16.3
母乳が不足ぎみ	20.4	8.9	33.6	9.3
授乳が負担，大変	20.0	16.6	23.7	18.6
人工乳（粉ミルク）を飲むのをいやがる	16.5	19.2	15.7	2.3
外出の際に授乳できる場所がない	14.3	15.7	14.4	2.3
子どもの体重の増えがよくない	13.8	10.2	19.0	9.3
卒乳の時期や方法がわからない	12.9	11.0	16.1	2.3
母乳が出ない	11.2	5.2	15.9	37.2
母親の健康状態	11.1	11.2	9.8	14.0
母乳を飲むのをいやがる	7.8	3.7	11.1	23.3
子どもの体重が増えすぎる	6.8	5.8	7.9	7.0
特にない	22.2	30.4	11.8	30.2

て重要な役割を果たし，子どもの精神的・情緒的な安定をもたらすという意義もある．そのため，母親が授乳の際，静穏な環境でしっかり抱き，優しく声かけをするように支援することが大切である．表5.6に示すように授乳期に母乳不足や子どもとのかかわり方に不安をもつ母親は多いことから，周囲の理解や支援が深まるよう家族に対する情報提供，母親同士の交流の場の提供が望まれる．

　このころの食育は，おもに児の健診時に保健師，管理栄養士・栄養士から，あるいは発熱，湿疹，予防接種などで医療機関を受診する際に医師や看護師などから保護者が受ける．保育所などでは保育士や管理栄養士・栄養士なども相談を受け持つ．生後1か月の新生児期には，授乳方法や，回数，1回の哺乳量などを把握し，母乳栄養では不足や乳房のトラブルなどの指導，人工栄養では調乳の方法や器具の消毒管理などの指導が行われる．3～4か月児健診では離乳の開始に向けた準備，食物アレルギーへの対応などの指導もある．

B.　離乳期

　出生後5～6か月からは乳汁だけでは充足できない栄養素を食事で補い，1歳くらいまでに「離乳を完了＊」する．この時期を離乳期という．離乳食は咀嚼（そしゃく）や嚥下（げ）（えん）機能などの発達段階を把握し，食品の種類，量，大きさや固さなどの調理形態に配慮する．離乳の進め方が早すぎるとしっかり噛む能力が育たず，大きいまま飲み込む食べ方が身についてしまう．また，離乳が進むにつれ，さまざまな食材の味・におい・色などに触れる機会となる．乳児期の味覚はその後の食習慣に影響を及ぼすことから，食経験を広げて五感を育てる視点も必要である．

＊　形のある食物を噛み潰すことができるようになり，エネルギーや栄養素の大部分を母乳や育児用ミルク以外の食物からとれるようになった状態をいい，生後12～18か月頃．

母乳育児成功のための 10 ステップ（2018 年改訂）

「母乳育児成功のための 10 ステップ」（表 5.7）とは，WHO（世界保健機関）と UNICEF（国連児童基金）による共同声明である．医療従事者の知識・技能から，妊娠時から出産，産後を通して，赤ちゃんがお母さんの母乳で育つために最も適した環境を提供するためのステップが幅広く示されている．

表 5.7　母乳育児成功のための 10 ステップ

重要な管理方法	1a 母乳代替品のマーケティングに関する国際規約および関連する世界保健総会の決議を確実に遵守する
	1b 定期的にスタッフや両親に伝達するため，乳児の授乳に関する方針を文書にする
	1c 継続的なモニタリングとデータマネジメントのためのシステムを構築する
	2 スタッフが母乳育児を支援するための十分な知識，能力と技術を持っていることを担保する
臨床における主要な実践	3 妊婦やその家族と母乳育児の重要性や実践方法について話し合う
	4 出産後できるだけすぐに，直接かつ妨げられない肌と肌の触れ合いができるようにし，母乳育児を始められるよう母親を支援する
	5 母乳育児の開始と継続，そしてよくある困難に対処できるように母親を支援する
	6 新生児に対して，医療目的の場合を除いて，母乳以外には食べ物や液体を与えてはいけない
	7 母親と乳児が一緒にいられ，24 時間同室で過ごすことができるようにする
	8 母親が乳児の授乳に関する合図を認識し，応答出来るよう母親を支援する
	9 母親に哺乳瓶やその乳首，おしゃぶりの利用やリスクについて助言すること
	10 両親と乳児が，継続的な支援やケアをタイムリーに受けることができるよう，退院時に調整すること

［授乳・離乳の支援ガイド（2019 年改定版），p.49（2019）］

　離乳期に，子どもは「手づかみ食べ」を行う．「手づかみ食べ」は食べ物を目で確かめて，手指でつかんで，口まで運び口に入れるという目と手と口の協調運動であり，摂食機能の発達のうえで重要な役割を担う．手づかみ食べが上達することにより，食器・食具が上手に使えるようになっていく．また，さまざまなことを自分でやりたいという欲求が芽生える時期であることから，「自分で食べる」機能

表 5.8　手づかみ食べの支援のポイント
［授乳・離乳の支援ガイド，p.47（2007）掲載，資料：乳幼児の摂食指導（向井美惠編著）p.92 本文，医歯薬出版（2000）］

手づかみ食べのできる食事に	・ご飯をおにぎりに，野菜類の切り方を大きめにするなど，メニューに工夫を ・前歯を使って自分なりの一口量をかみとる練習を ・食べ物は子ども用のお皿に，汁物は少量入れたものを用意
汚れてもいい環境を	・エプロンをつけたり，テーブルの下に新聞紙やビニールシートを敷いたりするなど，片づけがしやすいように準備して
食べる意欲を尊重して	・食事は食べさせるものではなく，子ども自身が食べるものであることを認識して，子どもの食べるペースを大切に ・自覚的に食べる行動を起こさせるには，食事時間に空腹を感じていることが基本．たっぷり遊んで規則的な食事リズムを

ハチミツと乳児ボツリヌス症

生後1年未満の乳児が経口摂取したボツリヌス菌の芽胞が，腸管内で発芽・増殖して産生した毒素により発症する．通常のボツリヌス食中毒と同様に末梢神経が冒される．便秘状態が続き，全身の筋力が低下する脱力状態になる．そのほか，哺乳力の低下，無表情な顔面，弱い泣き声，首のすわりが悪くなるなどの症状が現れる．致命率は1～3%とされるが，乳児の突然死症候群の原因の1つという説もある．ボツリヌス菌の芽胞は耐熱性が高く一般的な加熱調理では死滅（不活性化）させることができない．離乳期の乳児は腸管内の微生物叢が不安定でボツリヌス菌の感染に対する抵抗力が低いため，ボツリヌス菌の芽胞による汚染の可能性がある食品（ハチミツ，コーンシロップ，野菜ジュースなど）を与えてはならない．特にハチミツは主要な原因食品であり，1987年に厚生省は都道府県に「1歳未満の乳児にハチミツを与えないように」と通知しているが2017（平成29）年に死亡事例があり，あらためて注意喚起されている．

の発達を促す観点からも重要である（表5.8）．

C. 災害時の支援

日本栄養士会から「赤ちゃん防災プロジェクト災害時における乳幼児の栄養支援の手引き」や「災害時に乳幼児を守るための栄養ハンドブック」（図5.8A）が示されている．避難所での授乳婦への食事管理，乳児への乳児用調製液状乳の提供など，特殊栄養食品ステーション（図5.8B）の設置と活用が推進されている．

A. 災害時に乳幼児を守るための栄養ハンドブック

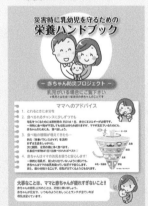

B. 特殊栄養食品ステーション

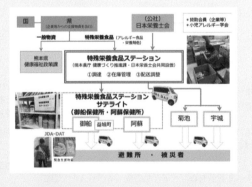

図5.8　災害時の支援
[A：日本栄養士会，災害時に乳幼児を守るための栄養ハンドブック，B：日本栄養士会，赤ちゃん防災プロジェクト災害時における乳幼児の栄養支援の手引き，p.9（2020）]

6. 幼児の健康

　幼児とは，満1歳から小学校就学の始期に達するまでの者をいう．乳児に比べて成長速度は緩やかにはなるものの，いうまでもなく発育・発達がさかんな時期であり，それらを支えるという意味で健康面でのさまざまなアプローチが必要となってくる．この時期の身体の発育は，スキャモンの成長曲線（図6.1）に示されているように，神経系型（脳，脊髄，視覚器，頭径）やリンパ系型（胸腺，リンパ節など）の器官などの発育が著しい．順調に発育が進んでいれば脳は4〜5歳ごろには成人の80％程度まで達し，言語の理解やコミュニケーション能力が飛躍的に向上する（表6.1）．そのため，これらの機能が年齢相応な状態にあるか確認し，発達の遅れが疑われれば専門機関に紹介する．

6.1 幼児の健康管理システム

　幼児期は，家庭での育児環境のほかに，保育所（園），幼稚園，認定こども園な

図6.1　スキャモンの成長曲線
成長に伴う組織や器官の重量変化を表している．
［スキャモン，1930による］

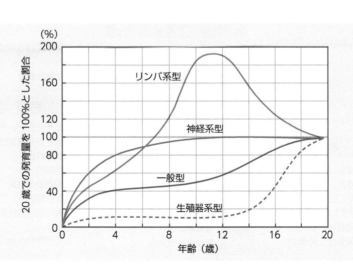

発達過程	確認事項	発達過程	確認事項
1歳の頃	○つたい歩きをしたのはいつですか ○バイバイ，コンニチハなどの身振りをしますか ○音楽に合わせて，からだを楽しそうに動かしますか ○大人の言う簡単なことば（おいで，ちょうだいなど）がわかりますか ○1日3回の食事のリズムがつきましたか　　など	4歳の頃	○階段の2，3段目の高さからとびおりるようなことをしますか ○片足でケンケンをしてとびますか ○はさみを上手に使えますか ○衣服の着脱ができますか ○歯みがき，口ゆすぎ（ぶくぶくうがい），手洗いをしますか ○おしっこをひとりでしますか　　など
1歳6か月の頃	○ひとり歩きをしたのはいつですか ○ママ，ブーブーなど意味のあることばをいくつか話しますか ○自分でコップを持って水を飲めますか　　など	5歳の頃	○でんぐり返しができますか ○思い出して絵を書くことができますか ○色（赤，黄，緑，青）がわかりますか ○はっきりした発音で話ができますか ○うんちをひとりでしますか　　など
2歳の頃	○走ることができますか ○スプーンを使って自分で食べますか ○テレビや大人の身振りのまねをしますか ○2語文（ワンワンキタ，マンマチョウダイ）などを言いますか　　など	6歳の頃	○片足で5〜10秒間立っていられますか ○四角の形をまねて，書けますか ○ひらがなの自分の名前を読んだり，書いたりできますか　　など
3歳の頃	○クレヨンなどで丸（円）を書きますか ○衣服の着脱をひとりでしたがりますか ○自分の名前が言えますか ○歯みがきや手洗いをしていますか ○ままごと，ヒーローごっこなど，ごっこ遊びができますか　　など		

表6.1　幼児の発達過程
［厚生労働省，母子健康手帳省令様式保護者の記録より抜粋］

どに通園し，集団生活となることが多い．健康管理も地域で市町村が行うものと，各施設で行うものがあり，日々の生活状況と合わせて施設のスタッフもかかわりをもつ（図6.2）．地域の子育てサークルなどには市町村が補助金を助成するところもあり，さまざまな形でサポートされる．

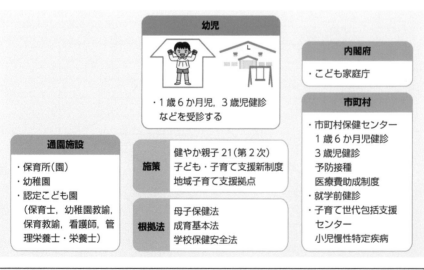

図6.2　幼児期の健康管理

表 6.2　母子保健法

乳幼児の健康の保持増進	第3条	乳児および幼児は，心身ともに健全な人として成長してゆくために，その健康が保持され，かつ，増進されなければならない．	
健康診査	第12条	市町村は，次に掲げる者に対し，厚生労働省令の定めるところにより，健康診査を行わなければならない． 1. 満1歳6か月を超え満2歳に達しない幼児 2. 満3歳を超え満4歳に達しない幼児	
	第13条	前条の健康診査のほか，市町村は，必要に応じ，妊産婦または乳児もしくは幼児に対して，健康診査を行い，または健康診査を受けることを勧奨しなければならない．	

A.　幼児健康診査

　幼児の健康管理システムの1つとして，市町村では母子保健法（表6.2）に基づき1歳6か月児や3歳児を対象とした健康診査を実施している．この取り組みはそれぞれ1961（昭和38）年（3歳児），1977（昭和52）年（1歳6か月児）から実施されており，幼児の健康管理の中心である．2歳半や5歳児健診を行っているところもある．

　1歳6か月児健康診査では，おもに身体の発育と，精神発達などの確認を行い，心身障害の早期発見を行っている．また，う歯（むし歯）の予防や栄養状態の確認を行うとともに保健師や管理栄養士らによる保護者への指導・助言が行われている．3歳児健康診査では，眼・耳・鼻などの疾病や異常の有無を確認するとともに1歳6か月児と同様に心身障害の早期発見や栄養状態などの確認を中心に実施している（表6.3）．

　双方ともに，異常が疑われる場合，必要に応じて精密検査や事後指導などが実施されている．幼児健診の受診率を図6.3に示す．乳児前期，1歳6か月，3歳健診受診率は95%と高い．

表 6.3　幼児健康診査内容
[母子保健法施行規則]

1. 身体発育状況	7. 歯および口腔の疾病および異常の有無
2. 栄養状態	8. 四肢運動障害の有無
3. 脊柱および胸郭の疾病および異常の有無	9. 精神発達の状況
4. 皮膚の疾病の有無	10. 言語障害の有無
5. 眼の疾病および異常の有無（3歳児のみ）	11. 予防接種の実施状況
6. 耳，鼻および咽頭の疾病および異常の有無（3歳児のみ）	12. 育児上問題となる事項
	13. その他の疾病および異常の有無

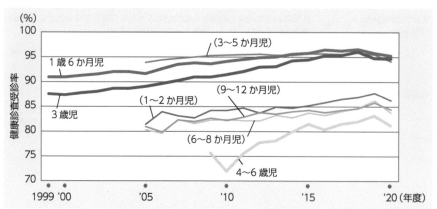

図 6.3　乳児・幼児健康診査の受診率

2010（平成22）年度は東日本大震災の影響により，岩手県の一部の市町村，宮城県のうち仙台市以外の市町村，福島県の一部の市町村が含まれていない．

「4〜6歳児」は法定外の健康診査である．

受診率＝（一般健康診査受診実人員／健康診査対象人員）× 100（計数が不詳の市区町村を除いた値）

[地域保健・健康増進事業報告]

B.　保育所と幼稚園および認定こども園（表 6.4）

　幼児期の成長をサポートする施設として保育所と幼稚園がある．保育所は，厚生労働省の管轄で，児童福祉法により「保育を必要とする乳幼児を日々保護者の下から通わせて保育を行うこと」を目的とする施設とされている．一方，幼稚園は，文部科学省の管轄で，学校教育法により「義務教育及びその後の教育の基礎を培うものとして，幼児を保育し，幼児の健やかな成長のために適当な環境を与えて，その心身の発達を助長すること」を目的とする施設とされている．保育所は保護者の代わりに保育を行う場，幼稚園は幼稚園教育要領に基づいた教育を行う場となっている．双方とも，保護者の仕事と生活の調和（ワーク・ライフ・バランス）を実現するための1要素となっている．

　2006（平成18）年には，保育所と幼稚園の機能を併せもつ認定こども園の制度が創設された．

a.　保育所

　保育所では，保育所保育指針（厚生労働省，2018（平成30）年）のもと，子どもの健康や安全の確保，発育発達の支援などを含め，養護と教育の一体的な取り組みが

表 6.4　保育所，幼稚園，認定こども園，地域型保育事業
＊1　学校医，学校薬剤師，学校歯科医
＊2　置くことができる

	根拠法	管轄	対象	おもなスタッフ
保育所（園）	児童福祉法	厚生労働省	0歳から小学校入学前	保育士，嘱託医，管理栄養士・栄養士，調理師など
幼稚園	学校教育法	文部科学省	3歳から小学校入学前	幼稚園教諭，学校三師*1，養護教諭*2，栄養教諭*2 など
認定こども園	就学前の子どもに関する教育，保育等の総合的な提供の推進に関する法律	内閣府＋文部科学省，厚生労働省	0歳から小学校入学前	保育教諭（幼稚園教諭資格＋保育士資格），養護教諭*2，栄養教諭*2 など
地域型保育事業	児童福祉法	市町村	0〜2歳	保育士，家庭的保育者など

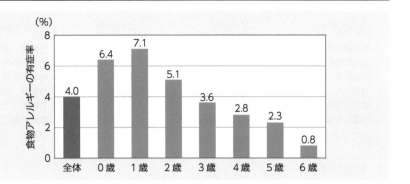

図 6.4 食物アレルギー有症者の割合
[柳田紀之ほか, 厚生労働省平成 27 年度子ども・子育て支援推進調査研究事業, アレルギー, 67, p.206 (2018)]

実施されている. 指針には, 嘱託医などとの連携による健康管理, 感染症対策などが盛り込まれている. 保育所で虐待などの不適切な養育の早期把握をし, 要保護児童対策地域協議会など地域の専門機関との連携も行っている.

健康診断は, 学校保健安全法の規定に準じて, またその検査項目は, 学校保健安全法施行規則に準じて実施されている. 地域によっては都道府県の医師会や行政が健康管理マニュアルや健康診断マニュアルなどを作成している.

食物アレルギーに関しては, 近年増加しており, 2016 (平成28) 年の全国調査で0から6歳の有症率は4.0%と報告されている (図6.4). 原因食物は鶏卵, 牛乳, 小麦をはじめ多岐にわたり, 給食を提供することが義務となっている保育所では大きな問題となっている. そのため,「保育所におけるアレルギー疾患生活管理指導表」を用いて対応を行う. 保育所生活において特別な配慮を必要とする場合に, 生活管理指導表を入所時や診断時に提出し, 以降は年に1回提出する. 給食における食物除去を保育所に依頼するときも同様の申請を行う (7章参照).

b. 幼稚園

幼稚園では, 健康な心と体を育て, 自ら健康で安全な生活をつくり出す力を養うことを目指して幼稚園教育要領に基づいた幼児教育が行われている. また, 幼稚園に通う幼児は学校保健安全法に基づき, 定期の健康診断や感染症予防, 環境衛生などの保健管理が行われている. 幼稚園の昼食はお弁当持参が主で, 委託給食をしているところもある.

c. 認定こども園

2022 (令和4) 年4月1日現在, 9,220園が指定されている. 認定こども園とは, 教育・保育を一体的に行う施設で, 幼稚園と保育所の両方の機能を併せ持つ. 基準を満たす場合に, 都道府県などから認定を受けて開園することができる. おもに, ①就学前の子どもに幼児教育・保育を提供する機能, ②地域における子育て支援を行う機能の2点を備えている必要がある. さまざまなタイプの園があり (図6.5), 既存の幼稚園・保育所に機能を付加することも可能である. その際, 認定を受けても幼稚園や保育所などはその位置づけを失うことはない.

幼保連携型	幼稚園型	保育所型	地方裁量型
幼稚園的機能と保育所的機能の両方の機能を持つ単一の施設として，認定こども園としての機能を果たす	認可幼稚園が，保育が必要な子どものための保育時間を確保するなど，保育所的な機能を備えて認定こども園としての機能を果たす	認可保育所が，保育が必要な子ども以外の子どもも受け入れるなど，幼稚園的な機能を備えることで認定こども園としての機能を果たす	幼稚園・保育所いずれの認可もない地域の教育・保育施設が，認定こども園として必要な機能を果たす

図 6.5　認定こども園の 4 類型
［内閣府，子ども・子育て本部資料］

d. 地域型保育

保育所（原則20人以上）より少人数の単位で，0 ～ 2歳の子どもを保育する事業をいう．夕方までの保育のほか，園によっては延長保育が実施されている．利用できるのは，共働き世帯，親族の介護などの事情で，家庭で保育ができない保護者である．地域型保育では，保育内容の支援や卒所後の受け皿の機能を担う連携施設（保育所，幼稚園，認定こども園）が設定される．地域型保育には次の4つがある．

(1)家庭的保育（保育ママ）　家庭的な雰囲気のもとで，少人数（定員5人以下）を対象にきめ細かな保育を行う．

(2)小規模保育　少人数（定員6～19人）を対象に，家庭的保育に近い雰囲気のもと，きめ細かな保育を行う．

(3)事業所内保育　会社の事業所の保育施設などで，従業員の子どもと地域の子どもを一緒に保育する．

(4)居宅訪問型保育　障害・疾患などで個別のケアが必要な場合や，施設がない地域で保育を維持する必要がある場合などに，保護者の自宅で保育を行う．

C.　感染症対策

幼児にとって保育所，幼稚園などは，生まれてからほぼ初めてとなる長時間の集団生活を営む場である．幼児期の特徴として，周りへの興味関心が高い時期でもあり，たとえばさまざまな物に直接手で触れたり，舐めたりする行動がみられる．基本的な衛生対策が難しい年齢でもあるため，スタッフが正しい知識をもち，適切な対応を行っていく必要がある．また，保育所は児童福祉施設ではあるが，感染症に対しては幼稚園と同様に学校保健安全法に基づいた対応が行われている（詳細は8章）．

D.　就学時健康診断

学校保健安全法に基づき，小学校就学予定者を対象とした健康診断が市町村（教育委員会）によって実施されている（文部科学省管轄）．診断結果に基づき，事後指導として必要に応じて治療の勧告，保健上必要な助言，入学義務の猶予・免除，特別支援学校への就学に関する指導が行われる（表6.5）．

学校保健安全法	第11条	市町村の教育委員会は，翌学年の初めから学校に就学させるべき者で，当該市町村の区域内に住所を有する者の就学に当たつて，その健康診断を行わなければならない（翌学年の初めから4か月前）
	第12条	前条の結果に基づき，治療を勧告し，保健上必要な助言を行い，義務の猶予もしくは免除または特別支援学校への就学に関し指導を行うなど適切な措置をとらなければならない
学校保健安全法施行規則（第3条方法及び技術的基準）	1. 栄養状態	皮膚の色沢，皮下脂肪の充実，筋骨の発達，貧血の有無などについて検査し，栄養不良または肥満傾向で特に注意を要する者の発見につとめる
	2. 脊柱の疾病・異常の有無	形態などについて検査し，側わん症などに注意する
	3. 胸郭の異常の有無	形態および発育について検査する
	4. 視力	国際標準に準拠した視力表を用いて左右各別に裸眼視力を検査し，眼鏡の使用者は，当該眼鏡を使用している場合の矯正視力も検査する
	5. 聴力	オージオメータを用いて検査し，左右各別に聴力障害の有無を明らかにする
	6. 眼の疾病・異常の有無	感染性眼疾患その他の外眼部疾患および眼位の異常などに注意する
	7. 耳鼻咽頭疾患の有無	耳疾患，鼻・副鼻腔疾患，口腔咽喉頭疾患および音声言語異常などに注意する
	8. 皮膚疾患の有無	感染性皮膚疾患，アレルギー疾患などによる皮膚の状態に注意する
	9. 歯・口腔の疾病・異常の有無	齲歯，歯周疾患，不正咬合その他の疾病および異常について検査する
	10. その他の疾病・異常の有無	知能および呼吸器，循環器，消化器，神経系などについて検査．知能については適切な検査によつて知的障害の発見につとめ，呼吸器，循環器，消化器，神経系などについては臨床医学的検査その他の検査によって結核，心臓疾患，腎臓疾患，ヘルニア，言語障害，精神神経症その他の精神障害，骨，関節の異常および四肢運動障害などの発見につとめる

表 6.5 就学時の健康診断

6.2 幼児の健康の現状と課題

A. 幼児の体格

幼児期の身長・体重の10年ごとの推移を図6.6に示した．1歳児では男女ともに身長・体重平均値の低下がみられる．

B. 幼児の栄養

近年，幼児期では男女ともにエネルギーおよび各栄養素摂取量が低下している（図6.7A）．食品群別では，肉類の摂取量は上昇しているが，その他の食品群では低下がみられる（図6.7B）．

C. 幼児の運動

近年，基本的な運動能力の低下が指摘されている．その一因として，日常生活における利便性の向上が大人だけでなく子どもにも影響を与えていると推測されている．体を動かさない遊びが増加し，戸外に出て活発に体を動かす遊びの機会が少なくなるなどの問題が挙がっている．主体的に体を動かす遊びを中心とした

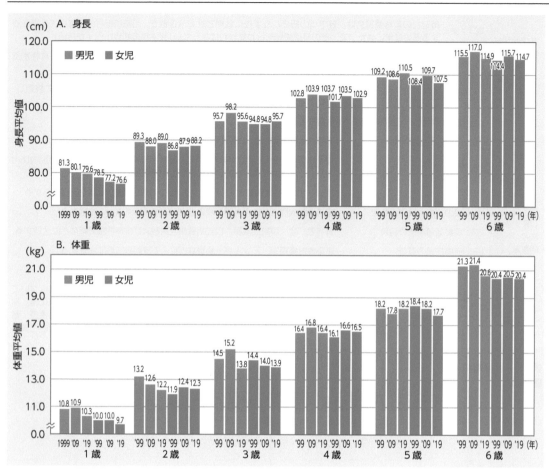

図 6.6　幼児の身長平均値と体重平均値の推移

［厚生労働省，国民健康・栄養調査］

身体活動の増加を確保していくことは学童期以降の運動機能の基礎を形成し，生涯にわたる健康的で活動的な生活習慣の形成にも影響を及ぼす可能性がある．就学前の外遊び頻度が少ないと就学後の体力テスト合計点が低い結果が報告されており，今後の大きな課題となっている（図6.8）．このような背景の中，文部科学省は2012（平成24）年に3歳から6歳ころまでを対象とした「幼児期運動指針」を策定している．この指針では，幼児の心身の発達の特性に留意しながら，幼児が自発的に多様な運動を経験できるような機会を保障する必要があるとしている．

D.　疾患の状況

　幼児期の疾患の特徴として，う歯の被患率が高いことが挙げられる．令和3年学校保健統計調査（幼稚園児，5歳）では，処置完了者11.1%，未処理歯のある者15.4%と合わせて約3割の者が被患しているが低下傾向にある（表6.6）．これはフッ素塗布などの予防歯科が進んだことによる．

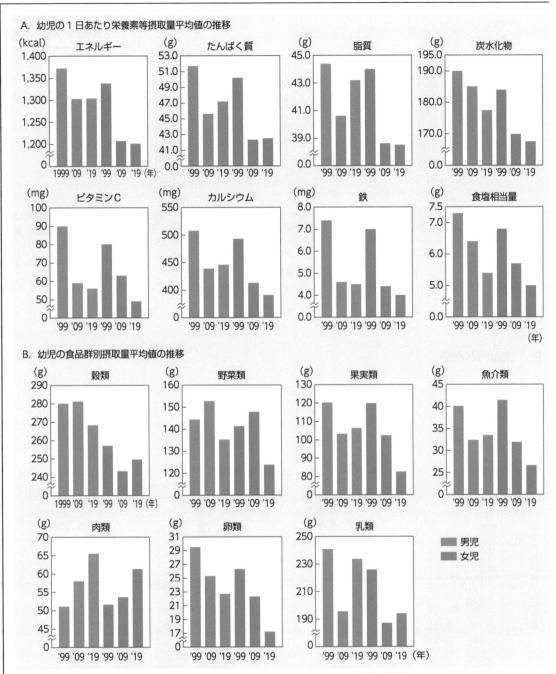

図 6.7　幼児の 1 日あたり栄養等摂取量平均値（A）と食品群別摂取量平均値（B）の推移
［厚生労働省，国民健康・栄養調査］

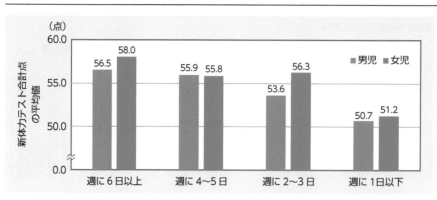

図 6.8　10 歳児にみる就学前の外遊び実施状況と新体カテスト合計点
［スポーツ庁，令和 3 年度体力・運動能力調査］

	裸眼視力 1.0 未満の者	耳疾患	鼻・副鼻腔疾患	う歯（むし歯）	尿たんぱく質検出者	ぜん息
2006 年度	24.1	2.9	3.4	55.2	0.5	2.4
2011 年度	25.5	2.5	4.4	43.0	0.8	2.8
2016 年度	27.9	2.8	3.6	35.6	0.7	2.3
2021 年度	24.8	2.0	3.0	26.5	0.7	1.5

表 6.6　幼稚園児（5 歳）のおもな疾病・異常被患率（%）
［文部科学省，学校保健統計調査］

E.　国際的な問題

　UNICEF / WHO / The World Bank の報告（2021）によると，世界では 5 歳未満の子どもの 1 億 4,920 万人が発育阻害（慢性栄養不良）にあり（図6.9A），4,540 万

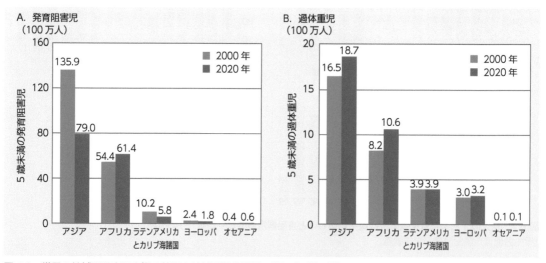

図 6.9　世界の地域別発育阻害児の状況と地域別過体重児の状況（5 歳未満）
オセアニアにはオーストラリア，ニュージーランドは含まれていない．発育阻害（stunting）：日常的に栄養素を十分に取れず慢性栄養不良に陥り，年齢相応の身長まで成長しない状態．消耗症（wasting）：急性あるいは重度の栄養不足から生じる状態で十分なエネルギー摂取ができていない状態．過体重（overweight）：エネルギー摂取量に対してエネルギー消費量が少なすぎる状態．［UNICEF-WHO-World Bank Group joint child malnutrition estimates］

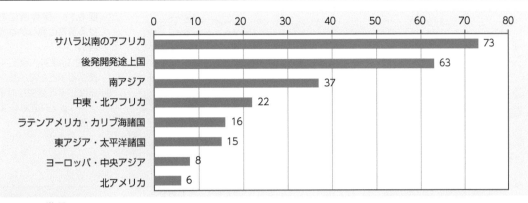

図6.10　世界の5歳未満児死亡率（出生1,000人あたりの死亡数）（2021年）
推計値．地域分類はユニセフ地域等分類による．
[資料：UNICEF，世界子供白書2023，p.181]

人が消耗症（急性栄養不良），3,890万人が過体重であった（図6.9B）．そのほとんどがアジアとアフリカの幼児であり，特に南アジアでは5歳未満児の5,430万人が発育阻害，2,500万人が消耗症と深刻な状況である．また，過体重の者も増加してきており，2000年から2020年までで約560万人増加している．過体重児もアジアとアフリカに集中しており，全体の約4分の3を占めている．

　5歳未満児の死亡率では，サハラ以南のアフリカで最も高い（図6.10）．

6.3 幼児への食育

　幼児期は食習慣の基礎が形成される重要な時期である．幼児の食生活は保護者により管理されているため，この時期の食育は，子ども自身と保護者への働きかけが必要である．厚生労働省は，2004（平成16）年，「食を通じた子どもの健全育成（―いわゆる「食育」の視点から―）のあり方に関する検討会」を開催し，「楽しく食べる子どもに～食からはじまる健やかガイド～」を示した（図6.11）*．毎日の生活において保育者が意識すべきポイントが示されている．また，ほとんどの子どもは就学前に保育所や幼稚園に通うことから，保育所・幼稚園での食育も推進していく必要がある．保育所保育指針，幼稚園教育要領，幼保連携型認定こども園教育・保育要領解説において，子どもの心身の健全育成を図るために，その成長段階に応じた健康教育，栄養教育の実践が求められている．

A. 生活リズム

　健康的な生活を送るうえで生活リズムを整えることは重要であるが，約3割の幼児が22時以降に就寝する夜型の生活を送っている結果[*1]が出ている．また，別の調査[*2]によると，0～2歳の長子を持つ親へのアンケートで21時までの就寝は46.1％であった．規則的な生活を送る習慣は，1日3回の規則正しい食事を

＊　これを基に，「楽しく食べる子どもに～保育所における食育に関する指針～」（2004年3月）が出されている．

＊1　2005（平成17）年のベネッセ教育開発研究センターによる調査．

＊2　江崎グリコの調査（2021年）．

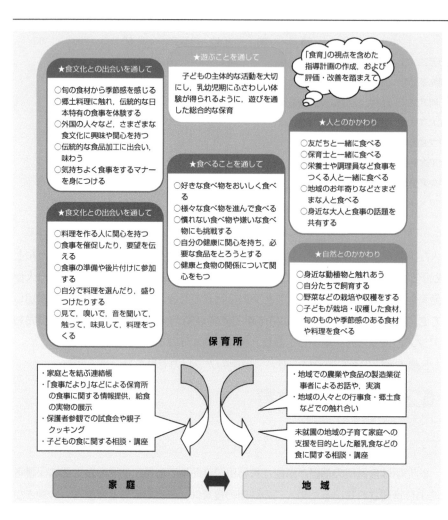

図 6.11　保育所における食育の具体的な実践例
[厚生労働省，楽しく食べる子どもに〜食からはじまる健やかガイド〜，p.23（2004）より改変]

摂ることにより形成される．この時期に形成された生活習慣は，学童期以降の習慣にも大きな影響を与えるという点から，幼児期に食事リズムを確立することが必要である．なお，この時期の食事リズムは保護者の習慣に左右されることから（図6.12），保護者の意識向上が重要となる．また，食事を大切に思う気持ちを育てるためには，食事を待ち遠しいと思い，空腹時の食事によって満足感，幸福感を得る経験が必要であり，この点からも規則的な食事は重要である．

B.　味覚の発達

　幼児期は食べることのできる食品が増える一方で，好き嫌いが顕著になる特徴がある．これは味覚の発達や自我の芽生えによるものであり，極端な偏食でなければ無理やり改善する必要はない．この時期の子どもにおいて，ある食品を味わう経験を重ねることが食べたいという意欲につながることが明らかになっている．このことは，幼児期にさまざまな食品の味や食感，においを経験させること

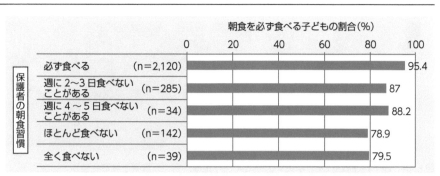

が食べ物に関心をもたせる可能性があることを示している．また，食品そのものの味やにおいが苦手でも，「楽しい」「うれしい」という快情動を刺激することによって偏食が改善される（味覚嗜好学習）．たとえば，自分で作った料理を食べる，自分で栽培・収穫した野菜を食べる，野外や外食，家族以外の人と食べるなど普段と異なる場で食事をする，といった体験が偏食を改善するきっかけとなる．

C.　食環境

共食：誰かと一緒に食事をすることを指し，誰かには，家族全員や親など家族の一部，友人，親戚などが含まれる．

　幼児期の食事における家族との団らん，共食，好き嫌いのしつけなどの記憶と共感性，社会性，道徳性などの人間性の形成との間には関連があることがわかっている．このように，家族との食事は精神的健康の育成のうえで重要な役割をもつ．しかし，労働環境の変化，生活時間帯の夜型化，食事に対する価値観の多様化などにより，共食の機会が減少している（図6.13）．これに伴い，1人で食事を摂る「孤食」，複数で食卓を囲んでいても食べている物がそれぞれ違う「個食」，子どもだけで食べる「子食」など，さまざまな「こ食」という食事の形が増加している．このような「こ食」は，栄養バランスがとりにくい，食嗜好が偏りがちになる，コミュニケーション能力が育ちにくい，食事のマナーが伝わりにくいなど，食に関する問題点を増加させる環境要因となるため改善が必要である．

図 6.13　1 週間のうち，家族そろって一緒に食事（朝食および夕食）をする日数
［厚生労働省，2004 年度，2009 年度と 2014 年度全国家庭児童調査結果の概要］

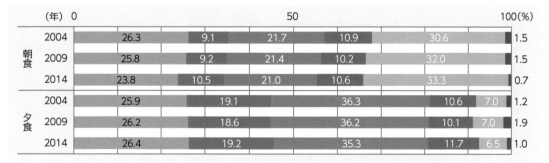

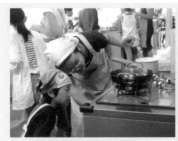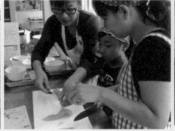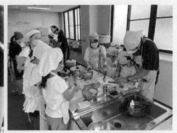

図 6.14　親子料理教室（左，中央：上野ガス（株）主催，右：三重県玉城町主催）
［撮影：磯部由香］

　自分の食生活を自分で管理するためには，調理技術を習得していることが望ましい．大学生を対象とした調査から，子どものころに食事にかかわる手伝いをした経験の多い人ほど調理技術が高いことがわかっている．また，調理に最も興味を持つ年齢は5歳であると示されている*．好奇心の旺盛なこの時期に調理を経験させることは，調理への強い関心を持たせるうえで効果的であり，調理技術を習得するうえでも重要であるといえる．家庭での調理が減っている現状から，保育所・幼稚園，地方公共団体には保護者に幼児期の調理体験の重要性を理解させ，子どもを積極的に調理に参加させる働きかけが望まれる（図6.14）．

＊　東京ガス（株）都市生活研究所（2007）の調査．

お味見当番について

愛知県刈谷市には「お味見当番」という取り組みを実践している保育所がある．毎日，2人の子どもが給食前に調理室に出向き，その日の給食を味見し，調理員からその日のメニューや食材，調味料についての話を聞き，クラスの子どもたちに紹介するものである．これにより，子どもたちは食事を味わう力やそれを言葉にして人に伝える力を身につけていく．

7. 児童（学童）の健康

＊ 小中一貫校とは異なる.

　小学生の6年間は児童とされ，その時期を学童期という（義務教育学校＊の前期課程を含む）．身体の構造的にも機能的にも成長（発育・発達）の大きい時期である．また，生活の範囲も家庭から学校へと広がり，心理的にも，社会的にも著しく成長する．さらに，生涯にわたる生活習慣の基盤づくりの時期としても重要である．この時期の健康管理にかかわる法律には，学校保健の分野としておもに学校保健安全法および教育基本法，成育医療などを切れ目なく提供するための施策として成育基本法がある．また，健やかな育成や社会生活を円滑に営むことができるようにすることを目的とした法律に，子ども・若者育成支援推進法がある．

　日本の学校保健は，1872（明治5）年に学制が発布されてから約150年の歴史がある．1958（昭和33）年に学校保健法が公布され，学校保健計画，学校環境衛生，健康診断などについて規定された．この学校保健法は，2009（平成21）年に学校保健と学校安全の統合を図る学校保健安全法に改称され施行された．学校保健安全法の対象は，幼稚園，小学校，中学校，義務教育学校，高等学校，中等教育学校，特別支援学校，大学，高等専門学校の各学校と，在籍する幼児，児童，生徒，学生である．

　教育基本法は1947（昭和22）年に公布され，日本の教育制度の根本理念を定めたもので，2006（平成18）年に大幅に改正された．

　学校保健では，おもに文部科学省の初等中等教育局，高等教育局，スポーツ・青少年局が，国立大学法人，高等学校，中学校，小学校，幼稚園，公立大学，私立大学を管轄している．都道府県は都道府県立の高等学校，中学校，小学校，幼稚園と私立の高等学校，中学校，小学校，幼稚園を管轄する．市町村は市町村立の高等学校，中学校，小学校，幼稚園を管轄する．すべての地方公共団体に教育委員会が設置されており，地域の学校教育，社会教育，文化，スポーツなどに関する事務を担当している．また，公益財団法人日本学校保健会は，学校保健に関するさまざまな調査研究，啓発活動などを行っている．

7.1 児童の健康管理システム

学童期は学校保健安全法の下でその健康が管理される(図7.1).

A. 学校保健の領域と内容

学校保健の領域には,「保健教育」と「保健管理」がある.

a. 保健教育

保健教育は,「保健学習」と「保健指導」に大別される.

(1) 保健学習　学習指導要領に基づき,小学校では,3〜6年生の体育科「保健領域」の中で行われる.保健領域における目的は「生涯を通じて自らの健康を適切に管理し改善していく資質や能力を育成すること」であり,具体的な指導内容は,3,4年では「毎日の生活と健康」および「育ちゆく体とわたし」,5,6年では,「心の健康」,「けがの防止」および「病気の予防」である.このほかにも,生活,社会,理科,家庭などの各教科,また総合的な学習の時間なども保健学習の機会となる.

(2) 保健指導　子どもが直面するさまざまな健康問題に対応するため,保健学習で学んだ事柄の実践に必要な態度や習慣を養うことを目指しており,小学校では学級活動,児童会活動,クラブ活動および学校行事と関係づけて実施されている.また特別な健康問題や課題をもつ子どもに対しては,養護教諭などによる個別の保健指導があるが,これは以下に示す保健管理の内容に含まれる.

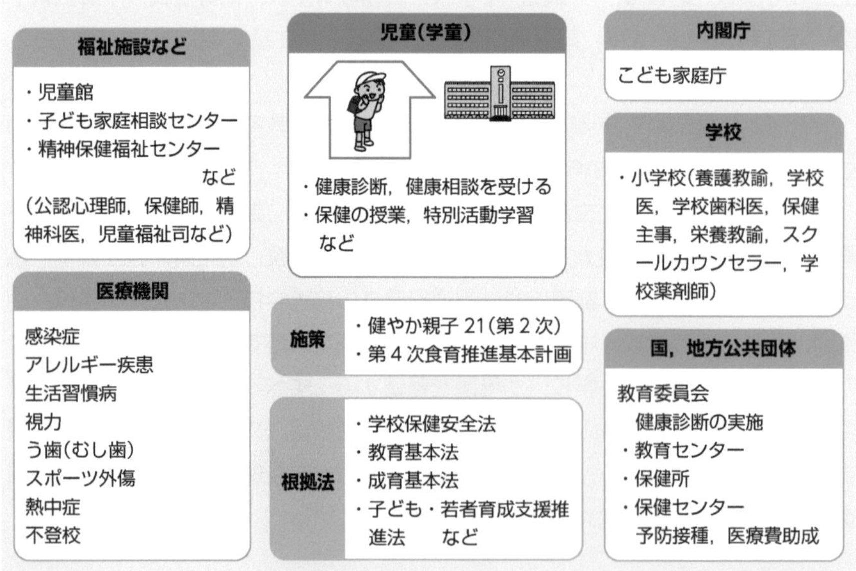

図7.1　児童(学童)の健康管理

保健教育と保健管理の内容は互いに強く関連しあっている．そのため，児童の健康管理システムとしてしっかりと機能し，大きな成果をあげるためには，両者が総合的に，そして組織的かつ計画的に行われていくことが肝要である．

b. 保健管理

保健管理には，健康診断，健康観察，健康相談などが含まれる．

(1) 健康診断　毎学年6月30日までに行う定期健康診断と必要に応じて行われる臨時健康診断がある．定期健康診断の意義は，児童の健康および発育・発達の度合いや推移を知ることである．そのほかに，疾病・異常の早期発見や進行・蔓延防止に役立ち，健康教育の機会としての側面ももつ．

(2) 健康観察　教師が児童の心身の変化について早期に発見し援助活動を行うとともに，その原因を学校生活の諸場面に求め適切な処置をとることを目的とする．児童が自分自身の健康状態を観察する技術や知識を身に付け，健康管理に対する自己管理能力を育成することも健康観察の重要な目的となる．また，自身のことだけでなく級友の変化にも気づくことができるようになる．

(3) 健康相談　健康診断などにより把握された問題に対して，学校医などによる医学的専門分野からの相談・指導のほか，養護教諭のヘルスカウンセリング（健康相談活動）がある．

B.　学校保健，健康管理，食育の担い手と，家庭や地域との連携

近年，社会環境や生活環境の急激な変化が，子どもの心身の健康に大きな影響を与え，生活習慣の乱れ，いじめ・不登校などのメンタルヘルスに関する問題，新たな感染症，アレルギー疾患の増加などの心身の健康問題が顕在化している．2009（平成21）年の学校保健安全法の施行において，健康観察，健康相談，保健指導，医療機関などとの連携などが新たに位置付けられた．これらの理解と実施がスムーズに進むよう文部科学省は，2011（平成23）年に「教職員のための子どもの健康相談及び保健指導の手引」を作成している．これら保健管理にかかわる職員を表7.1に示す．

a. 養護教諭，保健主事

学校教育法により，小学校には養護教諭[*1]を置かなければならない（配置義務）．

養護教諭は，学校保健情報（体格，体力，疾病，栄養状態）や不安や悩みなどの心の健康の実態の把握，保健指導・保健学習，救急処置，健康診断・健康相談，保健室の運営などの職務を遂行する．また，保健主事[*2]は，学校における学校保健と学校全体の活動に関する調整や学校保健計画の作成などにあたる．

b. 栄養教諭

従来，学校給食は学校栄養職員が管理運営してきた．学校における食育推進のため，学校教育法の改正により2005（平成17）年度から栄養教諭制度が創設され

*1　養護教諭免許状を取得するためには，大学，短大の教育学部や看護学部などで養護教諭育成課程を修了するか，大学，短大の看護学部や看護専門学校で所定の科目を履修し，かつ保健師の免許を取得する必要がある．

*2　指導教諭，教諭，養護教諭の充て職．

常勤	校長	学校保健の総括責任者
	教頭・教諭	保健教育，保健管理に従事
	保健主事	学校保健と学校教育全体との調整，学校保健計画の作成とその実施の推進，評価などを行う
	養護教諭	保健管理，保健教育，健康相談，保健室経営および保健組織活動などに従事
	栄養教諭	給食管理・指導，栄養指導，食育の推進などの栄養管理，保健教育に従事
非常勤（嘱託）	学校医*	健康診断，健康相談，疾病予防，救急措置などの保健管理に従事
	学校歯科医*	児童生徒の歯科保健，健康相談，保健管理に関する指導を行う
	学校薬剤師*	学校の環境衛生の検査と管理・維持に従事
	スクールカウンセラー	児童生徒へのカウンセリング，教職員に対する助言・援助，保護者に対する助言・援助などを行う

表7.1　学校保健にかかわる職員と役割
＊　学校三師ともいう.

た．学校給食法では学校栄養職員と栄養教諭は学校給食栄養管理者とされる．食に関する指導と給食管理を一体のものとして行うことで，教育上の高い相乗効果がみられる．具体的には，学級活動，教科，学校行事などの時間に，学級担任などと連携して，集団的な食に関する指導を行う．また，肥満，偏食，食物アレルギーなどの児童に対する個別指導も実施している．

c. 専門機関との連携

児童のメンタルヘルスにかかわる健康課題や，アレルギー疾患などは，専門的な対応が要求される．そのため，保護者（家庭）や専門機関との連携を強化し，適切な対応を行う体制が求められる．

C. 健康診断

児童の健康診断は，学校教育法および学校保健安全法に基づいて行われる．健康診断は，学校における保健管理の中核であり，教育活動として実施される．児童が自分の健康状態を認識するとともに，教職員が把握し，適切な学習指導などを行うことで児童の健康の保持増進を図るものである．定期的に決められた項目（表7.2）を実施することはもとより，プライバシーの保護や個人情報の管理，必要に応じた臨時の健康診断などを行う．各項目の検査の意義や測定方法などは文部科学省スポーツ・青少年局学校健康教育課監修「児童生徒等の健康診断マニュアル」（日本学校保健会刊行）に公開されている．

1. 身長および体重	6. 耳鼻咽頭疾患および皮膚疾患の有無
2. 栄養状態	7. 歯および口腔の疾病および異常の有無
3. 脊柱および胸郭の疾病および異常の有無ならびに四肢の状態	8. 結核の有無
	9. 心臓の疾病および異常の有無
4. 視力および聴力	10. 尿
5. 眼の疾病および異常の有無	11. その他の疾病および異常の有無

表7.2　児童生徒の健康診断検査項目
この他，胸囲，肺活量，背筋力，握力などの機能を加えることができる.小学校，中学校では全学年で，高等学校，高等専門学校，大学では1年次に実施するが，それぞれ除くことが可能な項目も設定されている.
［学校保健安全法施行規則］

7.2 児童の健康の現状と課題

学校における児童の発育や健康の状態を明らかにすることを目的に，学校保健統計調査が実施されている．学校保健統計は統計法に基づき，学校保健安全法による健康診断の結果が調査される．国立，公立，私立の幼稚園，小学校，中学校，中等教育学校，高等学校の満5歳から17歳までの幼児，児童，生徒の一部を抽出し，調査する．2021（令和3）年度の抽出率は，発育状態（身長，体重）が5.3%（695,600人），健康状態（疾病・異常の有無）は25.5%（3,336,191人）である．

A. 児童の体格，疾病・異常被患率の実態

児童の体格，疾病・異常被患率*について，学校保健統計調査から見る．

a. 体格

平均身長は第二次世界大戦前は上昇傾向であったが，終戦直後の1948（昭和23）年度は戦前の値を下回っている（図7.2A）．しかし，その後1970（昭和45）年に向けて急激に向上している．その後はゆるやかに向上し，ほぼ横ばいで推移して

* 被患率は疾病・異常該当者数／受検者数×100

図7.2 平均身長と平均体重の推移
1900（明治33）年から1939（昭和14）年は生徒児童身体検査統計，1948（昭和23）年から統計法による学校衛生統計，1960（昭和35）年「学校保健統計」に名称変更．［文部科学省，令和3年度学校保健統計］

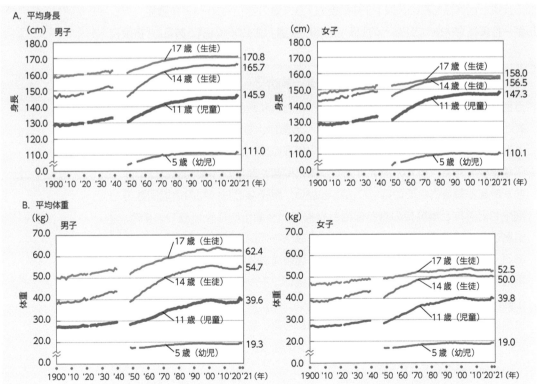

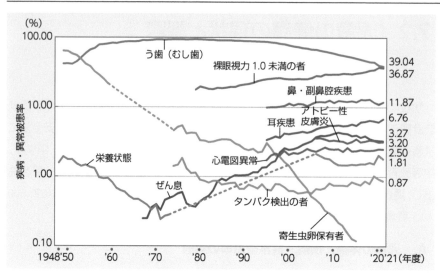

図7.3 小学校（児童）における疾病・異常被患率などの推移
縦軸は対数目盛.
[学校保健統計調査]

いる．2001（平成13）年度以降は，ほぼ横ばいといえる．体重も1998（平成10）〜2006（平成18）年度まで上昇し，その後ほぼ横ばいといえる（図7.2B）.

b. 疾病・異常被患率

疾病・異常被患率（図7.3）については，「う歯（むし歯）」の割合（処置完了者を含む）は1976（昭和51）年の94.46%をピークに近年は40%台で推移している．しかし，他の疾患と比べ最も高い．以下「裸眼視力1.0未満の者」（約30%），蓄膿症，アレルギー性鼻炎（花粉症など）などの「鼻・副鼻腔疾患」（約12%）の順である．「裸眼視

う歯（むし歯）予防

う歯は，原因菌（おもにミュータンス連鎖球菌）が歯に残留した食べ物（おもに糖質）を利用して代謝し，乳酸が産生され，乳酸により歯質が破壊される過程である．そのため，う歯予防は甘い物の摂取制限，口腔清掃および歯質強化が重要である．多くの疫学研究で，糖摂取量や頻度がう歯発生と強い関連があると報告されている．このことから，菓子など甘い物の摂取回数の制限や野菜など繊維質の物との組合せ摂取がう歯予防に役に立つ．また，歯磨きと歯口清掃，特にフッ化物配合歯磨剤を用いての歯口清掃が有効である．歯質強化には，フッ化物応用法と小窩裂溝填塞法（シーラント）がある．現在日本で普及している方法はフッ化物洗口，フッ化物歯面塗布法，フッ化物配合歯磨剤など局所応用法である．フッ化物歯面塗布法とフッ化物配合歯磨剤は個人のう歯予防方法として勧められ，集団ではフッ化物洗口方法が一般的に普及している．水道水のフッ化物添加方法はWHOが推奨しているが，日本ではまだ普及していない．

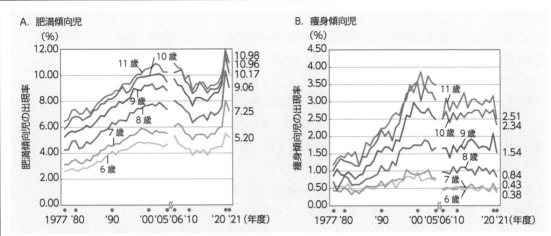

図 7.4　肥満傾向児と痩身傾向児の出現率の推移（男女計）
2006年から算出方法変更．2020年度の増加については新型コロナウイルス感染症拡大により生活習慣や運動量の変化が影響した可能性があるが，健診時期も異なるため，前年度までとの比較は難しい．［学校保健統計調査］

力1.0未満の者」は，1979（昭和54）年度は17.9%であり，その後，上昇傾向が続き，2021（令和3）年度には，36.9%と過去最高となった．また，「ぜん息」は，2021（令和3）年度には3.27%であり，近年は低下傾向である．

c.　肥満および痩身

　学校保健統計調査において，肥満傾向児と痩身傾向児は次の者をいう．

(1) 1977 〜 2005（昭和52〜平成17）年度　　性別・年齢別に身長別平均体重を求め，その平均体重の120%以上の者を肥満傾向児，80%以下の者を痩身傾向児とした．

(2) 2006（平成18）年度以降　　以下の式により性別・年齢別・身長別標準体重から肥満度を求め，肥満度が20%以上の者を肥満傾向児，−20%以下の者を痩身傾向児とした．

　　肥満度＝（実測体重−身長別標準体重）／身長別標準体重×100（%）

　図7.4に，肥満傾向児および痩身傾向児の年齢別の出現率を示した．いずれも年齢と共に上昇している．年次推移は，定義の変更による算出方法の違いにより単純に比較できないが，肥満傾向児については，2011（平成23）年までは低下傾向であったが，近年では上昇傾向に，痩身傾向児では，男子はわずかに上昇傾向，女子ではほぼ横ばいである．

B.　児童の体力およびスポーツ・運動の実施状況

　小学5年（10歳）と中学2年（13歳）を対象に文部科学省スポーツ庁が毎年実施している全国体力・運動能力，運動習慣等調査の結果より，児童における体力の変化およびスポーツ運動の実施状況などについて見ていく．

a. 体力

2022（令和4）年度体力合計点の平均は，男女ともに2008（平成20）年度の調査開始以降，最も低い値であった（図7.5）．また2018（平成30）年までは維持，あるいは回復傾向がみられたが，それ以降，一転して低下傾向にある．このような低下傾向は，新型コロナウイルス感染症の蔓延，それに伴うさまざまな活動の自粛が少なからず影響しているといえる．種目別では，男女ともに，長座体前屈が調査開始以降，最も高い値であった．一方で女子では，20mシャトルラン，50m走，立ち幅とび，ソフトボール投げが，男子では握力，上体起こし，20mシャトルラン，50m走，立ち幅とび，ソフトボール投げが，調査開始以降最も低い値であった．特に握力，ソフトボール投げは，年々低下傾向がみられる．ソフトボール投げは，スキル（技術）を必要とする種目で，実際の運動能力そのものを問う種目ともいえる．このような種目での低下の背景として，外遊びの減少が挙げられるが，最近では，ボール投げを禁止している公園もあり，運動環境の変化も

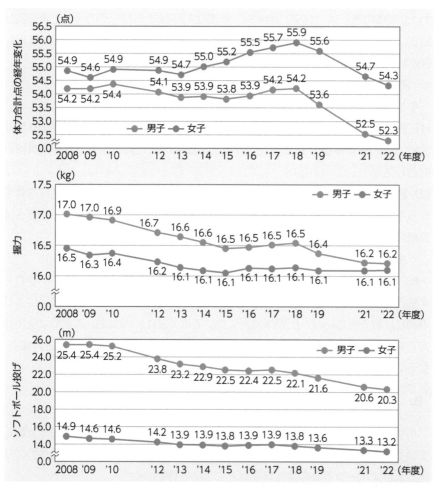

図 7.5　体力合計点, 握力, ソフトボール投げの経年変化
［スポーツ庁，令和4年度全国体力・運動能力，運動習慣等調査報告書（2022）］

7.　児童（学童）の健康

影響していると考えられる.

b. スポーツ・運動に対する意識と実施状況

　児童のスポーツ・運動に対する意識については,「運動(体を動かす遊びを含む)やスポーツをすることは好きか」の質問に対して, 男子では69.8%, 女子では55.0%が「好き」と回答している. この結果は, 男女ともに前年度と比較し, わずかであるが増加しているものの, 特に男子では2015 (平成26)年度の74.5%をピークに以後, 低下傾向がみられる. 女子はほぼ横ばいといえる. 児童の体育を除く運動時間については, 2010 (平成22) 年に幼児および小学生を対象とした身体活動ガイドライン「アクティブ・チャイルド60 min.」が公益財団法人日本スポーツ協会から示された. その中では「子どもは, からだを使った遊び, 生活活動, 体育・スポーツを含めて, 毎日最低60分以上からだを動かしましょう」と記されている. 体育の時間を除いた値で, この推奨量にあたる週420分以上身体を動かしている児童は, 2022 (令和4)年度は男子で50.1%, 女子では29.2%であった. 一方, 1週間の総運動時間が0分を含む60分未満の割合は, 男子8.8%, 女子14.6%である(図7.6). 1週間の総運動時間と体力合計点の関係では, 運動時間が長い児童ほど, 合計点が高い傾向がある. また1週間の総運動時間の長い児童の特徴としては, 男女ともに「運動やスポーツをすることが好き」,「運動やスポーツが大切」と回答する傾向にある. また, 運動部やスポーツクラブに所属する児童が多い傾向がみられた.

c. 生活習慣(テレビ・携帯電話などの使用時間)

　近年, 身体活動不足による健康影響が指摘されているが, テレビ, DVD, ゲー

図7.6　1週間の総運動時間の内訳
円グラフは, 60分未満の者を100%として内訳を示したものである.
( )内は全体に対する割合.
[スポーツ庁, 令和4年度全国体力・運動能力, 運動習慣等調査報告書(2022)]

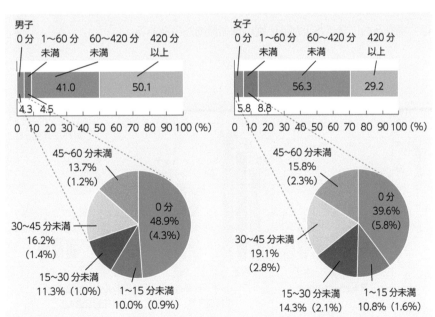

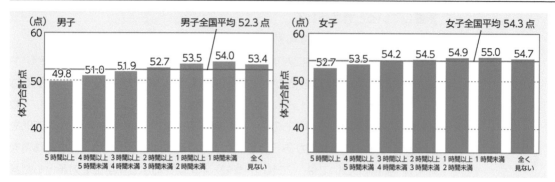

図7.7 テレビやゲームの画面を見る時間と体力合計点の関連
[スポーツ庁, 令和4年度全国体力・運動能力, 運動習慣等調査報告書 (2022)]

ム機, スマートフォンなどの使用時間の長さはスクリーンタイムと呼ばれ, 座位時間の長さに関連している. スクリーンタイムが5時間以上と回答した児童は, 男子16.9%, 女子12.6%であった. また, スクリーンタイムが長くなるに従い, 総運動時間は短くなり, 体力合計点も低くなる傾向がある (図7.7).

C. 児童のアレルギー疾患の実態

アトピー性皮膚炎, アレルギー性鼻炎, アレルギー性結膜炎, 食物アレルギーなどのアレルギー疾患には, アナフィラキシーなど生命の危険もある. 学校生活におけるQOLに影響し, アレルギー疾患のコントロールはアレルギー児の学習権の保障の意味からも重要である. アレルギー疾患の実態について, 2018 (平成30) 年に日本学校保健会によって全国の小・中・高等学校を対象に行われた調査結果 (図7.8) では, 児童の食物アレルギーの有病率は, 男子は約4.0%, 女子は約2.0～3.0%である. アレルギー性鼻炎 (花粉症含む), アレルギー性結膜炎 (花粉症含む) は, 男女ともに学年が上がるに従い増加傾向がみられる.

図7.8 児童におけるアレルギー疾患有病率 (%)
[資料:平成30年度・令和元年度児童生徒の健康状態サーベイランス事業報告書, 日本学校保健会, p.141-142 (2022)]

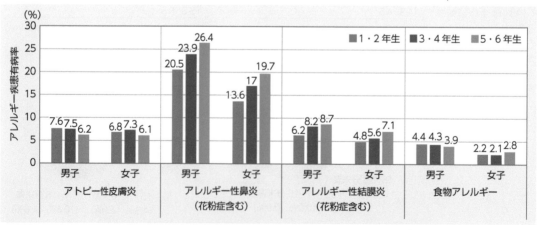

D. 児童のメンタルヘルスの実態

a. 保健室利用状況調査結果

日本学校保健会が2018（平成30）年に全国の公立小・中・高等学校を対象に実施した「保健室利用状況調査」の結果によると，小学校において，養護教諭が「健康相談の必要あり」と判断した事例は，5.9%（男子6.2%，女子5.8%）であり，おもな相談内容としては，「身体症状」(23.0%)が最も多く，次いで「友達との人間関係」(20.7%)であった．また，養護教諭が過去1年間に把握した児童の心の健康に関する事項では，「発達障害（疑いを含む）」が最も多く，児童千人あたり24.2人であり，以下「友達との人間関係」(12.9人/千人)，「家族との人間関係」(3.4人/千人)の順であった．一方，過去1年間に養護教諭が心身の問題で継続支援した事例があると回答した小学校は60.1%，保健室登校をしている児童がいると回答した小学校は32.4%であった．保健室登校を始めた時期としては，9月が21.5%で最も多く，以下，4月（11.5%），5月（11.3%）の順であり，休み明けに多い傾向がみられる．さらに，これらの学校において，教室復帰した児童の割合は44.1%であり，保健室登校から教室復帰するまでの平均復帰日数は50.3日であった．

b. 暴力行為，いじめ，不登校（図7.9）

暴力行為，いじめ，不登校に関する実態については，毎年「児童生徒の問題行動・不登校等生徒指導上の諸問題に関する調査[*1]」が行われている．

児童における学校内外の暴力行為[*2]に関しては，2006（平成18）年度には3,803件であったが，以後増加し続けており，2013（平成25）年度は10,896件，2021（令和3）年度には48,138件であった．児童千人あたり0.5件から7.7件へと約15倍の増加である．小学校における「いじめ」の認知件数は，500,562件（2021年），児童千人あたりでは79.9件であった．学年別では，小学2年が最も多く100,976件であり，次いで小学1年が96,142件であった（図7.10）.

*1 2015（平成27）年度までは「児童生徒の問題行動等生徒指導上の諸問題に関する調査」．

*2 対教師，生徒間，対人，器物損壊の合計．

図7.9 暴力行為，いじめ認知件数と不登校児童数の推移
グラフ中，調査方法に変更があった年度どうしは破線でつないでいる
[令和3年度児童生徒の問題行動・不登校等生徒指導上の諸課題に関する調査結果について，p.8, 22, 69, 文部科学省（2022）]

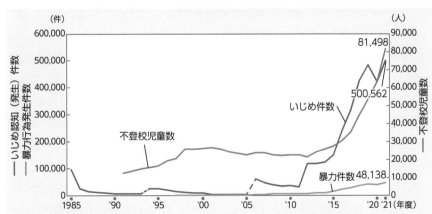

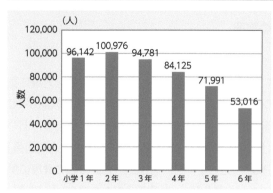

図 7.10　学年別いじめ認知件数
［文部科学省，令和 3 年度児童生徒の問題行動・不登校等
生徒指導上の諸問題に関する調査結果について（2022）］

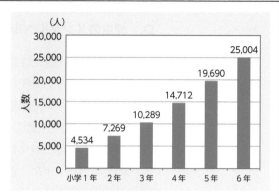

図 7.11　学年別不登校児童数
［文部科学省，令和 3 年度児童生徒の問題行動・不登校等
生徒指導上の諸問題に関する調査結果について（2022）］

　文部科学省は，不登校について何らかの心理的，情緒的，身体的あるいは社会的要因・背景により，児童生徒が登校しないあるいはしたくともできない状況にあること（病気や経済的な理由を除く）と定義し，年間30日以上欠席した者を調査している．小学校における不登校児童の数は，1997（平成9）年度から2015（平成27）年度までは，2万人台であったが，2016（平成28）年度に3万人台となってから年々約1万人ずつ増加し，2021（令和3）年度は81,498人であった．学年が上がるに従い増加する傾向である（図7.11）．不登校になったきっかけは，「無気力・不安」が49.7％と最も多く，以下，「親子の関わり方」(13.2％)，生活のリズムの乱れ，遊び，非行」(13.1％)の順であった．

E.　子どもの貧困率

　子どもの貧困率とは，17歳以下の子ども全体に占める，貧困線*に満たない17歳以下の子どもの割合と定義される．これはOECD（経済協力開発機構）の基準に基づき算出される．厚生労働省「国民生活基礎調査」と総務省「全国消費実態調査」では，相対的貧困率（貧困線に満たない世帯員の割合）と合わせて調査されている．

　子どもの貧困率は，国民生活基礎調査で2015（平成27）年13.9％，2018（平成30）年13.5％と高い水準が続いており，なかでもひとり親家庭は2018年48.2％と高い．2015年の発表では，OECD加盟国など世界34の国と地域のなかで日本は9位と上位である．内閣府による高等学校進学率は98.9％(2020年度)であるが，生活保護世帯の子どもは93.7％（2021年）と低い．子どもの貧困率の高さは少子化とも関係すると考えられ，大きな社会問題の一つとなっている．また，海外では，幼少期の貧困が身体や精神の成長に影響を与える可能性が報告されている．

　2013（平成25）年6月，子どもの将来が生まれ育った環境によって左右されることがなく，貧困の状況にある子どもが健やかに育成される環境を整備するとと

*　等価可処分所得の中央値の半分の額．平成30年国民生活基礎調査（2018）では，2人世帯で約175万円，3人世帯で約215万円，4人世帯で約248万円．等価可処分所得＝（総所得−拠出金−掛金−その他）÷√世帯人員数

OECD : Organisation for Economic Co-operation and Development

	項目		現状	目標	最終評価	
こころの健康	小児人口10万人あたりの小児科医・児童精神科医師の割合の増加		小児科医：94.4（平成22年）児童精神科医：10.6（平成21年）	増加傾向へ（平成26年）	119.7（令和2年）20.2（令和3年）	A 目標値に達した
次世代の健康	健康な生活習慣（栄養・食生活，運動）を有する子どもの割合の増加	朝・昼・夕の三食を必ず食べることに気をつけて食事をしている子どもの割合の増加	小学5年生89.4%（平成22年度）	100%に近づける（平成34年度）	93.1（令和3年度）	C 変わらない
		運動やスポーツを習慣的にしている子どもの割合の増加→（変更後）行っていない子どもの割合の減少	（変更後）1週間の総運動時間が60分未満の子どもの割合小学5年生男子10.5%，女子24.2%（平成22年度）	（変更後）減少傾向へ（令和4年度）	男子8.8（令和3年度）女子14.4（令和3年度）	B* 現時点で目標値に達していないが改善傾向にあるが，設定した目標年度までに目標達成が危ぶまれる
	適正体重の子どもの増加	肥満傾向にある子どもの割合の減少	（評価指標変更後）小学5年生の肥満傾向児の割合8.59%（平成23年）	（評価指標変更後）児童・生徒における肥満傾向児の割合7.0%（令和6年）	11.91%（令和2年度）	D 悪化している
栄養・食生活	共食の増加（食事を1人で食べる子どもの割合の減少）		朝食 小学生15.3%夕食 小学生2.2%（平成22年度）	減少傾向へ（平成34年度）	朝食12.1%夕食1.6%（令和3年度）	A 目標値に達した

表7.3 健康日本21（第二次）目標項目より児童関連抜粋 2022（令和4）年10月に最終評価が示され，2024（令和6）年4月からの第三次へ引き継がれる.

もに，教育の機会均等を図るため，「子どもの貧困対策に関する法律」が成立した．2019（令和元）年6月には子どもの貧困対策の推進に関する法律の一部を改正する法律が成立した．2014（平成26）年に閣議決定された「子供の貧困対策に関する大綱」で掲げられた施策の実施状況や対策の効果などを検証・評価し，子どもの貧困対策についての検討を行う「子どもの貧困対策に関する有識者会議」が2015（平成27）年8月に設置された．支援の進捗や子どもの貧困に対する社会の認知が進んだことが評価された一方，依然厳しい状況であり，地域による取り組みの格差拡大などが指摘された．これを受け，2019（令和元）年11月に新たな「子供の貧困対策に関する大綱」が閣議決定され，国，地域だけでなく，官公民の連携・協働したプロジェクトの推進や国民運動の展開により施策を推進することになった．

「健康日本21（第二次）」の児童に関する目標項目を表7.3にまとめた.

7.3 児童への食育

学童期の食育は，長い間，家庭においておもに保護者が担ってきた．しかし，現在では，子どもたちをとりまくさまざまな家庭環境の変化から，家庭における

食育がすべての子どもに対して保障できない課題が生じてきた．そのため，学校教育の果たす役割が重要になっている．食育は，知育，徳育，体育の基礎となるべきものと位置付けられ（食育基本法，表2.6参照），教育として見直され推進されている．

A. 食育の位置付け

2005（平成17）年に食育基本法が制定されて以降，学校における食育の取り組みが広がってきた．2017（平成29）年に改訂された学習指導要領の総則においても食育の意義が明記され，さらなる食育の推進が望まれている．この改訂に伴い，「食に関する指導の手引き第二次改訂版」（2019）では「食事の重要性」「心身の健康」「食品を選択する能力」「感謝の心」「社会性」「食文化」の6つの観点について，育成すべき資質・能力の3つの柱が整理された．また，2017（平成29）年には食に関する指導と学校給食の管理を一体のものとして取り組む指針として「栄養教諭を中核としたこれからの学校の食育」が出されている．学校における食育は，給食の時間，特別活動，家庭科，生活科，保健体育科をはじめとする各教科や総合的な学習の時間，委員会活動，クラブ活動，学校行事を通して実践される．このように学校教育活動全体の中で計画的に体系的な食に関する指導を行っていくためには食に関する指導の全体計画を作成し，さらに，具体的な取り組みを示した学年ごとの年間指導計画の作成が重要である．

B. 学校給食

a. 学校給食のあゆみ

学校給食は食育の生きた教材と位置づけられている．日本における学校給食は，1889（明治22）年に山形県鶴岡町私立忠愛小学校で貧困児童を対象に無料で実施された昼食給食が最初である．また，世界で初めて「栄養士」資格を創設した佐伯矩（ただす）による私立栄養研究所が，大正時代に科学研究奨励金により東京で学校給食を実施した．その後，文部省は児童の栄養改善のために学校給食を奨励する通達を出している．1932（昭和7）年には「学校給食臨時施設方法」が定められ，国庫補助による貧困児童救済のための学校給食が初めて実施されている．

このような児童の栄養摂取を目的とする学校給食の実施は，第二次世界大戦の激化に伴い困難となったが，終戦後の1946（昭和21）年12月には，全児童を対象とする戦後の学校給食の方針が定まるとともに，学校給食が再開された．終戦直後の学校給食は連合軍司令部の放出物資やララ（LARA）からの寄贈物資などによる児童の必要最低限の栄養補給を目的としたものであった．その後，世論の支持に加え，国際連合児童基金（UNICEF，ユニセフ）からの脱脂粉乳，アメリカからの小麦粉とそれぞれの寄付を受けたこともあって，1950年には給食実施児童数

LARA：Licensed Agencies for Relief in Asia：公認アジア救済連盟

UNICEF：United Nations International Children's Emergency Fund（国際連合国際児童緊急基金），現在の名称は United Nations Children's Fund であるが，略称は UNICEF である．

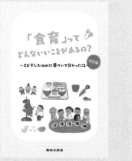

「「食育」ってどんないいことがあるの？ ～エビデンス（根拠）に基づいて 分かったこと～」

農林水産省では，令和元（2019）年度に「共食」，「朝食の習慣」，「栄養バランスに配慮した食生活」，「農林漁業体験」に関わる取り組みの重要性やメリットについて，エビデンス（根拠）に基づき整理したパンフレット「「食育」ってどんないいことがあるの？」を作成した（図7.12）．

図7.12　食育のパンフレット
［農林水産省］

は全児童の69%にまで増加し，主食，副食，ミルクといういわゆる「完全給食」が徐々に全国に広がった．1951（昭和26）年に上記の寄付物資が打ち切られたが，1954（昭和29）年には「学校給食法」が成立し，学校給食の実施体制が法的に整った．

b.　食育の推進へ

　1958（昭和33）年改訂の学習指導要領で，学校給食は初めて学校行事などの領域に位置づけられ，その後，特別活動の中の「学級指導」に，さらに「学級活動」に位置づけられた．1998（平成10）年には，「「食」に関する指導の充実について」が発出され，学校栄養職員をティーム・ティーチングや特別非常勤講師に活用する取り組みなどの推進が図られ，2005（平成17）年には学校教育法の改正により栄養教諭制度が開始された．2008（平成20）年改訂の学習指導要領では，総則に「食育の推進」に関する規定が盛り込まれた．栄養教諭の都道府県別の配置状況を図7.13に示す．

c.　パン食から米飯へ

　現在，学校給食は，栄養バランスのよい食事を提供することで児童・生徒の健康の保持・増進，体位の向上を図るとともに，各教科，特別活動，総合的な学習の時間などにおいて活用できる食育のための生きた教材として位置づけられている（図7.14）．

　主食は，第二次世界大戦直後はパンであったが，これは，米不足のなかでアメリカから支援される小麦粉を用いたというだけでなく，「わが国の教育の現状（昭和28年度）」に記すように，「パン食等による粉食を奨励することによって従来の米食偏重により生ずる栄養的欠陥を是正する」という意図がはたらいていた．米の増産と消費低下による米余りが問題になった1970（昭和45）年に実験指定校での米飯の利用実験が始まり，1976（昭和51）年に文部省は，「食事内容の多様化を図

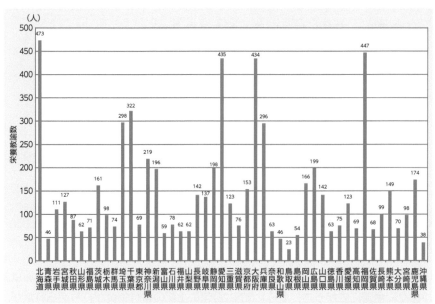

（人）

笠間市立宍戸小学校（2013年）　　　会津若松市（2016年）

図7.13　都道府県別栄養教諭の配置状況
休職・休業中の者は含まない（2022年度5月1日現在）．栄養教諭の配置は，すべての義務教育諸学校において給食を実施しているわけではないことや，地方分権の趣旨などから，地方公共団体や設置者の判断によることとされている．公立小中学校の栄養教諭は，県費負担教職員であることから，都道府県教育委員会の判断によって配置される．
［文部科学省，学校基本調査］

図7.14　学校給食の様子と献立例
［左：笠間市立宍戸小学校HP，宍戸日和2013年4月15日．中央，右：会津若松市HP，学校給食「今日の献立」紹介，会津若松学校給食センター，平成28年10月12日，10月17日］

り，栄養に配慮した米飯の正しい食習慣を身につけさせる見地から教育上有意義である」として米飯の学校給食における正式導入を開始した．1985（昭和60）年には，日本の伝統的な食生活の根幹である米飯の望ましい食習慣の形成や地域の食文化を通じた郷土への関心を深めることなどの教育的意義をふまえ，米飯給食の推進を図るよう米飯給食週3回を目標として示した．

表7.4　学校給食法第2条「学校給食の目標」

1. 適切な栄養の摂取による健康の保持増進を図ること
2. 日常生活における食事について正しい理解を深め，健全な食生活を営むことができる判断力を培い，望ましい食習慣を養うこと
3. 学校生活を豊かにし，明るい社交性，協同の精神を養うこと
4. 食生活が自然の恩恵の上に成り立つものであるということについての理解を深め，生命，自然を尊重する精神，環境の保全に寄与する態度を養うこと
5. 食生活が食にかかわる人々のさまざまな活動に支えられていることについての理解を深め，勤労を重んずる態度を養うこと
6. わが国や各地域の優れた伝統的な食生活についての理解を深めること
7. 食料の生産，流通，消費について，正しい理解に導くこと

現在，学校給食が担うべき食育の内容は，学校給食法（表7.4）にあるように，栄養教育だけでなく，食文化の継承や地産地消の推進など，食料問題や環境問題にも広がっている．そのため，各地で地元の食材の利用や地元食材提供者との交流，郷土料理献立など，さまざまな取り組みがなされている．

C. 食に関する指導 （表7.5）

a. 給食の活用

給食指導は学校での食育の中心となる．年間約190回実施される給食時に，短時間であっても継続することにより効果的な指導を行うことができる．しかし，給食時間が短く，給食指導以外のさまざまな業務のしわよせで，十分な指導が実施されていない現状がある．今後は，給食時間を十分に確保するとともに，誰でも短時間に実践できる指導教材や方法論などの開発が望まれる．幼児期と同様に学童期においても偏食が課題の上位に挙がる．未経験の食材や料理に，給食で触れることで味覚教育の視点からも味わう力を育成することができ，偏食の改善に効果的である．効果的な指導の事例としては，喫食の前に特定の食材や味を見つけながら食べるように声かけをしたり，帰りの会などで給食の感想を報告する機会を設け，味わいながら食べるきっかけをもたせるなどの取り組みがある．

b. 各教科との連携と栄養教諭

各教科において食育を実践する際は，教科目標を果たすことを第一にしながら，食育の視点をもって取り組む必要がある．教科目標と食育目標が合致する教科においては，バランスのよい食事や調理技能の習得（家庭科），食材や食にかかわる人と自分とのかかわり（生活科），規則正しい食事の大切さや食と健康との関連（保健体育科）などの学習内容が考えられる．食育と関連深い学習内容を含む教科においては，「植物の成長・つくり」や「消化と吸収」（理科），食材の生産や地域と食とのかかわり（社会）などを題材とし，食育目標を盛り込みながらの学習が可能である．そのほか，国語，算数，音楽，図画工作，道徳などでの教材の1つとして食を扱うことができる．いずれにおいても，児童の身近な題材を用い，興味・関心をもたせ，給食や家庭での食事と関連づけることが大切である．なお，文部科学省は2016（平成28）年に，現場での実践の際に活用できる学習教材として「楽しい食事つながる食育」を作成し，指導者用資料とともに公開している．

栄養教諭は，担任と連携した授業を行うだけでなく，学校における食育推進の中核として，食育に関する「プロデューサー（食の全体指導計画の作成）」，「コーディネーター（地域人材の活用，家庭への啓発）」，「カウンセラー（個別指導，保護者の相談を受ける）」などのさまざまな役割を担う．学校全体で栄養教諭の役割を効果的に活かす視点が必要である．

食育の観点	知識・技能	思考力・判断力・表現力など	学びに向かう力・人間性など
食事の重要性	食事の重要性，食事の喜び，楽しさを理解する	・望ましい栄養や食事のとり方とともに，手洗いやよく噛むこと，よい姿勢や和やかな雰囲気づくりは，食事の基本であることを理解し，健全な食生活に必要な技能を身に付ける ・心身の成長や健康の保持増進には，朝食を含む1日3度の栄養バランスのよい食事摂取，適切な運動，休養及び睡眠が必要であることや，様々な食品にはそれぞれ栄養的な特徴があることを理解できるようにする	・1日分の献立をふまえ，栄養のバランスをよくするために，簡単な日常食の調理を考えることができるようにする ・栄養や食事のとり方などについて，正しい知識・情報に基づいて自ら判断できるようにする	・自分の食生活を見つめ直して，主体的によりよい食習慣を形成しようと努力する態度を養う
心身の健康	心身の成長や健康の保持増進の上で望ましい栄養や食事のとり方を理解し，自ら管理していく能力を身に付ける	・望ましい栄養や食事のとり方とともに，手洗いやよく噛むこと，よい姿勢や和やかな雰囲気づくりは，食事の基本であることを理解し，健全な食生活に必要な技能を身に付ける ・心身の成長や健康の保持増進には，朝食を含む1日3度の栄養バランスのよい食事摂取，適切な運動，休養及び睡眠が必要であることや，様々な食品にはそれぞれ栄養的な特徴があることを理解できるようにする	・1日分の献立をふまえ，栄養のバランスをよくするために，簡単な日常食の調理を考えることができるようにする ・栄養や食事のとり方などについて，正しい知識・情報に基づいて自ら判断できるようにする	・自分の食生活を見つめ直して，主体的によりよい食習慣を形成しようと努力する態度を養う
食品を選択する能力	正しい知識・情報に基づいて，食品の品質及び安全性等について自ら判断できる能力を身に付ける	・学校給食にはいろいろな食品が使われていること，日常食べている食品，料理の名前，形，品質や栄養素及び安全面，衛生面等について理解し，これらを踏まえて簡単な調理を行うために必要な技術を身に付ける	・食事の準備や調理，後片付けを行う際に，安全や衛生についてどういった点に気を付けることが必要かを考えることができるようにする ・食品の品質の良否を見分け，食品に含まれる栄養素やその働きを考え，適切な選択ができるようにする	・食品表示など食品の品質や安全性等の情報を進んで得ようとする態度を養う
感謝の心	食べ物を大事にし，食料の生産等に関わる人々へ感謝する心をもつ	・食料の生産は，すべて自然の恩恵の上に成り立っていることを理解できるようにする ・食生活は，生産者を始め多くの人々の苦労や努力に支えられていることや食という行為は，動植物の命を受け継ぐことであることを理解し，食品を無駄なく使って調理するために必要な技能を身に付ける	・自然界の中で動植物と共に生きている自分の存在について考え，食品ロスの視点も含めて環境や資源に配慮した食生活を実践するために何が必要かを考えることができるようにする	・食事のあいさつで，食に関しての感謝の気持ちを表現しようとする態度を養う
社会性	食事のマナーや食事を通じた人間関係形成能力を身に付ける	・はしの使い方，食器の並べ方，話題の選び方などの食事のマナーを身に付け，協力して食事の準備や後片付けをするために必要な技能を身に付ける	・相手を思いやることや，楽しい食事につながるために何が必要かを考えることができるようにする	・食事が大切なコミュニケーションの場であるということを理解し，コミュニケーションを図ろうとする態度を養う ・健康で安心な社会づくりに貢献しようとする態度を養う
食文化	各地域の産物，食文化や食に関わる歴史等を理解し，尊重する心をもつ	・自分たちの住む地域には，昔から伝わる料理や季節，行事にちなんだ料理があることや，日常の食事は，地域の農林水産物と関連していることを理解できるようにする ・自分たちの食生活は，他の地域や諸外国とも深い関わりがあることを理解できるようにする	・日本の食文化や食に関わる歴史にふれたり，諸外国の食事の様子を知ったりすることで，日本や諸外国の伝統や食文化を大切にするためには，何が必要かを考えることができるようにする	・各地域の伝統や気候風土と深く結び付き，先人によって培われてきた多様な食文化を尊重しようとする態度を養う

表 7.5　食に関する指導の目標と育成すべき資質・能力
［食に関する指導の手引第二次改訂版，文部科学省（2019）］

D. 食物アレルギー対応

　食物アレルギーとは，食物によって引き起こされる抗原特異的な免疫学的機序を介して生体にとって不利益な症状が惹起される現象と定義されている．乳児期に鶏卵，牛乳，小麦，大豆などで発症するほか，学童期に甲殻類（えび，かに），魚類，そば，ピーナッツ，果物，野菜などで発症することが多い．

　学校給食を適切に実施するための「学校給食実施基準」と，適切な衛生管理を図るための「学校給食衛生管理基準」が設けられているが，そのほかにも指針やマニュアルが出されている．特に食物アレルギーについては，2020（令和2）年に日本学校保健会が，文部科学省監修「学校のアレルギー疾患に対する取り組みガイドライン令和元年度改訂」を発行している．その中でアレルギー疾患に関する学校生活管理指導表が提示されている（図7.15）．

　2012（平成24）年，食物アレルギーを有する児童が，学校給食喫食後にアナフィラキシーショックにより死亡する事故が発生し，文部科学省は，食物アレルギー対応についての充実方策を検討し，保護者や主治医と十分な連携を図りつつ，発

図7.15　学校生活管理指導表（アレルギー疾患用，表面のみ）
[日本学校保健会，学校のアレルギー疾患に対する取り組みガイドライン令和元年度改訂，p.12（2020）]

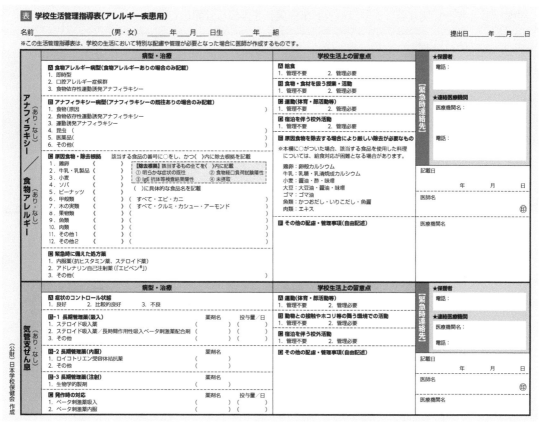

生時にはアドレナリン（エピネフリン）の注射（エピペン）をすることなど可能な限り個々の状況に応じた対応に努めるよう「学校給食における食物アレルギー対応指針」（2015（平成27）年）をまとめた．栄養教諭と学校栄養職員の役割例として，①食物アレルギーを有する児童生徒の実態把握や個別の取り組みプランなどを立案する，②個別面談をマニュアルに定められた者と一緒に行う，③安全な給食提供環境を構築する，④マニュアルや個別の取り組みプランなどに基づき，具体的な調理・配膳作業などを管理することが示されている．さらに，緊急時対応の充実を図るため，エピペンの取り扱いなどを含めた研修機会を設け，学校の状況に応じた危機管理マニュアルを整備している．

ヒヤリハット事例集

食物アレルギーにかかわる事故においてハインリッヒの法則に基づき，事故には至らなかった「ひやり」や「はっと」した事例を関係者が共有することで，重大な事故の未然防止につながることが考えられる．認定特定非営利活動法人アレルギー支援ネットワークやいくつかの地方公共団体が，食物アレルギーに関する「ヒヤリハット事例集」を作成し公開している．

8. 生徒の健康

　生徒とは，12〜17歳までの，中学生，高校生をいう（中等教育学校の前期課程，後期課程を含む）．この時期は思春期・青年期に入り，心身ともに子どもから大人に変化する時期にあたる．中学校（または義務教育学校の後期課程）までの義務教育を終えると98.8%[*1]が高等学校へ進学する．

　中学生の時期は，親や友達と異なる自分独自の内面の世界があることに気づきはじめ，自意識と客観的事実との違いに悩み，さまざまな葛藤の中で，自らの生き方を模索しはじめる時期である．親や教師など大人に対する反抗期を迎えたり，親子のコミュニケーションが不足しがちな時期でもある．不登校や引きこもりの増加といった傾向が見られる．

　高校生では親の保護のもとから，自立した成人となるための最終的な移行時期となる．思春期の混乱から脱しつつ，大人の社会を展望し，社会でどのように生きるかという課題に対して，真剣に模索する時期である．なお，民法で18歳が成年とされ，高校の在学中に未成年と成年が混在することとなった[*2]．

*1　通信制を含めた進学率（2020年度）．全日制と定時制では95.5%.

*2　成年（18歳以上）の生徒の父母等は学校教育法上の保護者に該当しなくなるため，準じて「保護者等」としている．

8.1 生徒の健康管理システム

　この時期は児童（学童）期と同様，学校保健安全法に基づいて健康管理が進められる（図8.1）．公立中学校は市町村の教育委員会，高等学校は都道府県の教育委員会が管理運営している．私立の場合は都道府県の私立学校主管部である．全国の学校数と在籍者数を表8.1に示す．

　生徒は，保健体育の科目で健康について学ぶ．学習指導要領において保健分野の目標は，「個人生活における健康・安全に関する理解を通して，生涯を通じて自らの健康を適切に管理し，改善していく資質や能力を育てる」とされている．

図 8.1　生徒の健康管理

学校
保健主事，養護教諭，学校三師など

生徒（中学生・高校生）
・健康診断を受ける ・保健体育の授業で学習する

内閣府
こども家庭庁

地域，福祉施設など
・児童相談所 　（保護司） ・警察少年サポートセンター 　（臨床心理士） 　（民生委員，児童委員）

都道府県
・教育委員会（公立） ・私立学校主管部（私立）

医療機関
・スポーツ外傷（整形外科医） ・メンタルヘルス（精神科医）

施策	・すこやか親子 21 （第 2 次）
根拠法	学校保健安全法

市町村
・教育委員会（公立） 　（スクールカウンセラー） ・保健所 医療費助成制度

表 8.1　全国の学校数と在学者数
［令和 4 年度学校基本調査］

区分	学校数（校）				在学者数（人）			
	国立	公立	私立	計	国立	公立	私立	計
大学	86	101	620	807	596,195	163,103	2,171,482	2,930,780
短期大学	−	14	295	309	−	5,110	89,603	94,713
高等専門学校	51	3	3	57	51,234	3,780	1,740	56,754
専門学校	8	180	2,533	2,721	273	22,068	559,181	581,522
専修学校	8	183	2,860	3,051	276	22,452	612,846	635,574
各種学校	−	5	1,041	1,046	−	444	101,664	102,108
高等学校	15	3,489	1,320	4,824	8,172	1,933,568	1,015,160	2,956,900
中等教育学校	4	35	18	57	2,876	23,411	7,080	33,367
義務教育学校	5	172	1	178	3,782	63,789	228	67,799
中学校	68	9,164	780	10,012	27,156	2,931,722	246,342	3,205,220
小学校	67	18,851	243	19,161	36,041	6,035,384	79,880	6,151,305
特別支援学校	45	1,111	15	1,171	2,902	144,858	875	148,635
幼稚園	49	2,910	6,152	9,111	4,751	110,766	807,778	923,295
幼保連携型認定こども園	−	913	5,744	6,657	−	97,787	723,624	821,411
計	406	37,131	21,625	59,162	733,658	11,558,242	6,417,483	18,709,383

A.　学校保健の領域と内容

　学校保健の領域は，「保健教育」，「保健管理」および「学校保健組織活動」で構成されている．

a.　保健教育

　保健教育には保健学習と保健指導がある．

(1) 保健学習　　保健体育科の保健において行われる．2008（平成20）年に学習指

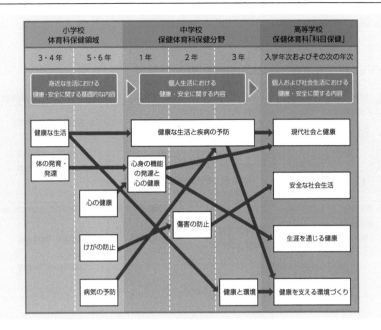

図8.2　保健における内容の系統性

［文部科学省，改訂「生きる力」を育む中学校保健教育の手引，p.7（2020）］

導要領が改訂され，小学校，中学校および高等学校を通じて系統的な指導ができるよう体系化し，心と身体の発育・発達，生活習慣病予防，保健医療制度，健康と環境，傷害の防止としての安全などの内容の改善が図られた（図8.2）．その後，中学校は2017（平成29）年告示で2021（令和3）年から，高等学校では2018（平成30）年告示で2022（令和4）年から新しい学習指導要領に引き継がれている．

(2) 保健指導　　生徒の日常の健康に関する諸問題に対応するための能力や態度の育成を目指したものである．特別活動や教育課程外の活動も保健指導に含まれる．特別活動は教育課程として編成されており，中学校では，学級活動，生徒会活動および学校行事，高等学校ではホームルーム活動，生徒会活動および学校行事などがある．特に，学級活動と健康安全・体育的行事が保健指導の場として活用されている．教育課程外の活動としては，学校医，学校歯科医による健康相談，養護教諭による健康相談，保健指導などがある．

b．保健管理

　保健管理は，生徒の健康増進を図り，健康診断，健康相談，感染症，学校環境衛生について行う一連の活動をいう．保健管理にかかわるおもな職員は保健主事，養護教諭，学校三師(学校医，学校歯科医，学校薬剤師)である(表7.1参照)．

(1) 健康診断　　中学校・高等学校における健康診断は，小学校同様，定期健康診断と臨時健康診断である．定期健康診断の検査項目は，1994（平成6）年に大幅改正され，さらに2014（平成26）年4月に学校保健安全法施行規則の一部が改正され，2016（平成28）年に施行された．2014年の改正では，必須項目から座高，寄生虫卵検査が除外され，運動器検診（図8.3）が加えられた．また，保健調査票

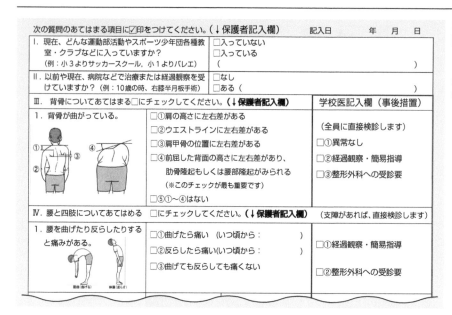

次の質問のあてはまる項目に☑印をつけてください。（↓保護者記入欄）　　記入日　　年　月　日

Ⅰ. 現在、どんな運動部活動やスポーツ少年団各種教室・クラブなどに入っていますか？ （例：小3よりサッカースクール，小1よりバレエ）	□入っていない □入っている （　　　　　　　　　　　　　　　　）
Ⅱ. 以前や現在、病院などで治療または経過観察を受けていますか？（例：10歳の時、右膝半月板手術）	□なし □ある（　　　　　　　　　　　　　　）

Ⅲ. 背骨についてあてはまる □にチェックしてください。（↓保護者記入欄）	学校医記入欄（事後措置）
1. 背骨が曲がっている。	□①肩の高さに左右差がある □②ウエストラインに左右差がある □③肩甲骨の位置に左右差がある □④前屈した背面の高さに左右差があり、 　肋骨隆起もしくは腰部隆起がみられる 　（※このチェックが最も重要です） □⑤①～④はない	（全員に直接検診します） □①異常なし □②経過観察・簡易指導 □③整形外科への受診要

Ⅳ. 腰と四肢についてあてはめる □にチェックしてください。（↓保護者記入欄）	（支障があれば、直接検診します）
1. 腰を曲げたり反らしたりすると痛みがある。	□①曲げたら痛い　（いつ頃から：　　　　） □②反らしたら痛い（いつ頃から：　　　　） □③曲げても反らしても痛くない	□①経過観察・簡易指導 □②整形外科への受診要

図8.3　運動器（脊柱・胸郭，四肢，骨・関節）についての保健調査票〔公益財団法人運動器の健康・日本協会，令和2（2020）年1月版〕

記入の実施時期は「小学校入学時および必要と認める時」から「小・中・高等学校の全学年」に変更された（表8.2）．中学校・高等学校では，卒業時の臨時健康診断，大規模学校行事前（たとえば修学旅行前）の臨時健康診断がある．そのほかに，学校給食での食中毒発生時，指定感染症流行時，大規模災害に伴う感染症の流行やストレス障害などが発生する恐れがある場合，臨時健康診断が行われる．定期健康診断の結果は，3週間以内に生徒と保護者等に通知しなければいけない．事後措置として，疾病や異常が認められた場合，精密検査の必要性を説明し，具体的な指示を行う．そして，精密検査に基づき，主治医や学校医と連携し，体育活動や課外活動への参加の制限などを行う．また，特定の疾病の治療のための医療費援助制度（小児慢性特定疾病医療費助成制度）があることについて説明を行う．

(2) 健康相談　健康相談の目的は，生徒の疾病異常や不登校など心身の健康問題について，養護教諭や担任教諭，スクールカウンセラーなどの学校保健関係者が保護者等と連携し，相談などを通して問題解決を図り，生徒の学校生活がよりよくなるように支援していくことである．健康相談は健康診断と異なり，個人を対象に個別に行われるもので，個人情報の共有，生徒への心理的配慮，学校保健関係者と保護者等との連携が必要で，総合的支援が必要である．養護教諭は，医師，公認心理師（または臨床心理士），担任教諭および保護者等との連絡調整を行い，生徒の心情を重視して健康相談に従事することが求められている．スクールカウンセラーは1995（平成7）年から文部科学省の「スクールカウンセラー事業」として開始された職務であり，その80％以上は公認心理師（または臨床心理士）である．最近，いじめ，不登校，自殺などが社会問題化し，生徒のこころの健康は重要視

項目	検査方法	中学生			高校生			発見される異常
		1年	2年	3年	1年	2年	3年	
保健調査	質問票調査	◎	◎	◎	◎	◎	◎	生活習慣
身長	測定	◎	◎	◎	◎	◎	◎	肥満・やせ傾向
体重	測定	◎	◎	◎	◎	◎	◎	肥満・やせ傾向
栄養状態	診察	◎	◎	◎	◎	◎	◎	栄養不良, 肥満, 貧血
皮膚	診察	◎	◎	◎	◎	◎	◎	感染性皮膚疾患
運動器	問診票	◎	◎	◎	◎	◎	◎	骨, 関節異常
	脊柱, 胸郭, 四肢, 骨・関節診察	◎	◎	◎	◎	◎	◎	骨, 関節異常
視力	測定：裸眼者	◎	◎	◎	◎	◎	◎	裸眼視力
	測定：裸眼者以外	◎	◎	◎	◎	◎	◎	矯正視力
		△	△	△	△	△	△	裸眼視力
眼	診察	◎	◎	◎	◎	◎	◎	感染性疾患, 眼位, その他外眼部疾患
聴力	測定：1,000 Hz（30 dB）, 4,000 Hz（25 dB）	◎	△	◎	◎	△	◎	聴力障害
耳鼻咽喉頭	診察	◎	◎	◎	◎	◎	◎	耳疾患, 鼻, 副鼻腔疾患, 口腔咽喉頭疾患, 音声異常
歯および口腔	診察	◎	◎	◎	◎	◎	◎	う歯（むし歯）, 歯周疾患, 歯列, 咬合の異常, 顎関節疾患, 発音異常
心臓疾患	心臓検診調査票	◎	△	△	◎	△	△	心臓疾患, 異常
	診察	◎	◎	◎	◎	◎	◎	心臓疾患, 異常
	心電図	◎	△	△	◎	△	△	心臓疾患, 異常
結核検診	問診票	◎	◎	◎				結核
	診察	◎	◎	◎	◎	◎	◎	結核
	胸部X線撮影	△	△	△	◎	△	△	結核
検尿	試験紙法	◎	◎	◎	◎	◎	◎	腎臓疾患, 糖尿病

表8.2　中学校・高等学校における定期健康診断の検査項目および実施学年

◎：全員に実施されるもの, △：検査項目から除くことができるもの
［学校保健安全法施行規則］

されている.

(3) 感染症予防　　学校は集団生活を営む場であり，インフルエンザなど感染症が発生した場合，感染が拡大し，流行しやすく，学級閉鎖や学校の臨時休校などにより教育活動が影響される．たとえば2019（令和元）年末から発生した新型コロナウイルス感染症の流行時では学校閉鎖と在宅授業などが実施され，マスクの着用などが求められた．学校保健安全法で，学校において予防すべき感染症（学校感染症）の拡大防止や集団感染予防のため，出席停止と臨時休業に関する規定を設けている（表8.3）．学校設置者は感染症の予防上必要があるときは，学校の全部または一部の休業を行うことができる．その場合は保健所に連絡する．

　学校感染症は第一種，第二種および第三種と分類される．第一種は「感染症の予防及び感染症の患者に対する医療に関する法律」で一類感染症と，結核を除く

分類	感染症名		出席停止の期間の基準
第一種*	エボラ出血熱	急性灰白髄炎（ポリオ）	治癒するまで
	クリミア・コンゴ出血熱	ジフテリア	
	南米出血熱	重症急性呼吸器症候群（SARS）	
	ラッサ熱	中東呼吸器症候群（MERS）	
	マールブルグ病	特定鳥インフルエンザ（H5N1, H7N9）	
	痘瘡		
	ペスト	新型コロナウイルス感染症	
第二種	インフルエンザ（特定鳥インフルエンザおよび新型インフルエンザ等感染症を除く	発症した後5日を経過し，かつ解熱した後2日（幼児3日）を経過するまで	
	百日咳	特有の咳が消失するまで，または5日間の適正な抗菌治療が終了するまで	
	麻疹（はしか）	解熱した後3日を経過するまで	
	風疹	発疹が消失するまで	
	流行性耳下腺炎（おたふくかぜ）	耳下腺，顎下腺または舌下腺の腫脹が発見した後5日を経過し，かつ全身状態が良好になるまで	
	水痘（みずぼうそう）	すべての発疹が痂皮化するするまで	
	咽頭結膜熱（プール熱）	主要症状が消失した後2日を経過するまで	
	結核	病状により学校医など医師において感染の恐れがないと認めるまで	
	髄膜炎菌性髄膜炎	病状により学校医など医師において感染の恐れがないと認めるまで	
第三種	コレラ，細菌性赤痢	流行性角結膜炎	病状により学校医など医師において感染の恐れがないと認めるまで
	腸管出血性大腸菌感染症	急性出血性結膜炎	
	腸チフス	その他の感染症	
	パラチフス		

表 8.3　学校感染症の分類と出席停止期間の基準
＊感染症の予防及び感染症の患者に対する医療に関する法律第6条第7項から第9項までに規定する新型インフルエンザ等感染症，指定感染症および新感染症は，学校第一種感染症とみなす。
［学校保健安全法施行規則より作成］

二類感染症を規定しており，出席停止期間の基準は「治癒するまで」とされている。第二種は，季節性インフルエンザをはじめとする飛沫感染する疾患で，生徒の罹患が多く，感染拡大の可能性が高い感染症である。第三種は，おもに消化器感染症や眼の感染症である。

(4) 学校環境衛生　　学校保健安全法に位置づけられている。学校環境衛生に従事するのはおもに学校薬剤師である。大学を除く，ほとんどの国立，公立，私立学校で，学校薬剤師が活動している。学校薬剤師の職務は，おもに，学校保健計画および学校安全計画の立案への関与，環境衛生検査・維持（机，いすの適合状況，照度，騒音，飲料水，プールの衛生，換気，温度，害虫の検査など），健康相談，保健指導，医薬品，毒物，用具および材料の管理，保健管理に関する指導などである。また，薬物乱用防止教室を行う。この教室はすべての中学校・高等学校年1回は開催される。おもな内容は，危険な薬の健康被害情報提供，知識の普及，飲酒・喫煙の

* スポーツで禁止
されている物質や方
法を用いて，本来そ
の人がもつ能力以上
のパフォーマンスを
行おうとする行為.

PTA：parent-
teacher association

健康影響，ドーピング*問題など薬物全般の教育である.

c. 学校保健組織活動

　学校保健組織活動の場としては，おもに学校保健委員会，職員保健委員会，生徒保健委員会，父母教職員委員会 (PTA) 保健委員会などがある．そのほか，薬物乱用防止教育の充実，学校におけるアレルギー疾患への対応，学校歯科保健活動の推進および要保護児童生徒の医療費補助の周知などの事業がある.

(1) 学校保健委員会　　学校保健管理活動の中心であり，学校保健計画および学校安全計画の立案と実施，学校・地域・家庭との連携，学校環境衛生および健康教育・健康相談など健康管理活動を行う．おもな学校保健委員会のメンバーは，表7.1（参照）に示した学校教職員に加え，生徒代表，保健委員代表，PTA代表，教育委員会代表および保健所代表で構成される.

(2) 生徒保健委員会　　生徒で構成する．生徒の主体的な活動が行えるようにしており，学校保健委員会への参画，救護，環境衛生，広報活動，保健発表などの活動を行っている.

B.　地方公共団体との連携

　学校保健は，文部科学省の管轄であるが，母子保健や地域保健，就業してからの産業保健（成人保健）は厚生労働省によって進められており，施策としてのつながりが途切れる傾向にあった．ライフステージのうち，母子保健の延長として児童・生徒の健康へつなげる施策が2001 〜 2014（平成13 〜 26)年度まで実施された国の施策「健やか親子21」である．4つの課題の1つとして，「思春期の保健対策の強化と健康教育の推進」を掲げていた．この施策の最終評価では，思春期の保健対策の強化と健康教育の推進の指標のうち，①10 〜 14歳女子の自殺率が悪化していること，②中学3年女子の飲酒率が減少してきているものの第2回中間評価時以降，女子の割合が男子を上回っていること，③7 〜 14歳，15 〜 19歳女子の朝食欠食割合が上昇していること，④思春期やせ症の低年齢化や不健康やせの割合が大幅に増加していることが明らかになり，精神面や社会面からのアプローチといった多面的な取り組みが必要であるとされた.

　これを受け，「健やか親子21（第2次）」が2015 〜 2024（平成27 〜令和6)年度の計画で実施されている．その中でも引き続き「思春期保健対策の充実」が6つの課題の1つとして掲げられている．それぞれの指標の目標値と中間報告の評価を表8.4に示した.

		指標名	ベースライン	中間評価（5年後）目標	最終評価（10年後）目標	中間評価（2019（令和元）年8月30日）
健康水準の指標	1	10代の自殺死亡率（人口10万対）	10〜14歳 1.3（男 1.8/女 0.7）15〜19歳 8.5（男 11.3/女 5.6）（2012年）	10〜14歳 減少 15〜19歳 減少	10〜14歳 減少 15〜19歳 減少	2 変わらない
	2	10代の人工妊娠中絶率（人口千対）	7.1（2011年度）	6.5	4.0	1-① 改善した（目標を達成した）
	3	10代の性感染症罹患率	定点1か所あたりの報告数 ①性器クラミジア 2.92 ②淋菌感染症 0.82 ③尖圭コンジローマ 0.33 ④性器ヘルペス 0.35 （2012年）	減少	減少（梅毒も加えて評価）	1-① 改善した（目標を達成した）
	4	児童・生徒における痩身傾向児の割合	2.0%（2013年度）	1.5%	1.0%	2 変わらない
	5	児童・生徒における肥満傾向児の割合	9.5%（2013年度）	8.0%	7.0%	1-② 改善した（目標に達成していないが改善した）
	6	歯肉に炎症がある10代の割合	25.5%（2011年）	22.9%	20.0%	2 変わらない
健康行動の指標	7	10代の喫煙率	中学1年 男子1.6% 女子0.9% 高校3年 男子8.6% 女子3.8%（2010年度）	中学1年 男子・女子 0% 高校3年 男子・女子 0%	中学1年 男子・女子 0% 高校3年 男子・女子 0%	1-② 改善した（目標に達成していないが改善した）
	8	10代の飲酒率	中学3年 男子10.5% 女子11.7% 高校3年 男子21.7% 女子19.9%（2010年度）	中学3年 男子・女子 0% 高校3年 男子・女子 0%	中学3年 男子・女子 0% 高校3年 男子・女子 0%	1-② 改善した（目標に達成していないが改善した）
	9	朝食を欠食する子どもの割合（策定時の調査終了に伴い，データソースを変更）	小学6年生 11.0% 中学3年生 16.3%（2010年度）	小学5年生 5.0% 中学2年生 7.0%	小学6年生 8.0% 中学3年生 10.0%	3 悪くなっている
環境整備の指標	10	学校保健委員会を開催している小学校，中学校，高等学校の割合	小学校・中学校 89.7% 高等学校 86.9%（2015年度）	―	100%	1-② 改善した（目標に達成していないが改善した）
	11	地域と学校が連携した健康などに関する講習会の開催状況	53.6%（2013年度）	80.0%	100%	1-② 改善した（目標に達成していないが改善した）

表8.4 学童期・思春期から成人期に向けた保健対策の目標値
［「健やか親子21（第2次）」の中間評価等に関する検討会報告書，p.25〜26（2019）］

8.2 | 生徒の健康の現状と課題

　中学生は第二次性徴が発現する時期であり，成長（発育・発達）は個人差が大きく，男女差も著しい．身長は，女子は男子より約2歳早く伸び始め，止まるのも2歳ほど早い．この時期に男子は筋肉量が，女子は皮下脂肪が増加する．性腺が発達し，身体が急速に変化し，初経，ひげが生えるなどが見られ，性への関心や異性への興味も高まってくる．初経年齢，精通年齢の平均は低年齢化している．一方で自律神経の調節が崩れやすい時期でもあり，体調不調を訴える生徒が多くなる．心身症を伴う不登校，起立性調節障害，ストレスがおもな原因とされる過敏性腸症候群などに注意が必要である．

　高校生になると，身体的変化は比較的少なくなる．男女の95%が17〜18歳までに乳房，陰茎，恥毛の最終的な発達段階を迎える．男性の場合は，ひげや胸毛の発毛など体毛の分布における変化が起きる．自己同一性（アイデンティティ）を確立していく中で，心の調子を崩し摂食障害やパニック発作などを発症することがある．

A.　体格，体力と運動部活動

a.　体格

　2021（令和3）年の学校保健統計調査データにより生徒の平均身長の経年変化を見ると，1900（明治33）年に比べ，男子で中学校3年生が約19 cm，高校3年生が約13 cm高くなった（図7.2A参照）．女子においても，それぞれ約14 cm，約11 cm高くなっている．しかし，最近10年間は男女ともに横ばい状態である．体重の経年変化を見ても，男女とも上昇傾向にあったが，最近10年間はあまり変化がない（図7.2B参照）．身長の男子と女子の比較では，10〜11歳で女子が男子を上回っている．

b.　体力

　体力については，文部科学省が毎年体力・運動力調査を行っており，その中で生徒の新体力テスト*が実施されている．令和3年度体力・運動力調査によれば，中学校2年生（13歳）と高等学校2年生（16歳）の基礎運動力を見ると，50 m走，立ち幅とび，ハンドボール投げなどは，横ばい状態であり，上体起こし，反復横跳び，持久走（図8.4）では低下傾向を示している．

＊　1999（平成11）年度から導入．

c.　運動部活動

　スポーツ庁による「運動部活動の現状について」（2017（平成29）年5月）によると，2016（平成28）年度の運動部活動参加率は，中学全体で65.20%，高校全体で41.90%で横ばいある．中学校での1週間の活動時間は平日で約2時間，休日で

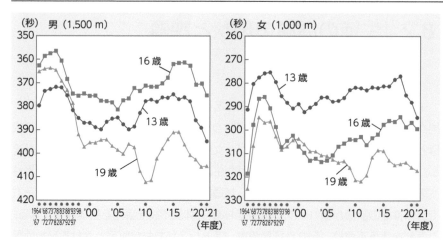

図 8.4　持久走の年次推移

1997（平成 9）年度までは示した期間中の平均値で表している．1998（平成 10）年度以降は 3 点移動平均法を用いて平滑化してある．2020（令和 2）年度は新型コロナウイルス感染症のため実施時期や標本数などが異なる．
［体力・運動力調査］

約 3 時間であり，「運動部活動の在り方に関する総合的なガイドライン」（2019）の基準ともなっている．

B.　疾病・異常被患率

a.　疾病罹患と異常被患率

　生徒の疾病罹患については，学校保健統計調査，患者調査，国民生活基礎調査および日本スポーツ振興センターの災害共済給付件数（C 項参照）より把握されている．

(1)学校保健統計調査　　生徒において，最近被患率が一番高いのは裸眼視力1.0未満の者で，その次はう歯である（図8.5）．中学校と高等学校では，最近う歯のある者のうち「未処置歯のある者」の割合は低下傾向にある．

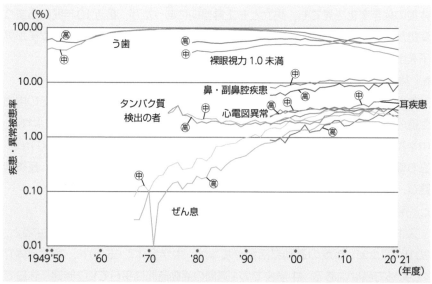

図 8.5　生徒（中学生，高校生）における疾病・異常被患率などの推移
縦軸は対数目盛．
［学校保健統計調査］

表 8.5　性・年齢階級別にみた受療率（人口10万対）（2020年10月）

総数には年齢不詳を含む.

受療率（人口10万対）＝推計患者数／推計人口× 100,000

［厚生労働省, 患者調査］

	年齢階級	入院			外来		
		総数	男	女	総数	男	女
	総数	960	910	1,007	5,658	4,971	6,308
乳児	0歳	1,065	1,155	971	7,296	7,403	7,185
幼児	1～4	134	153	115	6,327	6,540	6,103
児童	5～9	71	79	64	4,816	5,078	4,540
生徒	10～14	99	106	92	3,313	3,300	3,328
	15～19	123	121	126	2,178	1,993	2,372
学生・成人	20～24	141	128	156	2,321	1,782	2,885
	25～29	198	142	258	2,692	1,867	3,563
	30～34	246	165	331	3,043	2,149	3,977
	35～39	257	215	301	3,174	2,300	4,074
	40～44	273	278	267	3,480	2,760	4,220
	45～49	345	387	302	3,745	3,063	4,444
	50～54	478	551	404	4,285	3,602	4,977
	55～59	664	776	551	5,113	4,368	5,856
	60～64	895	1,064	730	6,113	5,509	6,702
前期高齢者	65～69	1,207	1,444	983	7,951	7,369	8,500
	70～74	1,544	1,797	1,318	9,649	9,165	10,083
後期高齢者	75～79	2,204	2,461	1,997	11,527	11,132	11,843
	80～84	3,234	3,440	3,388	11,847	12,077	11,685
	85～89	4,634	4,795	4,546	10,728	11,308	10,411
	90歳以上	6,682	6,706	6,673	9,248	9,667	9,107

(2) 患者調査　厚生労働省が3年ごとに行う患者調査は，ある1日の病院と診療所を利用した患者について，傷病名などを調べて推計するものである．令和2年(2020)患者調査から受療率をみると，入院で10～14歳が99人(人口10万対)で，年齢階級別では最も低い受療率を示す(表8.5)．1984（昭和59）年からの統計で見ると，10～14歳と15～19歳とも入院受療率が低下傾向にあるが，外来受療率には低下傾向が見られない.

(3) 国民生活基礎調査　厚生労働省が毎年行っている国民生活基礎調査では，世帯の状況が調査され，健康項目として自覚症状，健康意識，悩みなどを調査している．2022（令和4）年国民生活基礎調査による有訴者率（人口千対）をみると，10～19歳の男子は112.1（人口千対），女子は127.6（人口千対）であり，女子のほうが男子より高かった．通院者率(人口千対)は，10～19歳の男子と女子では，それぞれ141.3（人口千対），134.7（人口千対）であり，男子のほうが女子より高かった.

C.　生徒の死亡統計

生徒の死亡統計は，人口動態統計と日本スポーツ振興センターの災害共済給付件数からみることができる.

a.　人口動態統計

1950（昭和25）年からの死亡数の年次推移をみると，10～19歳の男女とも死

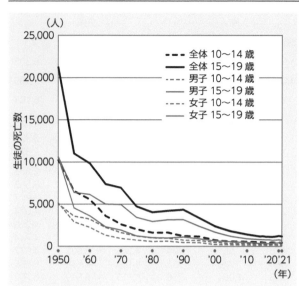

図 8.6 生徒の死亡数
[人口動態統計]

表 8.6 性・年齢別にみた死因順位

		第1位	第2位	第3位
総数	10〜14歳	自殺	悪性新生物	不慮の事故
	15〜19歳	自殺	不慮の事故	悪性新生物
男子	10〜14歳	自殺	悪性新生物	不慮の事故
	15〜19歳	自殺	不慮の事故	悪性新生物
女子	10〜14歳	自殺	悪性新生物	先天奇形等
	15〜19歳	自殺	悪性新生物	不慮の事故

[厚生労働省, 令和3年人口動態統計]

亡数が低下してきた（図8.6）. 令和3年人口動態統計では, 男女10〜14歳の死因順位の第1位は自殺で, 第2位は骨肉腫や急性白血病などの悪性新生物である. 男女15〜19歳の死因順位の第1位は自殺, 第2位は不慮の事故である（表8.6）. ただし, いずれも死亡率が低いため, 順位は入れ替わることが多い.

b. 日本スポーツ振興センターの災害共済給付件数

日本スポーツ振興センターは, 日本における「スポーツの振興」と「児童生徒等の健康の保持増進」を図るための文部科学省と連携をとる独立行政法人である. 学校管理下での事故などは, 本センターの災害共済給付を受ける. 「学校の管理下の災害」による生徒の死因状況をみると, 突然死, 頭部外傷, 全身打撲, 窒息死が多い.

D. 生徒の注目すべき疾患

a. 眼科疾患

学校保健調査によると, 被患率で一番高いのは近視であり, 最近増加傾向にある. その原因はオンライン授業で導入が進んだタブレットやテレビ, パソコンの普及, ゲーム機やスマートフォンなど使用の低年齢化, 電子書籍の増加, 児童生徒などの生活スタイルの変化などによるものであり, 今後ますます生徒の近視の被患率が増加すると推測されている. 予防方法としては, タブレットやテレビを見る時間やゲームをする時間の制限, スマートフォンの適正使用でネット依存症防止など, 日常生活の指導や保護者と教員との緊密な連携が必要であろう.

日本眼科医会は, 2000（平成12）年から3年ごとに全国小・中・高等学校でコ

ンタクトレンズ使用状況の調査を実施している．2018（平成30）年の調査では，中学生が8.7%，高校生が27.5%で，調査年度ごとに上昇している．男女比では，中学校男子が31.3%，女子が68.7%で，女子の割合が上昇している．高校生は男子33.8%，女子66.2%で，男子の割合が上昇している．コンタクトレンズ使用者の約10%に眼障害が生じるという調査報告があり，特に10代で感染性角膜炎症例の約96%がコンタクトレンズ使用者であったと報告されている．そのため，コンタクトレンズ使用には，十分な注意が必要で，今後の課題である．

b．歯科疾患

う歯被患率は，近年，中学生，高校生で低下傾向にある．「健康日本21」の目標項目として挙げられていた12歳児の1人平均う歯数の目標値1歯以下にほぼ並んだ．健康日本21（第二次）では，12歳児の1人平均う歯数が1.0歯未満である都道府県の増加が目標とされ，中間評価時点で目標を達成したため，目標値を47都道府県と再設定した．最終評価で37都道府県であり，目標値に達しなかったものの，ベースラインの7都道府県および中間評価時28都道府県から増加しており，改善であった．厚生労働省により6年ごとに調査される「歯科疾患実態調査」の2022（令和4）年度で，1993（平成5）年からの年次推移を見ると，10〜14歳で現在歯に対してう歯を持つ割合が低下傾向を示していたが，2022（令和4）年調査では上昇に転じている（図8.7）．低下傾向は幼児期の予防歯科対策の成果の現れとみることができるが，上昇に転じたのは新型コロナウイルス感染症による生活環境の変化が影響しているかもしれない．歯科疾患は再発率が高く，中学・高校時代，さらには成人になり予防や初期治療を怠ると，う歯のほかに歯周病を発症するなど，治療と再治療の結果，歯科医療費用が莫大になる．そのため，学齢期の児童・生徒などのう歯の予防活動が重要である．乳歯から永久歯に生え変わる時期は，5〜12歳くらいまでで，う歯になりやすい時期でもあり，学齢期からのう歯予防教室，食育など健康教育は非常に重要である．

図8.7 「現在歯」に対してう歯を持つ者の割合の年次推移（乳歯＋永久歯，10〜14歳）［厚生労働省，歯科疾患実態調査］

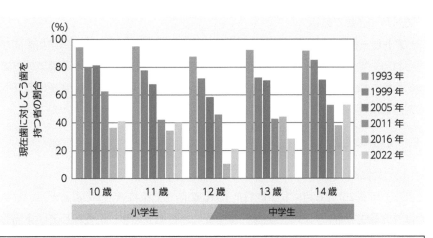

中学生・高校生の時期には，間食や治療の中断，歯磨きをしないといった悪習慣が定着したり，ホルモンバランスの乱れなどにより，歯肉の腫れや出血などの歯周病の初期段階である歯肉炎が起きやすくなる．歯みがきの際は，歯肉もチェックするなど，歯科の健康管理をしっかり行うことが重要である．

c. アレルギー疾患

2014（平成26）年に公布された「アレルギー疾患対策基本法」では，アレルギー疾患が国民生活に多大な影響を及ぼしている現状から，国，地方公共団体，医療保険者，国民，医師その他の医療関係者，学校などの設置者や管理者の責務を明らかにしている．学校における取り組みが求められる対象疾患は，食物アレルギー，気管支ぜん息，アトピー性皮膚炎である．

(1) 食物アレルギー　日本学校保健会が2013（平成25）年に実施した「学校生活における健康管理に関する調査」によると，小学校，中学校，高等学校の調査対象児童・生徒数に対する割合は，それぞれ食物アレルギーは4.5%，4.8%と4.0%，アナフィラキシーの既往は0.6%，0.4%と0.3%で，成長とともに低下している．しかし，2004（平成16）年の調査と比べると中学・高校で食物アレルギーが1.3倍，アナフィラキシーの既往が1.9倍も増加したと報告されている．食物アレルギーの特殊型である食物依存性運動誘発アナフィラキシーは，好発初発年齢が中学生・高校生の時期である．発症は，原因食物である小麦製品と甲殻類などの摂取後2時間以内の運動負荷の場合が大部分である．この「食物＋運動負荷」に寝不足やストレス，気温の寒暖差，アスピリンなどの非ステロイド性抗炎症薬など，いくつかの増強因子が関与する．運動前に原因食品の摂取をしないなどの生活指導を行う．

(2) 気管支ぜん息　2004（平成16）年の調査（「アレルギー疾患に関する調査研究報告書」（2007））で気管支ぜん息の有病率は，小学生6.8%，中学生5.1%，高校生3.6%である．その他の慢性疾患に比べ有病率が高く，難治ぜん息の生徒もいることから，学校保健では清掃時のマスク着用やチョークの粉の舞う座席を避けるなどの予防対策が必要である．

(3) アトピー性皮膚炎　中学生，高校生では2014（平成26）年以降増加傾向が見られる．学校生活中，おもに配慮すべき点はプールの水に含まれる塩素の皮膚への影響，紫外線防止，ペットなど動物との接触に関する指導，体育後の発汗への対応およびいじめ防止などである．

E.　心身の問題

a. いじめ問題

2013（平成25）年6月に公布された「いじめ防止対策推進法」によると，いじめとは，「児童生徒等に対して，当該児童生徒等が在籍する学校に在籍している当該

児童生徒等と一定の人間関係にある他の児童生徒等が行う心理的または物理的な影響を与える行為であって，当該行為の対象となった児童生徒等が心身の苦痛を感じているものをいう」と定義されている.

　学校におけるいじめは，1986（昭和61）年の東京都中2男子のいじめによる自殺を受け，大きな社会問題として認識されるようになった．それ以降も1994（平成6）年の愛知県中2男子，2006（平成18）年の北海道小6女子と福岡県中2男子，2011（平成23）年の滋賀県大津市中2男子のいじめによる自殺事件が発生した．特に大津市中2男子の自殺事件では，学校と教育委員会の対応が批判され，大きな社会問題として取り上げられた．その後も教員によるいじめや，SNSの中で起こるインターネットいじめなど，深刻な状況が続いている.

　2006（平成18）年のいじめ認知件数は，児童生徒千人あたり8.7件であったが，2019（令和元）年では46.5件となり，最近は増加傾向にあった．新型コロナウイルス感染症の影響もあってか2020（令和2）年で39.7件と前年より減少したが，2021（令和3）年には47.7件となっている.

　いじめは年齢別に特徴がみられる．中学生では，集団内の序列への関心が最も強くなる時期である．そのため，暴力，金銭要求，中傷などいろいろないじめが増加する傾向があり，自殺につながることもある．高等学校では，友達同士の差異を認め合うことができる時期であるため，いじめの件数が少なくなっていると考えられる.

　いじめ防止対策推進法では，学校が行ういじめ防止基本対策が規定されている．おもな内容は，学校での道徳教育の充実，いじめの早期発見・早期対応のための措置の強化，いじめ相談窓口の整備，インターネットいじめへの対策などである．いじめの未然防止や早期発見・早期対応が重要であり，教員のいじめに対する知識と指導力向上が重要である.

b. 子ども虐待，不登校

　「児童虐待の防止等に関する法律」（2000（平成12）年）によると，児童虐待とは，子どもを守る責任ある大人によって，子どもの身体への暴行，性的暴行，心身の正常な発達を妨げる減食・長時間の放置，著しい暴言・拒絶的対応・心理的暴行を行うことであると定義されている．この法律では，18歳未満者を児童と定義している．近年，児童相談所で対応した児童虐待相談対応件数は増加傾向にある（図8.8）．学校，児童福祉施設，病院その他の児童福祉関連団体および学校教職員（栄養教諭を含む），医師，保健師，弁護士など児童福祉に関係する者は，児童虐待の早期発見に努力義務がある．児童虐待は再発率が高く，死亡にもつながることがあり，社会全体で取り組む必要がある.

　不登校については，文部科学省の「不登校に関する実態調査」および「児童生徒の問題行動・不登校等生徒指導上の諸課題に関する調査」（問題行動等調査）により

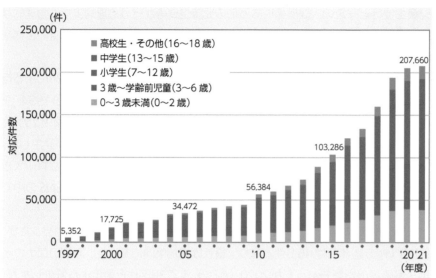

図 8.8　児童相談所における児童虐待相談の対応件数
2016（平成 8）年度から（ ）内の区分名に変更されている.
［福祉行政報告例］

実態が把握されている. 令和4年度「問題行動等調査」によると, 不登校は小学生で105,112人(1.70%), 中学生で193,936人(5.98%), 高校生で60,575人(1.39%)であり, 特に中学生の不登校割合が高い. 中学生不登校の要因とその頻度は, 本人に係る要因「無気力, 不安」47.1%,「生活リズムの乱れ, あそび, 非行」11.0%である. 学校に係る要因「いじめを除く友人関係をめぐる問題」12.5%,「学業の不振」6.5%,「いじめ」0.2%である. 家庭に係る要因「親子の関わり方」6.2%,

性的指向・性自認にかかわる児童生徒への対応

文部科学省では, 2015（平成27）年に「性同一性障害に係る児童生徒に対するきめ細かな対応の実施等について」の通知を出し, 翌年には教職員の理解促進のためのパンフレットを作成し, すべての小中高等学校などへ配布している. これらでは性的指向・性自認にかかわる児童生徒への対応として, ①教職員は悩みや不安を抱える児童生徒の良き理解者となるよう努め, 学校においては, 日頃より児童生徒が相談しやすい環境を整えておくことが重要であること, ②支援の際には管理職, 学級担任, 養護教諭, スクールカウンセラー, 教育委員会, 医療機関など, 学校内外の関係者が組織的に取り組むことが重要であること, ③学校生活を送るうえで服装やトイレなどについて特有の支援が必要な場合があることなどについて周知している. また, 大学などでの理解の促進や学生個人の心情などに配慮したきめ細やかな対応をとるよう独立行政法人日本学生支援機構が資料を作成し, 大学などへ配布している.

「家庭生活環境の急激な変化」2.5%,「家庭内の不和」1.8%であった.

c. 生徒の性教育と性感染症

厚生労働省の衛生行政報告書によると，10歳代の人工妊娠中絶は1955（昭和30）年から2000（平成12）年まで増加していたが，最近低下傾向にある．しかし，15歳未満の人工妊娠中絶は低下していない．思春期は性行為があれば最も妊娠しやすい時期であり，一方子育てに適さない年代でもある．そのため，中学生，高校生の性教育においては，性的な行為がないこと，確実な避妊は経口避妊薬（ピル）であることの指導が重要である．中学生，高校生の性感染症は性行為と性的虐待に起因することが多い．性感染症で罹患者が最も多いのはクラミジア感染症であり，淋菌感染症および性器ヘルペスが多く見られる．性感染症の予防はコンドームの使用が有効であると多くの研究で報告されている．

d. 生徒の喫煙・飲酒と薬物乱用

(1)喫煙　健康日本21（第二次）では，未成年者[*1]の喫煙をなくす目標が設定され，最終評価では男女とも喫煙率が減少し，B評価[*2]あった．2001（平成13）年の「健康日本21」開始時には，未成年者の喫煙をなくす目標はあまり現実的ではないとみられたが，最終評価（1996～2010年までの変化）では，中学校1年生男子は7.5%から1.6%，女子は3.8%から0.9%まで低下，高校3年生男子は36.9%から8.6%，女子は15.6%から3.8%まで低下し，喫煙率ゼロに近づいた．また，未成年者の受動喫煙対策として学校敷地内禁煙は有効であるという報告がある．しかし，2017（平成29）年に行った「学校における受動喫煙防止対策実施状況調査」によると，学校敷地内全面禁煙措置を講じている学校は90.4%で，まだ9%あまりの学校で児童生徒が受動喫煙に曝露されていることは，今後の課題である．

「未成年者喫煙禁止法」は1900（明治33）年に制定された．2000（平成12）年に改定され，罰金の最高額が50万円に引き上げられ，対象が販売行為者のみから，経営者，経営法人，役員，従業員などへと拡大され，さらに，販売者は未成年者の喫煙の防止に資するために年齢の確認その他必要な措置を講じるものとされた．2022（令和4）年4月1日より「二十歳未満ノ者ノ喫煙ノ禁止ニ関スル法律」として施行されている．日本は2005（平成17）年に「たばこの規制に関する世界保健機関枠組条約」を批准している．

(2)飲酒　1996（平成8）年，2000（平成12）年，2004（平成16）年の中学生，高校生の飲酒に関する調査[*3]では，中高校生飲酒経験率は低下傾向にあった．問題飲酒行動や飲酒による失敗経験者は男子では減少しているが，女子では減少していない．中学生，高校生の飲酒は急性アルコール中毒になりやすい．その原因としては，未成年者[*1]はアルコール代謝酵素が未発達で，血中濃度が高くなりやすいことと脳神経細胞がアルコールに対して感受性が高いことが挙げられる．また自己コントロールが弱く，強制飲酒させる危険性もあるので，家庭や学校で

*1　2022（令和4）年4月1日から，民法の改正により成年は18歳とされたが，喫煙年齢と飲酒年齢は20歳が維持された．

*2　B評価：現時点で目標に達していないが，改善傾向にある．

*3　厚生科学研究費補助金厚生科学特別研究事業「未成年者の喫煙および飲酒行動に関する全国調査」．同調査は「2021年中高生の喫煙及び飲酒行動に関する全国調査」に引き継がれている．

の飲酒防止教育が重要である．未成年者の飲酒の防止対策としては，1922（大正11）年に「未成年者飲酒禁止法」が公布され，2000（平成12）年に大幅改正され，酒類営業者に罰則が強化された．2022（令和4）年4月1日より「二十歳未満ノ者ノ飲酒ノ禁止ニ関スル法律」として施行されている．また，1995（平成7）年から対面販売を主とするため自動販売機の撤廃がすすめられているが，2021（令和3）年4月1日現在での残存率は1.0%である．中学生，高校生に対しては，1996（平成8）年から喫煙・飲酒，薬物乱用防止の健康教育が行われている．

(3) 薬物乱用　2018（平成30）年度に実施された「飲酒・喫煙・薬物乱用についての全国中学生意識・実態調査」によると，有機溶剤の生涯経験率は，男子で0.6%，女子で0.3%であり，全体では0.4%と報告されている．この結果は，2016（平成28）年調査と比べて，男女とも変化がなかった．喫煙と成人が同伴しない飲酒は，有機溶剤乱用と強い相関があったと報告されている．有機溶剤乱用による健康への被害知識の周知率は，2006（平成18）年をピークに減少傾向にあり，中学生に対して，有機溶剤の健康影響についての教育が必要であると考えられる．大麻の生涯経験率は，男子で0.4%から0.5%まで増加し，女子0.2%で変化はなかった．覚せい剤は男子0.4%で変化はなかったが，女子では0.1%から0.2%に増加した．危険ドラッグは男子0.4%で横ばいだったが，女子では0.1%から0.2%に増加した．

　また，オーバードーズ（市販薬乱用）については9章参照のこと．今までの調査研究では，生徒の薬物乱用の原因としては，親の暴力や薬物乱用，家庭不和，育児放棄，親の過剰な教育要求，同世代の薬物乱用環境，保護者の慢性疾患および生徒の慢性疾患などが挙げられる．児童生徒の薬物乱用問題は，思春期の大きな問題であり，取締まり対応だけではなく，家庭，学校，地域社会，インターネットや電話などで子どもが安心，信頼，相談できる環境を作ることが重要である．

8.3 生徒への食育

　中学生・高校生である思春期（青年期）は，第二次性徴が発来し，身体的発育・精神的発達が著しい．また，多くの生徒の活動量も増加するため，必要なエネルギー量や栄養素量が多くなる．思春期の発育・発達は，成人後の心身の健康にも大きな影響を与えることから，この時期を健康に過ごすためだけではなく，将来の健康を見通した視点での食育が必要となる．

A.　学校における食育

　思春期における食育は，おもに学校と家庭が担う．中学校では，小学校と同様に，学校ごとに「食に関する指導の全体計画」を作成するなど，学校全体を通した

* 岸田恵津ら，兵庫教育大学研究紀要，44，125-134（2014）

食育を推進しようとする枠組みが作られている．岸田ら*の2014年調査では，中学校での食育に実際にかかわっているのは家庭科教員，栄養教諭，養護教諭といった一部の教員で，指導体制作りが十分に行われていない実態があった．家庭科以外の教科での実践は小学校に比べると極めて少ない．給食実施校においては，未実施校よりも食育に関する取り組みが良好という結果が得られている．近年，中学校での給食実施校が増え，給食を活用した食育の実践，栄養教諭の配置が進んでいる．高等学校の学習指導要領総則には「学校における食育の推進」が明記され，一部の高等学校では給食の実施が開始されている．今後は，中学校，高等学校ともに学校全体としての取り組みが期待される．

B.　食生活

思春期の食生活の課題としては，①学校給食がない学校の生徒では，栄養素が不足しやすくなる*，②生活習慣の自立により，自ら選んで食事をする機会が増え，インスタント食品やスナック菓子など簡便な食事や好みの食事中心になりやすい，③塾通いやクラブ活動などのため不規則な食事時間，欠食，孤食など，食習慣が乱れやすい，④特に女子において痩身志向がみられ，肥満体型であるか否かにかかわらず「やせている」というボディイメージを求めて食事量を減らしたり，欠食したりする生徒が多く見られることなどが挙げられる．

* たとえば，カルシウム摂取量が15歳以降で減少するのは，学校給食で提供される牛乳などの摂取がなくなることが1つの要因と考えられる．令和元年国民健康・栄養調査結果7～14歳 639±225 mg，15～19歳480±246 mg（平均±標準偏差）．

思春期の望ましい食生活の指針としては，文部科学省「食に関する指導の手引き」に挙げられている6つの目標がある（表8.7）．

C.　食生活を営む力を身につける

自分に必要な栄養素量や適切な食事量を把握し，自分の食生活を振り返り，評価し，改善する力を身につける必要がある．また，自分の食生活を管理する力の基礎となる栄養バランスの取れた食事を用意できる知識や調理技術を習得することが求められる．特に，調理技術については，学校の調理実習だけでは不十分で

①食事の重要性	日常の食事に興味・関心をもち，食環境と自分の食生活との関わりを理解できる
②心身の健康	自らの健康を保持増進しようとし，自ら献立をたて調理することができる 自分の食生活を見つめ直し，望ましい食事の仕方や生活習慣を理解できる
③食品を選択する能力	食品に含まれている栄養素や働きがわかり，品質を見分け，適切な選択ができる
④感謝の心	生産者や自然の恵みに感謝し，食品を無駄なく使って調理することができる 環境や資源に配慮した食生活を実践しようとすることができる
⑤社会性	食事を通してより良い人間関係を構築できるよう工夫することができる
⑥食文化	諸外国や日本の風土，食文化を理解し，自分の食生活は他の地域や諸外国とも深く結びついていることがわかる

表 8.7　学年段階別に整理した資質・能力（例）「中学校」
［文部科学省，食に関する指導の手引第二次改訂版，p.22（2019）］

表 8.8　つながる食育推進事業実施校

2017（平成 29）年度：合計 17 校（小学校 14，中学校 2，高等学校 1，特別支援学校 0）					
北海道	七飯町立七重小学校	埼玉県	花咲徳栄高等学校	三重県	つつじが丘小学校
青森県	田子町立田子小学校	石川県	加賀市立山代小学校		百合が丘小学校
山形県	川西町立小松小学校	山梨県	甲州市立奥野田小学校	島根県	浜田市立三隅小学校
福島県	三春町立三春中学校	岐阜県	下呂市立下呂小学校	徳島県	三好市立辻小学校
	新地町立新地小学校	愛知県	瀬戸市立水野中学校	福岡県	宇美町立宇美小学校
栃木県	宇都宮市立今泉小学校	三重県	名張市立名張小学校		
2018（平成 30）年度：合計 13 校（小学校 9，中学校 4，高等学校 0，特別支援学校 0）					
福島県	三春町立三春中学校	三重県	東員町立笹尾西小学校	山口県	下松市立下松小学校
	新地町立新地小学校		東員町立笹尾東小学校		下松市立公集小学校
埼玉県	春日部市立立野小学校		東員町立城山小学校		下松市立花岡小学校
	春日部市立大増中学校	島根県	浜田市立三隅小学校	福岡県	筑後市立筑後中学校
三重県	東員町立東員第二中学校				
2019（平成 31，令和元）年度：合計 21 校（小学校 12，中学校 7，高等学校 0，特別支援学校 2）					
北海道	帯広市立大空中学校	石川県	中能登町立中能登中学校	三重県	三重県立聾学校
	帯広市立栄小学校		七尾市立七尾東部中学校	奈良県	橿原市立畝傍東小学校
山形県	山形市立東小学校	長野県	須坂市立東中学校		橿原市立橿原中学校
	山形市立桜田小学校		須坂市立仁礼小学校	山口県	宇部市立上宇部小学校
	山形市立第三中学校	静岡県	裾野市立東小学校		宇部市立琴芝小学校
福島県	三春町立三春中学校		裾野市立富岡第一小学校		宇部市立船木小学校
	新地町立新地小学校	三重県	三重県立松阪あゆみ特別支援学校		宇部市立新川小学校
2020（令和 2）年度＊：合計 8 校（小学校 4，中学校 2，高等学校 0，特別支援学校 0）					
福島県	三春町立三春中学校	静岡県	裾野市立東小学校	愛媛県	愛媛県立新居浜特別支援学校
	三春町立中郷小学校		裾野市立富岡第一小学校		愛媛県立新居浜特別支援学校
埼玉県	草加市立清門小学校	奈良県	広陵町立広陵中学校		川西分校
	草加市立新栄中学校		広陵町立広陵北小学校		

＊新型コロナウイルスの感染状況に鑑み，採択後，実施の希望があった委託先に絞って実施．

あり，家庭での実践を促す働きかけを工夫する．さらに，家庭生活では意識されにくい食料の生産・流通から食卓までの過程や食文化・環境・国際理解などのさまざまな課題との関連から食をとらえ，幅広い知識を身につけるという視点での教育も必要である．

中学校，高等学校ではクラブ活動などで日常的にスポーツに取り組む生徒が多い．スポーツをする場合，通常のエネルギーや栄養素に加え，スポーツで消費される分を付加しなければならない．また，競技力向上と食事との関連についてもさまざまな研究が行われている．このようにスポーツと食の関係は密接である．しかし，家庭科教育で実施されている食教育は，健康の維持増進を目的としており，必ずしもスポーツ活動を考慮した内容とはなっていないため，学校で学ぶ機会はほとんどない．また，近年，運動中の熱中症が増加しており，脱水についての知識を含め，スポーツと栄養の学習の場が必要である．

D. つながる食育推進事業

文部科学省では2017～2020（平成29～令和2）年度に「つながる食育推進事業」を展開していた．この事業は，学校が栄養教諭を中核として，地域の生産者や関係機関・団体等と連携し，実践的な食育を行うことで，小・中・高校生に食に関する正しい知識と望ましい食習慣を定着させるための食育の実践モデルを構築することを目的としている．この間，全国のモデル校で実践が行われた（表8.8）．この事業では図8.9に示す食育に関するアンケートが行われている．

図8.9 つながる食育推進事業における食育の取組に関するアンケート（教師用）

区分		評価指標	評価	職外
食に関する指導	給食の時間における食に関する指導	□給食の時間を活用した食に関する指導が推進され、機能しているか。	1 2 3 4	
		□栄養教諭と学級担任が連携した指導を計画的に実施できているか。	1 2 3 4	
		□学級担任による給食の時間における食に関する指導を計画どおり実施できているか。	1 2 3 4	
		□手洗い、配膳、食事マナーなど日常的な給食指導を継続的に実施できているか。	1 2 3 4	
		□教科等で取り上げられた食品や学習したことを学校給食を通して確認できているか。	1 2 3 4	
		□献立を通して、伝統的な食文化や、行事食、食品の産地や栄養的な特徴等を計画的に指導できているか。	1 2 3 4	
	教科等における食に関する指導	□教科・特別活動等における食に関する指導が推進され、機能しているか。	1 2 3 4	
		□栄養教諭が計画どおりに授業参画できているか。	1 2 3 4	
		□教科等の目標に準じ授業を行い、評価規準により評価できているか。	1 2 3 4	
		□教科等の学習内容に「食育の視点」を位置付けることができているか。	1 2 3 4	
	個別的な相談指導	□偏食、肥満・痩身、食物アレルギー等に関する個別的な相談指導が行われ、機能しているか。	1 2 3 4	
		□肥満傾向、過度の痩身、偏食傾向等の児童生徒に適切な指導ができているか。	1 2 3 4	
		□食物アレルギーを持つ児童生徒に適切な指導ができているか。	1 2 3 4	
		□運動部活動などでスポーツをする児童生徒に適切な指導ができているか。	1 2 3 4	
		□栄養教諭、学級担任、養護教諭、学校医などが連携を図り、指導ができているか。	1 2 3 4	

区分		評価指標	評価	職外
給食管理	栄養管理	□「学校給食実施基準」を踏まえた給食が提供されているか。	1 2 3 4	
		□「学校給食摂取基準」を踏まえた、栄養管理及び栄養指導ができているか。	1 2 3 4	
		□「学校給食摂取基準」及び食品構成等に配慮した献立の作成、献立会議への参画・運営ができているか。	1 2 3 4	
		□食事状況調査、嗜好調査、残食量調査等が実施できているか。	1 2 3 4	
	衛生管理	□「学校給食衛生管理基準」を踏まえた衛生管理がなされているか。	1 2 3 4	
		□衛生管理を徹底し、食中毒の予防に取り組めているか。	1 2 3 4	
		□調理過程から配膳までの手順や衛生管理を徹底し異物混入を予防できているか。	1 2 3 4	
		□国や学校等の対応方針に基づき、適切な食物アレルギー対応ができているか。	1 2 3 4	
		□検食を適切に実施し、記録を残しているか。	1 2 3 4	
		□保存食を適切に採取・保存し、記録を残しているか。	1 2 3 4	
		□調理及び配食に関する指導は適切に行うことができているか。	1 2 3 4	
		□物資選定委員会等への出席や食品購入に関する事務を適切に行うことができているか。	1 2 3 4	
		□産地別使用量の記録や諸帳簿の記入、作成を適切に行うことができているか。	1 2 3 4	
		□施設・設備の維持管理を適切に行うことができているか。	1 2 3 4	
連携・調整	食に関する指導	□教員同士の連携体制が構築され、食に関する指導が行われているか。	1 2 3 4	
		□栄養教諭は養護教諭、学級担任等と連携して指導ができているか。	1 2 3 4	
		□栄養教諭を中心として、家庭や地域、生産者等と連携を図った指導ができているか。	1 2 3 4	
	給食管理	□栄養教諭と教職員の連携のもと給食管理が行われているか。	1 2 3 4	
		□栄養教諭は学級担任・養護教諭等と連携して栄養管理、衛生管理ができているか。	1 2 3 4	
		□栄養教諭は、調理員等と連携して給食管理ができているか	1 2 3 4	
		□栄養教諭を中心として、納入業者や生産者等と連携を図った給食管理ができているか。	1 2 3 4	

9. 学生の健康

「学校教育法」において，「大学（学部・大学院）」「短期大学」「高等専門学校（高専）」に在籍している者を学生という．同法における「専修学校」（専門学校）に在籍する者は生徒の表記であるが，年齢的に近いことから，本章では「学生」と同意語として「大学生等」，また各学校をまとめて「大学等」とも表記する．なお，学生には過年度入学生，留年生，大学院生，社会人を経て入学する場合なども含まれることから，対象年齢は幅広いものとなるが，ここではおもに高等学校卒業以降の18歳から22歳未満を学生としてとらえる（図9.1）．なお，この年代で学生に該当しない者約17%*については，10章成人の健康に含む．

この学生の年代は，最も健康状態がよい時期である．一方で，主体的な行動が許されはじめ，体力的にも無理がきくため，健康管理がおろそかになりやすい時期ともいえる．なお，学生はこれまで未成年（20歳未満）と成年（成人，20歳以上）が

* 2020（令和2）年の18歳人口は，3年前の中学校および義務教育学校卒業者数ならびに中等教育学校前期課程修了者数として約117万人である．該当年度の大学，短大，専門学校の入学者と高専4年次在学者数を18歳人口で割った進学率は83.5%である．［大学入試のあり方に関する検討会議（第28回），大学入学者選抜関連基礎資料集第4分冊（制度概要及びデータ集関係）p.29，（2021）］

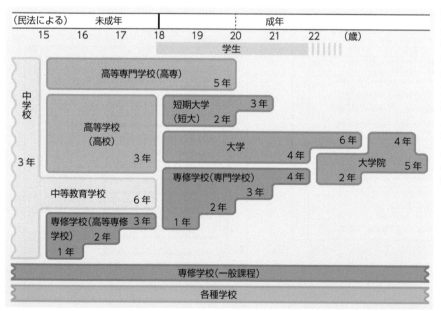

図 9.1　各学校の種類と本書でいう学生のおもな範囲
中学校には義務教育学校（小中9年）を含む．20歳における┊は，二十歳未満ノ者ノ喫煙ノ禁止ニ関スル法律や二十歳未満ノ者ノ飲酒ノ禁止ニ関スル法律による区分があることを示す．

混在する集団であったが，2022（令和4）年より民法による成年が18歳とされ，特に大学生では全員が成人となった．ただし，飲酒や喫煙については20歳に維持されており，法的な規制が異なる集団であることの認識は必要である．

9.1 学生の健康管理システム

　大学等に所属していることから，基本的には「学校保健安全法」の管理下にあるが（図9.2），授業後や長期休暇中にアルバイトで働く者は，「労働基準法」が適用される．2015（平成27）年には厚生労働省と文部科学省の連名により「学生アルバイトの労働条件に関する自主点検表」が公表されている．また，学生への周知として「アルバイトを始める前に知っておきたい7つのポイント」のリーフレットが作成され，労働条件通知書の見本も示されている（図9.3）．

　近年はSNSを通して，闇バイトや投資詐欺といった事件に巻き込まれる学生が散見され，喫煙，飲酒，薬物乱用といった健康管理上の問題と合わせ，学生生活を送るうえでの注意喚起，危機管理の周知がいっそう望まれる．

A. 健康診断（学内，市町村など）

a. 学内での健康診断

　学生の健康診断は所属する学校が行う．「学校保健安全法」でいう「学校」とは，学校教育法に規定されている学校であり，規定を専修学校に準用するとの記載もあり，専修学校は大学と同様の保健管理をすることとなっている．

　「学校保健安全法」では，毎学年に，大学生等（通信による教育を受ける学生を除く）の健康診断を行わなければならないと規定されている．「学校保健安全法施行規則」により健康診断における検査の項目は，①身長および体重，②栄養状態，③

図 9.2　学生の健康管理

図 9.2　学生の健康管理

内閣府
こども家庭庁

医療機関
事故，メンタルヘルス
（整形外科医，精神科医）

各種相談機関
・教育委員会
・文部科学省
・児童相談所

学生
・18歳から20歳代前半くらいまで
・専門学校，短期大学，大学，大学院などに所属

施策　健康診断・保健指導の実施

根拠法　学校保健安全法

学内
・保健管理センター　など
（医師，保健師，看護師，公認心理師または臨床心理士など）
・相談室

市町村
・20歳以上の女性の子宮がん検診

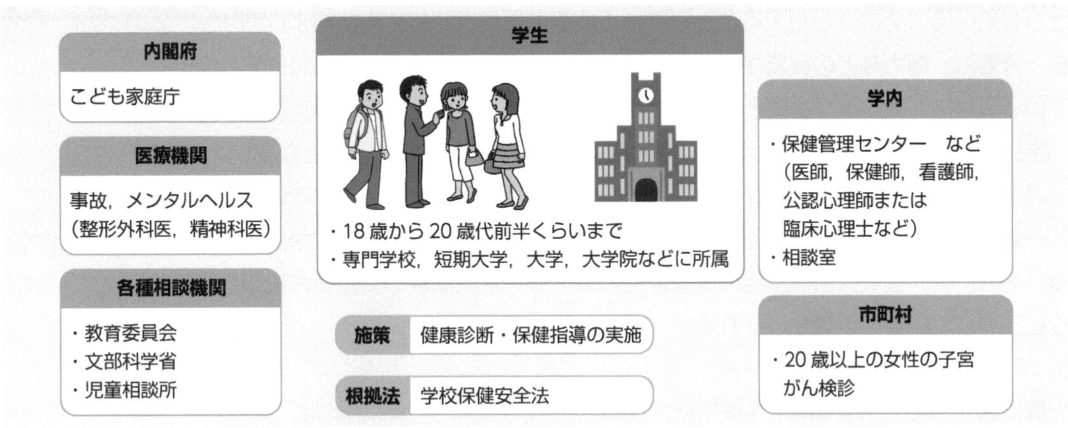

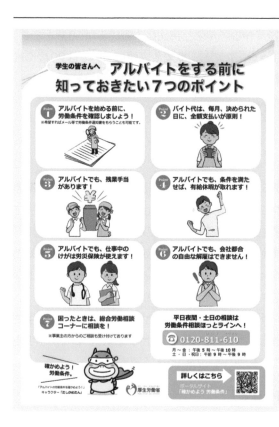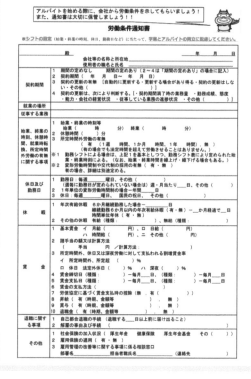

図9.3 アルバイト
を始める前に知って
おきたい7つのポ
イント
［厚生労働省 HP］

脊柱および胸郭の疾病および異常の有無，ならびに四肢の状態（大学等においては省略可能），④視力および聴力（大学においては省略可能，聴力は高等専門学校第2学年および第4学年において省略可能），⑤眼の疾病および異常の有無，⑥耳鼻咽頭疾患および皮膚疾患の有無，⑦歯および口腔の疾病および異常の有無（大学においては省略可能），⑧結核の有無（高等専門学校・大学の第1学年で実施する），⑨心臓の疾病および異常の有無（高等専門学校第2学年以上および大学の全学生については，心電図検査を省略可能），⑩尿（大学においては省略可能），⑪ その他の疾病および異常の有無，が義務付けられている．そのほか加えることができる検査の項目として，胸囲および肺活量，背筋力，握力などの機能が挙げられている．ほとんどの場合，義務付けられている項目に，大学等が必要と判断した項目を追加して実施されている．

　学生に対する健康診断は，大学等が時期を定めて一斉に実施することが多い．高等学校までと異なり，学生がクラスごとに授業を受けないため，学生をまとめて一斉に健康診断を受けさせることが難しく，健康診断を受けない学生が出てくる．そのため，健康診断を科目の履修要件にしたり，定期試験の受験要件にしたりと工夫している大学等もみられる．

b. 市町村などの健康診断

　健康増進法に基づく事業として市町村が実施している子宮がん検診は，20歳

以上の女性が対象者であるため，学生も20歳になれば受診できる．

B.　保健管理センターによる健康管理

　学校保健安全法では，学校には，保健室を設けると規定されており，大学等では保健管理センターなどの名称で保健室が設置されている．健康診断の実施，健康相談，健康指導，精神衛生管理，感染症の予防，環境衛生管理，保健管理に関する知識の普及・啓発，保健管理に関する調査研究などを行っている．大学等では専門的，先端的な研究や実験，実習などを行うため，特殊な健康障害リスクがあることや，学生の国際化に伴う対応など，これまでの学校保健安全法などの規定だけでは，また，各学校だけでは対応できないことが発生している．大学の保健管理センターと連携して，調査研究，情報発信を行う全国大学保健管理協会（公益社団法人）があり，年1回の全国研究集会で相互の情報共有を行っている．

　保健管理センターでは，学生の心理相談に対してカウンセラーを配置し，個別に相談できるよう配慮し，相談しやすい環境づくりを行っている．

C.　保険による補償制度

　学生になると，一人暮らしを始めたり，サークル活動やアルバイト，実験，実習など，初めて体験することが多く，時間的，地域的活動の幅も広がる．自身が事故にあったり，疾病にかかって放置し重症化させるなどのほか，対人，対物的な補償を求められることが予想され，入学手続き時に保険加入を求める大学等が多く，学生教育研究災害傷害保険など，学生は何らかの保険に加入している．学生総合救済における保険金の支払いの件数と金額の半数以上は，自転車事故が占めている．警視庁によると7割が頭部に致命傷を受けており，2023（令和5）年4月からの道路交通法改正で自転車の運転者は，乗車用ヘルメットをかぶることが努力義務とされた．また，自転車が加害者となり，歩行者と事故を起こすことも増えており，全国大学生活協同組合連合会の2020（令和2）年度の学生賠償責任保険支払実績では，賠償事故の件数で47%が自転車事故である．

D.　学外実習における健康管理

　保健・医療・福祉分野の専門職の養成を目的としている大学等では，医療・福祉施設内での実習に備えて，学生に感染症（麻疹，風疹，水痘，流行性耳下腺炎）の抗体検査を義務付け，抗体価が基準に満たない場合はワクチン接種を促し，免疫の獲得を確認している．この目的は，実習先では細菌やウイルスなどに曝露する機会が多いため，学生を感染症から守ると同時に，周囲の人（患者や医療関係者など）への院内・施設内感染を防止するためである．入学して早期に実習が行われることもあるため，入学手続き時に，抗体検査の結果提出を求める大学等も増えてい

る．さらに，実習先で患者の血液に触れる可能性がある学生には，B型肝炎(HBs)の抗原・抗体検査も行う．HBs抗原陰性，HBs抗体陰性の学生には，ワクチン接種を実施する．

HBs：hepatitis B surface

　教員免許状取得のための教育実習，保育実習など児童，乳幼児を対象とした実習を行う学生は，麻疹や風疹などの抗体の有無の確認が必須である．また，食品を取り扱う給食実習，保育園での実習においては，赤痢菌，サルモネラ，O157などの検便結果が必須である．自覚症状がなくても病原体に感染している無症状病原体保有者（健康保菌者）がいないか調べることが目的である．調理を行う際に食品を介して感染を拡大させてしまうことを予防する．

9.2 学生の健康の現状と課題

　学生は，ライフステージの青年期にあたる．この時期は，生殖機能が完成し，身体的にも子どもから大人になっていく段階である．社会的には親の保護から自立し，自分の力で生活をし始める時期であり，社会参加への移行期といえる．

　一般的に，障害や疾病による死亡は少なく，精神健康面での引きこもり，自殺などさまざまな問題が生じやすい．20歳代の死因の第1位は「自殺」であり，近年の学生への健康管理として重要な課題である．

　また，この時期は生活習慣の確立につながる最初の段階である．しかし，不規則な生活に陥りやすく，睡眠時間の乱れ，飲酒，喫煙などにより生活習慣の乱れが生じやすい．この時期の健康観は，病気の有無よりもむしろ美容や審美性の探求に偏りやすく，不適切な生活習慣や，極端なダイエット行動などの問題行動も起こしやすい．

A. 睡眠習慣と睡眠障害

　通常，人は約25時間周期の睡眠覚醒のリズムをもっている．朝の光を浴びることで覚醒を引き起こし，規則的な食事時間，日々の他者とのかかわりの中である一定の生活リズムを保持している．しかし，大学生等は進学を機に家族から離れて一人暮らしをする者も多く，深夜・早朝のアルバイト業務を選択するなど生活が大きく変化する時期である．学生生活でも，高校時代までの朝から授業が定刻に始まる規則正しい生活に比べ，自分の選択によって講義スケジュールを組むことが可能になるなどの自由度の高い生活は，結果的に不規則な生活リズムをもたらす危険をはらんでいる．

　令和3年社会生活基本調査では，大学生の就寝時刻について深夜1時以降が，平日でも全体の4割近く(37.9%)であり，深夜2時台に就寝する者も約1割(12.4%)

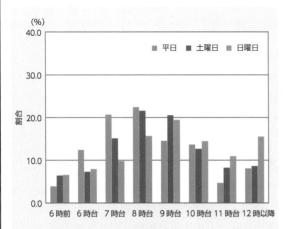

図 9.4　大学生の平均的な起床時刻
[資料：令和 3 年社会生活基本調査]

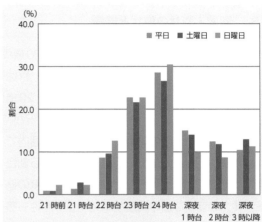

図 9.5　大学生の平均的な就寝時刻
[資料：令和 3 年社会生活基本調査]

となっている．起床時刻は平日では7時台〜8時台が多く，全体の5割を占めているものの，午前10時以降に起床する学生もおよそ3割（26.3%）存在しており，生活リズムの乱れやすい学生の生活が浮き彫りになっている（図9.4，図9.5）．

　令和元年国民健康・栄養調査の結果では，20歳代のうち7割程度は何らかの睡眠の質に対する課題を自覚している（表9.1）．スマートフォンの普及により入眠直前までSNSやゲームなどに熱中することや，就床後の光刺激は不眠にもつながることが示されており，特に注意が必要である．

　睡眠の質の低下が一過性の場合は，大きな問題が生じることはない．しかし，慢性的な睡眠の質の低下は，集中力の低下や，倦怠感の継続などをもたらし，生活リズムの乱れ，社会生活への適応そのものを脅かす可能性もある．そのため，睡眠習慣の確立は，健康的な生活の維持に重要であり，最も生活の乱れやすい時期にある学生への定期健診の問診や保健センター，健診時やオリエンテーションなど，多様な機会を活用した啓蒙や支援が重要である．

表 9.1　睡眠の質の状況
[令和元年国民健康・栄養調査]

設問：睡眠の質についておたずねします．あなたはこの 1 か月間に，次のようなことが週3回以上ありましたか．あてはまる番号をすべて選んで○印をつけてください．	総数（20歳以上の男女）		20 〜 29 歳	
	人数	%	人数	%
回答者	5,702	−	445	−
1.　寝つき（布団に入ってから眠るまでに要する時間）に，いつもより時間がかかった	792	13.9	85	19.1
2.　夜間，睡眠途中に目が覚めて困った	1,463	25.7	62	14.6
3.　起きようとする時刻よりも早く目が覚め，それ以上眠れなかった	927	16.3	29	6.5
4.　睡眠時間が足りなかった	1,063	18.6	152	34.2
5.　睡眠全体の質に満足できなかった	1,243	21.8	129	29.0
6.　日中，眠気を感じた	1,982	34.8	194	43.6
上記 1 〜 6 のようなことはなかった	1,761	30.9	120	27.0

B. 肥満・やせの現状と課題

令和元年国民健康・栄養調査によると，20歳代の肥満（BMI 25 kg/m² 以上）の割合は男性23.1%，女性8.9%である．一方，やせ（BMI 18.5未満）は男性6.7%，女性20.7%である．健康日本21（第二次）では20歳代の女性のやせの割合の目標値は20%以下であり，若干目標値を上回る状況が持続している．

女子学生では自己の体重が標準体重の範囲内であったとしても，やせ願望を抱く者が多く，自己の体型に不満を抱いている割合も男子学生に比べ多いことが指摘されている．やせが著しくなると，骨密度の低下，月経不順，低出生体重児出産，体力の低下などの問題が続発する可能性もある．健康より美容や審美性を重視する年代であるため，栄養摂取不足ややせが長期的に身体にどのように影響するのかを理解し，健康的な食事，運動習慣の獲得への支援が必要である．

C. メンタルヘルス：自殺対策の現状と課題

1996（平成8）年より大学生等の死因の第1位は自殺である．要因は，男性の場合，「学業不振」「その他進路に関する悩み」「うつ病」「就職失敗」で，自分の将来への不安や心配がおもな要因となっている．一方，女性の場合は，「うつ病」が最も多く，次いで「学業不振」「その他進路に対する悩み」「失恋」などが挙がっている．

学生時代は，子どもから成人し，自分の将来の現実と向き合う時期である．必ずしも自分の希望どおりにいかない現実や，将来に対する不安など精神的なストレスを抱えることも多い．しかし，これまでの「生徒」の時代と異なり，学生は，自ら健康管理することや自己の学習管理が期待され，自身が抱える課題に対して，自分から相談するという行動が求められる．そのため，深刻な事態になっていたとしても，専門家への相談機会を逸することも多い．大学生の自殺者の8割は大学内の保健管理センターなどの相談機関を利用することなく死に至っているとされ，大学生に対する自殺対策の難しさが指摘されている．

自殺は単なるその個人の問題ではなく，誰もが自殺に至るリスクを抱えている（表9.2）．そのため自殺を考えるような学生が自ら相談行動がとれるようにする

ハラスメント

ハラスメントとは，相手が不快になる言動や行動をすることをいい，嫌がらせやいじめなどを指す．大学において問題となるおもなハラスメントとして，令和元年度の文部科学省委託調査*では，セクシュアル・ハラスメント，アカデミック・ハラスメント，パワー・ハラスメント，モラル・ハラスメント，ジェンダー・ハラスメントを含む12の項目が挙げられている．

＊ 大学教育改革の実態把握及び分析等に関する調査研究（2020年3月）

表 9.2 自殺のリスク要因

[資料：大学生の自殺対策ガイドライン2010（国立大学法人保健管理施設協議会，メンタルヘルス委員会，自殺問題検討ワーキンググループ）]

大学生の特有のリスクとなるもの	大学（学生）生活不適応	不本意入学，孤立，不登校，ひきこもりなど
	学業不振	単位修得不良，留年，頻繁な欠席，卒論・修論の未提出など
	就職困難	進路決定保留，就職未定など
	長時間学修	研究活動や論文執筆などによる長時間学修
大学生以外でも重大なリスクとなるもの	自殺関連行動	虚無感，厭世的な思考，絶望感，自殺念慮，自殺未遂の既往など
	精神疾患	うつ病性障害，統合失調症，睡眠障害，心身症などの神経症性障害，発達障害など
	喪失状況	愛情対象の喪失，経済的困窮，家庭内不安，近親者の死別
	アルコール，物質（薬物）乱用	アルコールの過剰摂取・依存状態，大麻，覚せい剤，危険薬物などの乱用
	重大な対人被害	ハラスメント，深刻ないじめなど

ための啓発活動が重要である．メンタルヘルスの問題を学生が相談できる体制があることを周知し，学生に対して身近な友人や両親・指導教員などの支援者の協力を得ながら，必要に応じて専門家を紹介するなど，自殺を予防する活動は今後さらに重要となる（図9.6）．加えて，自殺は連鎖することもあり，自殺者が発生した場合の関係者へのメンタルケアも併せて求められている．

図 9.6 「まもろうよこころ」の相談窓口のリーフレット

[厚生労働省]

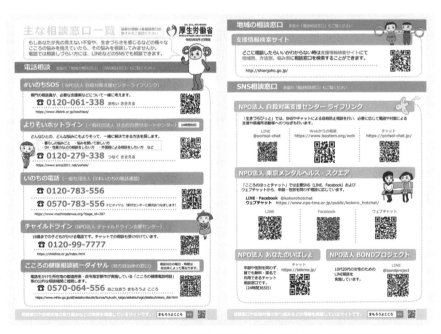

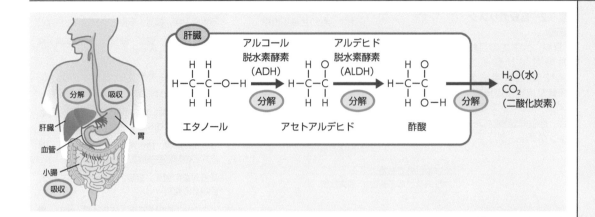

図 9.7　アルコール
の代謝（吸収と分解）
飲酒によりアルコー
ル（エタノール）は
胃と小腸で吸収さ
れ，血管を通り肝臓
で分解される．分解
されなかったものは
血流に乗って全身へ
運ばれ，再び肝臓へ
戻り分解，を繰り返
す．肺に行ったもの
は呼気から排出され
る．

D.　飲酒

　大学生等では，最初の2年間はサークル活動やアルバイト先などで20歳以上
の人に混じって活動することが多く，さまざまな機会で飲酒を勧められる場面も
起こる．民法の定める成年年齢が18歳に引き下げられたが，20歳未満の飲酒は，
「二十歳未満ノ者ノ飲酒ノ禁止ニ関スル法律」によって禁止されている．また，
20歳以上でも多量に飲酒し，急性アルコール中毒などで死亡する事例もあるこ
とから，飲酒に対する注意が必要である．アルコールの代謝について図9.7に示す．
飲酒については摂取する本人が自身の体質，体調を把握することはもちろん，同
席する者も注意が必要である．飲酒時は，アルコールの摂取量により，爽快期→
ほろ酔い期→酩酊初期→酩酊期→泥酔期→昏睡期となる（図9.8）．ビールの中び
んを4〜6本飲むと酩酊期となり，千鳥足になり，同じことを何度も話し，吐き
気・嘔吐が起こる．ビールの中びんを10本以上飲み，昏睡期になると，ゆり動
かしても起きない，大小便の失禁をきたすなどして，麻痺が脳全体に広がると呼
吸中枢（延髄）も抑制状態となり，死に至る場合もある．

　なお，急性アルコール中毒と思われる場合（意識がない場合）は，速やかに救急車
を手配するとともに，横向きに寝かせ，吐しゃ物で気管を塞がないようにする，
毛布や上着などで身体を温めるなどの対処が必要である．

E.　喫煙

　20歳未満の喫煙は，「二十歳未満ノ者ノ喫煙ノ禁止ニ関スル法律」により禁止さ
れている．友人や親など周囲の環境や，好奇心などから，学生時代に喫煙習慣が
始まる場合も多い．20歳未満の喫煙は20歳以上より習慣化しやすく，身体への
影響も大きい．20歳未満で喫煙を開始した場合，肺がん死亡率が非喫煙者に比
べて5.5倍となるほか，循環器疾患の罹患，慢性閉塞性呼吸器疾患（COPD）の罹

血中アルコール濃度(%)	酔いの程度	日本酒 (180 mL：1合)	ビール (500 mL：中びん1本)	ウイスキー (30 mL：シングル)		
0.02–0.05	爽快期	1合未満	1本未満	2杯未満	肌が赤らむ，陽気になる，判断力がやや鈍る，抑えられていた大脳辺縁系(本能や感情をつかさどる)の活動が活発になる	■ 働いているところ ■ 少し麻痺したところ □ 完全に麻痺したところ
0.05–0.11	ほろ酔い期	1〜2合	1〜2本	3杯	手の動きが活発になる，脈拍が速くなる，体温が上がる，理性が失われる	理性をつかさどる大脳皮質の活動が低下
0.11–0.16	酩酊初期	3合	3本	6杯	立つとふらつく，声が大きくなる，気が大きくなる	
0.16–0.31	酩酊期	4〜6合	4〜6本	10杯	千鳥足になる，同じことを何度も話す，呼吸が速くなる，吐き気・嘔吐	小脳に麻痺が広がる
0.31–0.41	泥酔期	7合〜1升(1.8 L)	7〜8本	ボトル1本(700 mL)	まともに立てない，歩けない，ろれつが回らない，意識がはっきりしない，今起きていることを記憶できない(ブラックアウト)状態	記号をつかさどる海馬が麻痺する
0.41–0.50	昏睡期	1升(1.8 L)以上	10本(5 L)以上	ボトル1本(700 mL)以上	排泄物の失禁，呼吸がゆっくりと深い，揺り動かしても起きない，呼吸をつかさどる延髄に影響が及ぶと死に至ることもある	麻痺が脳全体に広がる

大脳／海馬／小脳／脳幹／延髄

図 9.8 血中アルコール濃度と酔いの程度
血中アルコール濃度(%)を5倍した値がほぼ呼気中濃度(mg/L)となる．

患など，成人期の健康問題となる．いくつかの大学で実施されている学生の喫煙率の調査では，全体的な喫煙率は低下傾向が認められるが，学年が上がるにつれて喫煙率が上昇しているとの報告が多い．健康増進法に基づく受動喫煙の防止の施策を機に，大学構内の全面禁煙化が進み，2020(令和2)年4月1日からの全面施行により，特定屋外喫煙場所以外では禁煙である．成人識別システムの自動販売機の導入などにより，全体の喫煙率は低下傾向にある．今後も受動喫煙防止対

図 9.9 非喫煙者と喫煙者の肺の違い
[国立保健医療科学院，保健指導における学習教材集，p.211]

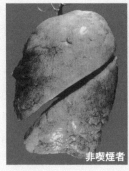
非喫煙者

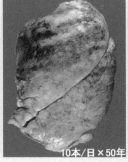
10本/日×50年
喫煙指数 500

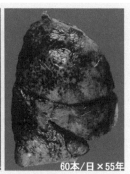
60本/日×55年
喫煙指数 3,300

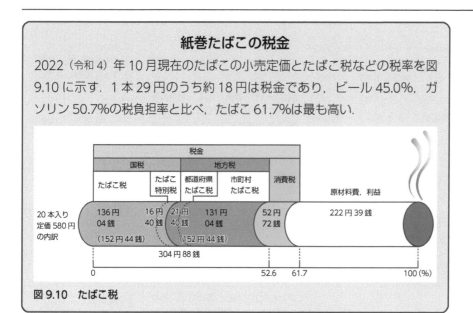

紙巻たばこの税金

2022（令和4）年10月現在のたばこの小売定価とたばこ税などの税率を図9.10に示す．1本29円のうち約18円は税金であり，ビール45.0%，ガソリン50.7%の税負担率と比べ，たばこ61.7%は最も高い．

図9.10　たばこ税

策などの遂行とともに，学生時代から喫煙に伴う身体への長期的影響を学び（図9.9），防煙・禁煙に向けた支援が重要である．

F. 薬物依存などに伴う健康問題の現状と課題

近年，大麻の所持など，学生における薬物汚染が報告されている．関西圏の4大学で実施された調査では，大学生の約4割程度は何らかの形で薬物を入手することは可能と考えており，違法薬物の存在は決して遠いものではないと受け止められている．違法薬物の中でも大麻や危険ドラッグなどは，インターネットの普及により入手がより身近な存在となっている．それゆえ興味本位や，薬物使用に対する罪悪感を抱きにくく，薬物乱用につながるリスクが高い．

薬物乱用対策は，大学生だけでなく，小学生から継続的に実施が求められている．国の第四次薬物乱用防止五か年戦略では，「青少年，家庭及び地域社会に対する啓発強化と規範意識向上による薬物乱用未然防止の推進」を掲げ，文部科学省，警察庁，厚生労働省，財務省，法務省，内閣府など関係省庁が取り組みを行い，青少年の危険ドラッグ事犯の検挙人員が年々減少するなど，一定の成果をあげた．ただし，20歳未満も20歳代も大麻の検挙数は急増しており，大きな問題となっている．2018（平成30）年からは第五次がスタートしている．「大学生等の学生に対する薬物乱用防止のための啓発の推進」として，文部科学省は啓発パンフレット「薬物のない学生生活のために～薬物の危険は意外なほど身近に迫っています～」を作成し，全国の大学新入生ガイダンス時などさまざまな機会を通して，学生に薬物乱用防止の啓発，指導の徹底を行っている．今後も継続的に啓発の機会

をつくり，オーバードーズも含め学生時代から薬物乱用防止対策を継続していくことが必要であろう．

9.3 学生への食育

　学生の時期は，親から独立し，社会人になる準備段階ととらえることができる．身体的には人生の中で最も充実しており，無理がきき，生活の乱れが身体的症状として表れにくい．また，多くの時間を自分の考えで自分のために使うことが可能な時期でもあり，一度生活が乱れると，それが習慣化してしまいがちである．これまでに家庭や学校で食育を受けてきており，理想の食生活に関する知識はありながら，実生活でそれをなかなか実践できない状況の者が多い．一度身に付いた悪い生活習慣を成人期後半で改めることには困難が伴うので，この時期に自主的に適切な生活習慣を確立することは，今後の健康で充実した人生の基礎となるとともに，次の世代の育成にもつながる．また，若い世代が担い手となる食育活動が期待されている．学生への食育を重視し，大学食堂などを利用した適切な食事内容の提示，運動・食環境改善などの取り組みがなされている．たとえば，大学生協では注文した料理の各栄養素量と必要量を確認できるアプリを開発・運用している．

A. 食生活状況と食育に関する意識

　内閣府食育推進室は，2009（平成21）年に大学生に対する食育を推進するにあたり，大学生を対象とした食生活などの実態と食育に関する意識についての調査を実施した．その結果，食育への関心度は全世代の平均より低く，朝食の欠食や食事の欠食，外食，ひとりで食事をする回数が多く，料理をする回数は週1回未満が半数近くであった．朝食の欠食は，上級学年ほど，男性ほど，下宿生ほど高く，生活時間の乱れとの関係がみられる．一方，自分が健康であると考えている者ほど欠食やひとりでの食事回数が少なく，食や食育に対する関心も高かった．生活時間を整え，食に対する関心・意識を高めることが生活の充実と健康感につながると考えられる．

　国民健康・栄養調査やその他の調査からも若い世代の食への関心と意識の低さ，食に関する知識と調理技術の低さが明らかになっている．また，女性のやせの人の割合は20歳代で約20％を占め，多くの女性がもつやせ志向は，将来の骨粗鬆症発症につながる可能性など，本人の健康が懸念されるだけでなく，将来の出産と育児への悪影響も心配される．

B. 食育の取り組み事例

　農林水産省は，2019（令和元）年11月に「若い世代の食事習慣に関する調査」を18〜39歳の男女2,000人を対象に実施し，朝食の摂食状況と経済状況の間に関連があること，小学生の頃に健全な食生活を実践していた人や学校で食に関する指導を受けていた人ほど，健全な食生活の実践を心がけていることなどを明らかにした．この調査を踏まえ，食生活と家計やライフスタイル，生活リズムとのバランスを意識した若い世代向けの啓発資料が農林水産省により作成された．また，具体的な食事内容について解説する食事バランスガイドについて，親子向け，中高年向け，高齢者向けと合わせ，若者向けが作成されている．

　2009（平成21）年から2016年（平成28）年まで，若い世代を対象とした食育推進に取り組んでいるボランティアの表彰を実施し，都道府県・指定都市・大学などから推薦された事例の活動状況を取りまとめた事例集を作成している．事例として，大学内食堂や任意団体が学生に対して行うものや，学生自らが団体を立ち上げて自分たちや地域を巻き込んで食育活動を実施しているものなどさまざまである．これらから，具体的な取り組み内容や，楽しさ，参加のしやすさなど効果的な若者へのアプローチ方法，他団体との連携状況などを知ることで，今後の新たな食育活動と状況や実績に応じた広がりをねらいとしている．

　若者に対して取り組みを進めている事例では，体験活動を取り入れ，コミュニケーションを重視したものが多い．また，強制ではなく，学生が楽しそうだから参加したいと思うような工夫を凝らし，金銭的負担が大きくならないよう配慮し，SNSなどを活用したり，おしゃれなパンフレットを用いたりする広報活動を行っている事例も多い．

　大学や短期大学の学生が，地方公共団体や企業と連携して食育を推進する取り組みがさまざまに行われている．これらの活動は，地域や広い世代への食育を学生が行う中で，学生自身の食育にもつながっている．

10. 成人の健康

　成人期としては18歳から65歳までをさす．20歳代前半までは学生の者も多いが，自立して社会生活を営む世代であり，仕事に就き，結婚，育児と人生の中で，社会においても多大な役割を担っている．身体的にも精神的にも成熟し，身体と知的な能力がいずれも安定した段階である．男女とも加齢と共に身体機能に変化を生じ，脂質異常症，メタボリックシンドローム，高血圧症などもみられ始める．性的機能の変化や女性では閉経がみられる．

10.1 成人の健康管理システム

　健康増進法や労働安全衛生法などに基づき，就業の有無や業種などにより健康診断，がん検診などが職場や地域で行われる（図10.1）．女性では，妊娠・出産の

図 10.1　成人期の健康管理

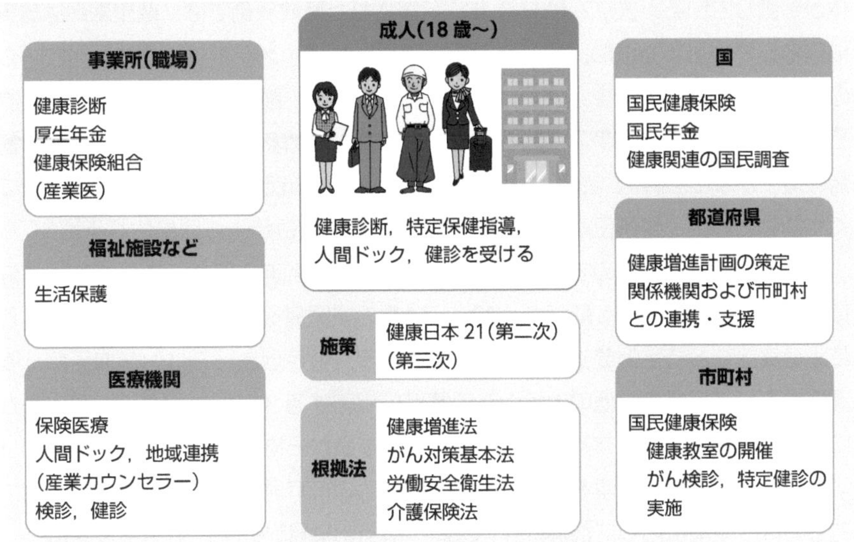

事業所（職場）
健康診断 厚生年金 健康保険組合 （産業医）

福祉施設など
生活保護

医療機関
保険医療 人間ドック，地域連携 （産業カウンセラー） 検診，健診

成人（18歳〜）

健康診断，特定保健指導，人間ドック，健診を受ける

施策	健康日本 21（第二次） （第三次）
根拠法	健康増進法 がん対策基本法 労働安全衛生法 介護保険法

国
国民健康保険 国民年金 健康関連の国民調査

都道府県
健康増進計画の策定 関係機関および市町村 との連携・支援

市町村
国民健康保険 　健康教室の開催 　がん検診，特定健診の 　実施

時期は就労の有無にかかわらず地域の母子保健の対象となる．男女とも約47年の成人期には，疾病発症や老化事象が生じ，さまざまな健康管理システムの受け手と担い手となる．人によっては医師，歯科医師，その他保健・医療スタッフや行政職につき，また，国民とし納税するなどで保健医療システムそのものを支え，国民の健康の維持・増進を担う．

学生は学校保健の管轄下にあるが，成人として年金の支払いが求められるなど，社会人としての扱いが始まる．また，事業所に勤務している人の多くは60歳から順次定年退職を迎えるが，「高年齢者等の雇用の安定等に関する法律」による再雇用制度や定年延長などもあり，就業の機会の確保もはかられている．高齢期に近くなると個々人の老化の進行具合が異なってくるため，乳児，幼児期のような成長段階をもとに年齢で管理することは難しい．

A. 成人全般における健康管理

日本における健康に関する施策として，1978（昭和53）年に第1次国民健康づくり対策が開始され，1988（昭和63）年に第2次，2000（平成12）年に第3次（健康日本21）が開始された．2012（平成24）年6月には第4次国民健康づくり対策として健康日本21（第二次）が策定され，個人の生活習慣の改善，個人を取り巻く社会環境の改善を通じて，生活環境，社会環境の向上を図り，健康寿命を延ばし，健康格差を縮小することを目標として取り組んできた（2013（平成25）〜 2023（令和5）年度）．

具体的な取り組みには，「健康寿命をのばそう！」をスローガンに，「スマート・ライフ・プロジェクト」がある．適度な運動，適切な食生活，禁煙，健診・検診の受診をテーマに，2022（令和4）年3月時点で6,853の企業・団体・地方公共団体が参画している．2022（令和4）年に公表された最終評価では，健康寿命は着実に延伸しつつあるものの，悪化した評価項目として，メタボリックシンドロームの該当者と予備群の減少，適正体重の子どもの増加，睡眠による休養を十分とれていない者の割合の減少，生活習慣病のリスクを高める量を飲酒している者の割合の減少が挙げられた．今後は，2023（令和5）年に策定された第5次国民健康づくり運動として，健康日本21（第三次）が2024（令和6）年より開始される．

2008（平成20）年度の老人保健法改正による「高齢者の医療の確保に関する法律」（高齢者医療確保法）に基づき，40 〜 74歳の被医療保険者・被扶養者に対する特定健康診査と特定保健指導が実施されている．特定健康診査は，高血圧症，脂質異常症，糖尿病その他の内臓脂肪の蓄積に起因するメタボリックシンドロームに着目した健康診査である．特定健康診査の結果から階層化し，生活習慣病のリスクがない人には，健康を維持・増進するための「情報提供」，リスクがある人に対しては，段階に応じて「動機付け支援」，あるいは「積極的支援」を実施する．

①健康手帳の交付（40歳以上対象）	健康診査，保健指導，健康相談，健康教育，訪問指導の記録
②健康教育（40～64歳）	集団（一般，歯周疾患，ロコモティブシンドローム（運動器症候群），慢性閉塞性肺疾患（COPD），病態別，薬） 個別（高血圧，脂質異常症，糖尿病，喫煙者）
③健康相談（40～64歳）	重点健康相談（高血圧，脂質異常症，糖尿病，歯周疾患，骨粗鬆症，女性の健康，病態別） 総合健康相談
④訪問指導（40～64歳の者）	家庭における療養方法，介護を要する状態になることの予防，家庭における機能訓練方法，住宅改造および福祉用具の使用，家族介護を担う者の健康管理，生活習慣病の予防など，関係諸制度の活用方法など，認知症に関する正しい知識，緊急の場合の相談先など，その他健康管理上必要と認められる指導

表 10.1　市町村が実施する健康増進事業

	実施主体	対象	
労働安全衛生法	事業者	一般健康診断	就労～退職時（雇用時・定期）
健康増進法	市町村	がん検診（子宮がん，乳がん，胃がん，肺がん，大腸がん，総合がん検診）	40歳以上（子宮がん検診は20歳以上）
		歯周病検診	40～70歳（10年に1回）
		骨粗鬆症検診	40～70歳女性（5年に1回）
		肝炎ウイルス検診	40歳，41歳以上の希望者，検診で異常のあった者
高齢者医療確保法	医療保険者	特定健康診査	40～74歳の被保険者・被扶養者

表 10.2　成人の健康診査，検診

　2002（平成14）年に制定された「健康増進法」に則り，がん検診，骨粗鬆症検診，歯周病検診，肝炎ウイルス検診が市町村では実施されている．生活習慣病や要介護の予防のための健康増進事業を実施している（表10.1）．さらに，健康増進法に基づき，国民健康・栄養調査が実施され，身体状況調査，栄養摂取状況，生活習慣について調査されている．労働者に対しては，労働安全衛生法に基づく一般健康診断が実施されている（表10.2，表10.3）．

　2019（令和元）年には，「健康寿命の延伸等を図るための脳卒中，心臓病その他の循環器病にかかる対策に関する基本法」が施行され，循環器病の予防や正しい知識の普及啓発，保険，医療および福祉サービスの提供体制の充実を目指している．

B.　労働者における健康管理システム

a.　労働者の健康

　日本は先進国のなかでも長時間労働で疲労度やストレスが高いといわれる．過労や強いストレスが持続すると心身の健康を損なうことにつながると考えられる．2014（平成26）年に施行された「過労死等防止対策推進法」は，過労死がその遺族だけでなく社会にとっても大きな損失であることから，過労死などの防止のための対策を推進し，仕事と生活を調和させ，健康で充実して働き続けることのできる社会の実現に寄与することを目的としている．

	基本的な項目	質問票（服薬歴，喫煙歴など），身体計測（身長，体重，BMI，腹囲），血圧測定，理学的検査（身体診察），検尿（尿糖，尿タンパク），血液検査（脂質検査（中性脂肪，HDL コレステロール，LDL コレステロール），血糖検査（空腹時血糖または HbA1c），肝機能検査（AST，ALT，γ-GT））
特定健康診査	詳細な健診の項目	一定の基準の下，医師が必要と認めた場合に実施 心電図，眼底検査，貧血検査（赤血球，血色素量，ヘマトクリット値），血清クレアチニン検査
特定保健指導	動機付け支援（生活習慣病の発症リスクの高い者が対象）	初回面接は，医師・保健師・管理栄養士などの専門家が個別面接 20 分以上（情報通信技術を活用した遠隔面接は 30 分以上），または 8 人以下のグループ面接を 80 分以上実施する．対象者は面接後，自分で生活習慣改善を実践する．6 か月後に面接，電話，メールなどで健康状態や生活習慣の改善状況を評価する
	積極的支援（よりリスクの高い者が対象）	動機付け支援の内容に加え，初回面接での指導後，面接，電話，メール，ファックス，手紙などにより適宜フォローをしていく（3 か月以上）

表 10.3　特定健康診査と特定健康指導の概要
HbA1c：hemoglobin A1c（エイワンシー），AST：aspartate aminotransferase（旧 GOT），ALT：alanine aminotransaminase（旧 GPT），γ-GT：γ-glutamyltransferase（旧 γ-GTP）

b. 労働者に対する健康管理システム

　事業者は，労働者に対して一般健康診断および特殊健康診断を実施しなければならない（表10.4）．個人事業主か法人などの会社形態かにかかわらず，事業者には，常勤の正社員を1人でも雇用している場合や，一部のパートタイム労働者*には，年1回の定期健康診断の実施が義務付けられている．健康診断の費用は事業者が負担する．また，現在では常勤の労働者が50人以上の事業所では，ストレスチェック制度に基づき，毎年ストレスチェックが実施されている．厚生労働省の働く人のメンタルヘルス・ポータルサイト「こころの耳」では，2014（平成26）年からメー

*　1 年以上のパートタイム労働者のうち，常勤者の労働時間を 1 として 3/4 以上の労働時間の者

表 10.4　労働者が受ける健康診断

	雇入時の健康診断	一般健康診断の項目 （雇入時の健康診断，定期健康診断）
一般健康診断	定期健康診断（1 年以内に 1 回）	①既往歴および業務歴の調査 ②自覚症状および他覚症状の有無の検査 ③身長[*1]，体重，腹囲[*1]，視力および聴力の検査 ④胸部エックス線検査[*1] および喀痰検査[*1, *2] ⑤血圧の測定 ⑥貧血検査（血色素量および赤血球数）[*1] ⑦肝機能検査（AST，ALT，γ-GT）[*1] ⑧血中脂質検査（LDL コレステロール，HDL コレステロール，血清トリグリセリド）[*1] ⑨血糖検査[*1] ⑩尿検査（尿中の糖およびタンパク質の有無の検査） ⑪心電図検査[*1]
	特定業務従事者の健康診断（6 か月以内に 1 回）	
	海外派遣労働者の健康診断	
	給食従業員の検便	
特殊健康診断	下記業務に常時従事する労働者，①屋内作業場などにおける有機溶剤業務，②鉛業務，③四アルキル鉛等業務，⑤高圧室内業務または潜水業務，⑥放射線業務（管理区域に立ち入る者），下記業務に常時従事する労働者および過去に従事した在籍労働者，⑦除染等業務・特定化学物質を製造しまたは取り扱う業務（一部の物質に係る業務に限る），⑧石綿等の取扱い等に伴い石綿の粉じんを発散する場所における業務	
じん肺健診	常時粉じん作業に従事する労働者および従事したことのある労働者	
歯科医師による健診	塩酸，硝酸，硫酸，亜硫酸，フッ化水素，黄りんその他歯またはその支持組織に有害な物のガス，蒸気または粉じんを発散する場所における業務に常時従事する労働者	

＊1　定期健康診断でそれぞれの基準に基づき，医師が必要でないと認めるときは省略することができる．
＊2　定期健康診断には含まない．

ル相談を実施し，事業者，産業保健のスタッフ，労働者とその家族に対してメンタルヘルス対策の知識や悩みを乗り越えた体験談などの情報を提供している．労働安全衛生法では，一定以上の時間外，休日労働を行い，疲労の蓄積や健康状態の不調を訴えた労働者に対しては，本人の希望があれば産業医による面接を実施することとしている．

都道府県には産業保健総合支援センターが設置され，産業医などの産業保健の専門家への支援や事業者への健康管理の啓発を実施している．また，独立行政法人労働者健康安全機構が運営する地域産業保健センターは，従業者数50人未満の小規模事業所に対して，産業保健サービスを無料で提供している（表10.5）．

c. 仕事と生活の調和（ワーク・ライフ・バランス）の実現

2007（平成19）年，内閣総理大臣が開催した仕事と生活の調和推進官民トップ会議で「仕事と生活の調和（ワーク・ライフ・バランス）憲章」および「仕事と生活の調

健康診断の結果を活かす

図10.2は，脳梗塞を発症したKさんの24～59歳までの健康診断結果を示している．20歳代は普通の体格であったが，加齢とともに体重が増加し，肥満となり，血中中性脂肪上昇，内臓脂肪の蓄積，血圧上昇など臨床検査値異常が出はじめ，動脈硬化が進行し，50歳代半ばで脳梗塞を発症した．いつどのように対応すれば発症は防げただろうか．健康診断結果の推移から自分の身体状況を正しく把握し，行動変容につなげることが重要である．Kさんの場合，体重が増加し始めた20歳代後半，臨床検査結果の異常が数項目出てきた30歳代半ばから食・運動・休養・飲酒などの生活習慣の改善ができていれば動脈硬化の進展は防ぐことができたと考えられる．そして，最も大切なのは禁煙である．

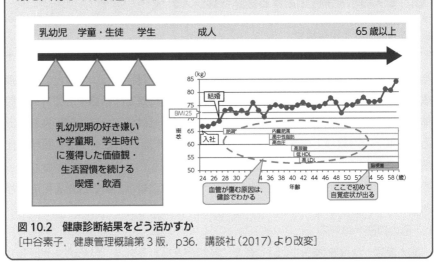

図10.2　健康診断結果をどう活かすか
[中谷素子，健康管理概論第3版，p36，講談社（2017）より改変]

表 10.5　産業保健総合支援センターと地域産業保健センターの業務

	対象	業務内容
産業保健総合支援センター（都道府県）	労働者 50 人以上の事業所，産業医や衛生管理者などの産業保健関係者	専門的研修・相談，産業保健情報の提供など
地域産業保健センター	労働者 50 人未満の事業所	健康相談窓口開設，個別訪問による産業保健指導

和推進のための行動指針」が策定された．これらに基づき，厚生労働省は長時間労働の削減や育児，介護休業法の周知徹底や男性の育児休業の取得を促進し，ワーク・ライフ・バランスをとることを促している．その後，2018（平成30）年に「働き方改革を推進するための関係法律の整備に関する法律」が成立した．これを受け，労働時間等の設定の改善に関する特別措置法，労働時間等見直しガイドラインが改正され，2019（平成31）年から適用されている．労働者の柔軟な働き方の推進によって，時間外労働を削減し，年次有給休暇を取得しやすくすることで，労働者の心身の健康保持が求められている．2019年の新型コロナウイルス感染症の拡大後の働き方として厚生労働省は2021（令和3）年に「テレワークの適切な導入及び実施の推進のためのガイドライン」を改定し，ICTを活用し自宅などで仕事をする事業場外勤務（テレワーク）を適切な労務管理に基づき推進している．

ICT：information and communication technology

d.　職場における受動喫煙防止対策

2005（平成17）年にWHO総会で「たばこの規制に関する世界保健機関枠組条約」が発効し，日本でも2013（平成25）年に「第12次労働災害防止計画」が策定され，2017（平成29）年までに職場で受動喫煙を受けている労働者の割合を15%以下にするという目標が掲げられた．労働安全衛生法により2015（平成27）年6月から労働者の健康の保持増進のための措置とされ，ガイドラインが作成された．適切な受動喫煙防止措置の実施が事業者の努力義務となった*．

* 2018（平成30）年の健康増進法の一部を改正する法律による多数の者が利用する施設の措置義務については，2020（令和2）年より全面施行となっており，本対策と区別される．

C.　成人の精神保健における健康管理システム

a.　成人における精神疾患

成人期では，仕事，家庭，地域社会での役割をこなす一方，人間関係などによるさまざまなストレスを抱えることが多くなる．その結果，うつ病などの精神疾患を生じることがある．3年ごとに実施される患者調査では精神疾患の外来受診率は，近年増加傾向がみられる（図10.3）．また，年齢階級別の自殺数の推移をみると，40～69歳が上位を占めており，加齢や更年期による身体的な問題と仕事や家庭の人間関係，失業や収入減などの生活状況からくる心の問題がかかわっていることが多いと考えられる（図10.4）．うつ病は自殺などにつながる可能性があり，成人における心の問題への早期の対処が必要である．

b.　心の問題への対応

成人期は，仕事を休みにくい，育児に時間がとられるなど，自らのストレスや

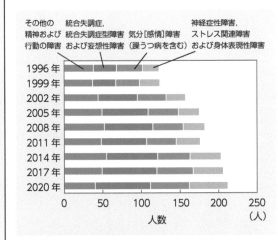

図 10.3　精神疾患の外来受診率の推移（人口 10 万対）
[厚生労働省，令和 2 年患者調査]

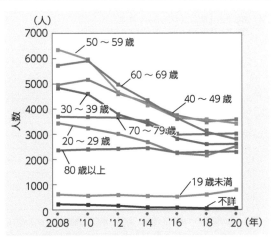

図 10.4　年齢階級別自殺者数の推移
[警察庁，自殺統計]

心の不安定さを自覚しても受診する機会を設けにくい．しかし，心の問題は早期に専門家に相談し対処することが必要である．放置すると仕事や家庭に支障をきたすなど，生活全般への影響が大きくなる．心の問題を相談できる地域の窓口として，保健所には，精神保健福祉士，精神保健福祉相談員が配置されている．また，各都道府県には精神保健福祉センターが設置されており，精神科医師，精神科ソーシャルワーカー，公認心理師(または臨床心理士)，保健師などの職員がおり，相談することができる．さらに，精神科のクリニックや病院を受診して，医師の診察を受け，カウンセリングや薬の処方を受けることができる．就労者に対しては，2006 (平成18) 年に，労働安全衛生法に基づき「労働者の心の健康の保持増進のための指針」が示され，各事業者がメンタルヘルス対策に積極的に取り組むこととされた．2015 (平成27) 年には，同法に基づく「ストレスチェック制度」が施行され (表10.6)，医師，保健師などによる心理的な負担の程度を把握するための検査(ストレスチェック，図10.5)を実施することが事業者の義務となった．

表 10.6　ストレスチェック制度の概要

目的	労働者が自分のストレス状態を知ることで，早期に対処でき，メンタルヘルスの不調を未然に防止する一次予防
実施時期とチェック内容	事業者は，1 年以内ごとに 1 回，定期に下記の検査を実施する（労働者 50 人未満の事業所は当分の間努力義務）
	①労働者の心理的な負担の原因に関する項目
	②労働者の心理的な負担による心身の自覚症状に関する項目
	③職場における他の労働者による当該労働者への支援に関する項目
実施方法	質問票を労働者に配布し記入してもらい，医師などの実施者が回収，評価する．医師などの実施者は，高ストレス者を選別し，高ストレス者に対して必要時面接指導を実施する

A	あなたの仕事についてうかがいます.				
	最もあてはまるものに○を付けてください.	そうだ	まあそうだ	ややちがう	ちがう
1.	非常にたくさんの仕事をしなければならない	1	2	3	4
2.	時間内に仕事が処理しきれない	1	2	3	4
3.	一生懸命働かなければならない	1	2	3	4
4.	かなり注意を集中する必要がある	1	2	3	4
5.	高度の知識や技術が必要なむずかしい仕事だ	1	2	3	4
6.	勤務時間中はいつも仕事のことを考えていなければならない	1	2	3	4
7.	からだを大変よく使う仕事だ	1	2	3	4
8.	自分のペースで仕事ができる	1	2	3	4
9.	自分で仕事の順番・やり方を決めることができる	1	2	3	4
10.	職場の仕事の方針に自分の意見を反映できる	1	2	3	4
11.	自分の技能や知識を仕事で使うことが少ない	1	2	3	4
12.	私の部署内で意見のくい違いがある	1	2	3	4
13.	私の部署と他の部署とはうまが合わない	1	2	3	4
14.	私の職場の雰囲気は友好的である	1	2	3	4
15.	私の職場の作業環境(騒音,照明,温度,換気など)はよくない	1	2	3	4
16.	仕事の内容は自分にあっている	1	2	3	4
17.	働きがいのある仕事だ	1	2	3	4

B	最近1か月間のあなたの状態についてうかがいます.				
	最もあてはまるものに○を付けてください.	ほとんど なかった	ときどき あった	しばしば あった	ほとんど いつもあった
1.	活気がわいてくる	1	2	3	4
2.	元気がいっぱいだ	1	2	3	4
3.	生き生きする	1	2	3	4
4.	怒りを感じる	1	2	3	4
5.	内心腹立たしい	1	2	3	4
6.	イライラしている	1	2	3	4
7.	ひどく疲れた	1	2	3	4
8.	へとへとだ	1	2	3	4
9.	だるい	1	2	3	4
10.	気がはりつめている	1	2	3	4
11.	不安だ	1	2	3	4
12.	落着かない	1	2	3	4
13.	ゆううつだ	1	2	3	4
14.	何をするのも面倒だ	1	2	3	4

図 10.5　職業性ストレス簡易調査票(57 項目)
[厚生労働省,「こころの耳」HP より一部抜粋]

D.　女性に対する健康管理システム

　成人女性の多くは,妊娠や出産を経験し,育児や家事などの役割を担うことが多い.しかし,近年は晩婚化や高齢出産などが少子高齢社会の課題として取りあげられることが多い.

　産業別に就業人口の女性比率を見ると,医療福祉で約76%,宿泊業・飲食サービス業が約63%となっている(図10.6).女性の社会進出に伴い,いわゆる専業主婦(男性雇用者と無業の妻からなる世帯)と兼業主婦(雇用者の共働き世帯)の割合は,1990年代前半を境に逆転している(図10.7).成人期の女性の健康管理は次世代の健全な育成の観点でも重要である.

a.　女性を対象とした健康管理事業

　厚生労働省では,女性の健康に関する知識の向上と,女性を取り巻く健康課題

		非常に	かなり	多少	全くない
15.	物事に集中できない	1	2	3	4
16.	気分が晴れない	1	2	3	4
17.	仕事が手につかない	1	2	3	4
18.	悲しいと感じる	1	2	3	4
19.	めまいがする	1	2	3	4
20.	体のふしぶしが痛む	1	2	3	4
21.	頭が重かったり頭痛がする	1	2	3	4
22.	首筋や肩がこる	1	2	3	4
23.	腰が痛い	1	2	3	4
24.	目が疲れる	1	2	3	4
25.	動悸や息切れがする	1	2	3	4
26.	胃腸の具合が悪い	1	2	3	4
27.	食欲がない	1	2	3	4
28.	便秘や下痢をする	1	2	3	4
29.	よく眠れない	1	2	3	4

C あなたの周りの方々についてうかがいます.
　最もあてはまるものに○を付けてください.

		非常に	かなり	多少	全くない
次の人たちはどのくらい気軽に話ができますか？					
1.	上司	1	2	3	4
2.	職場の同僚	1	2	3	4
3.	配偶者，家族，友人等	1	2	3	4
あなたが困った時，次の人たちはどのくらい頼りになりますか？					
4.	上司	1	2	3	4
5.	職場の同僚	1	2	3	4
6.	配偶者，家族，友人等	1	2	3	4
あなたの個人的な問題を相談したら，次の人たちはどのくらいきいてくれますか？					
7.	上司	1	2	3	4
8.	職場の同僚	1	2	3	4
9.	配偶者，家族，友人等	1	2	3	4

D 満足度について

		満足	まあ満足	やや不満足	不満足
1.	仕事に満足だ	1	2	3	4
2.	家庭生活に満足だ	1	2	3	4

を社会へ広めるために，毎年3月1日から8日までを「女性の健康週間」としている．また，健康日本21（第二次）では，女性の平均寿命は男性より約6年長いものの，健康寿命と平均寿命の差である日常生活に制限のある期間は，女性のほうが長いことが指摘されている．妊娠中の喫煙や受動喫煙が胎児に影響があること，子宮頸がんや乳がんなどの女性固有の疾患の予防や早期発見の重要性など，女性への健康指導が必要とされている．そこで，国や地方公共団体が中心となり女性の健康づくりに関する啓発事業を開催している．また，各地方公共団体において，女性健康支援センター事業として，思春期から更年期までの女性を対象に，身体・精神的な悩みに関する相談指導や情報提供を行っている（表10.7）．さらに，厚生労働省研究班により，女性の健康を包括的に支援するためのサイト「女性の健康推進室ヘルスケアラボ」により情報発信されている．

　なお，女性の労働者に対しては，健康を害する可能性があるとして，①危険有

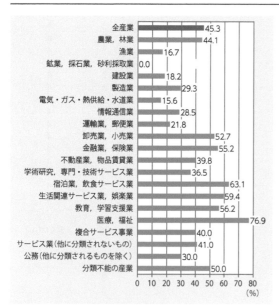

図10.6　産業別就業者の女性比率
[資料：総務省，労働力調査（令和2年）]

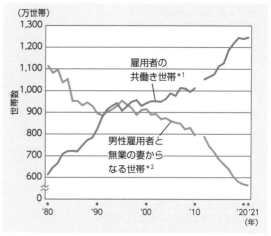

図10.7　共働き等世帯数の推移
＊1　夫婦共に非農林業雇用者（非正規の職員・従業員を含む）の世帯．＊2　夫が非農林業雇用者で，妻が非就業者（非労働力人口及び完全失業者）の世帯．2010年と2011年は，岩手県，宮城県および福島県を除く値のため示していない．[内閣府，男女共同参画白書令和4年版]

表10.7　女性健康支援センター事業の概要

対象者	①思春期で健康相談を希望する者 ②妊娠，避妊について適格な判断を行うことができるよう，相談を希望・必要とする者 ③不妊に関する一般的な相談を希望する者 ④メンタルケアの必要な者 ⑤婦人科疾患，更年期障害を有する者 ⑥その他，性感染症を含め女性の心身の健康に関する相談を希望する者など
事業内容	身体的，精神的な悩みに対する相談指導，相談指導を行う相談員の研修養成，相談体制の向上に関する検討会の設置，妊娠に悩む者に対する専任相談員を配置，その他の相談に必要な事項について実施する．
実施担当	医師，保健師または助産師など

害業務の就業制限，②簡易業務転換，③変形労働時間の適用制限，④時間外労働の制限，⑤休日労働の制限，⑥深夜労働の制限，⑦育児時間の確保，⑧生理日の就業制限が設けられている．また，労働基準法に基づき，女性労働者が請求した場合，産前6週間（多胎妊娠の場合は14週間）以内，また産後8週間の就業禁止が定められている．

b. 女性の交代制勤務・夜間労働（夜勤）と健康管理

　女性は労働基準法の改正により，医師，看護師などの医療従事者や旅客機の客室乗務員などの特殊な職種以外でも，18歳以上の女性の深夜勤務が可能となっている．交代制勤務は不規則な生活を強いられ，自律神経系やホルモン分泌への影響がある．夜勤労働者は通常日中に睡眠をとるが，女性の場合，日中も育児や家事に追われて十分な睡眠をとれず，心身の健康を害する可能性につながる．世界保健機構（WHO）では，交代制勤務自体に発がん性と関連がある可能性を指摘

している．わが国では，夜勤・交代制勤務者に対して，事業者は6か月に1回健康診断を実施することが義務付けられている．

10.2 | 成人の健康の現状と課題

　成人期は，25～44歳くらいまでを壮年期，45～64歳くらいまでを中年期ともいう．中年期にはそれまでの長年の生活習慣として喫煙，飲酒，食生活，運動の影響を受け，肥満，脂質異常，高血圧，高血糖，歯周病などになり，がん（悪性新生物），脳血管疾患，心疾患などを発病する人が増える．高齢期へ健康な状態を保ち，生活の質を高める心がけが必要である．ここでは，成人期の健康課題として，ストレス，薬物，運動，喫煙，更年期障害をとりあげる．

A.　ストレスと健康

　ストレスとは，「心身のゆがみ」つまり健康的な生活を継続するための恒常性が維持できていない状態である．ストレスの誘因として，①物理的ストレッサー（外部環境の温度や音など），②社会的ストレッサー（経済状況や人間関係など），③心理的ストレッサー（個人の緊張，不安，焦りなど），④生理的・身体的ストレッサー（疲労や不眠など）が挙げられる．さらに分類すると①②は外的な誘因（外的ストレッサー）であり，③④は内的な誘因（内的ストレッサー）である．ストレッサーの影響が続くと，人は図10.8のような適応反応の過程をたどるといわれている．

a.　成人期のライフイベントとストレス

　成人期という成長段階を考慮すると，ストレッサーを誘因しやすいライフイベ

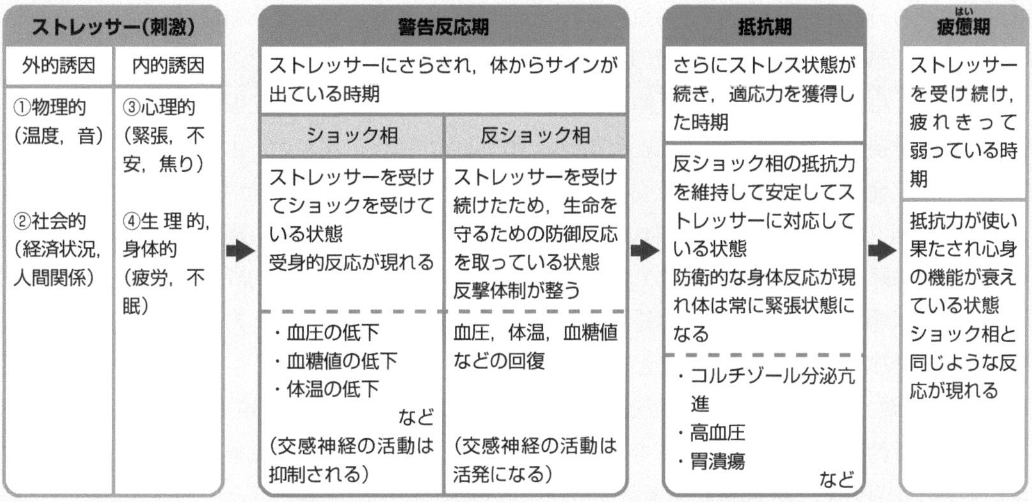

図10.8　ストレスと反応

ストレッサー(刺激)		警告反応期		抵抗期	疲憊期
外的誘因	内的誘因	ストレッサーにさらされ，体からサインが出ている時期		さらにストレス状態が続き，適応力を獲得した時期	ストレッサーを受け続け，疲れきって弱っている時期
①物理的（温度，音）	③心理的（緊張，不安，焦り）	ショック相	反ショック相	反ショック相の抵抗力を維持して安定してストレッサーに対応している状態防衛的な身体反応が現れ体は常に緊張状態になる	抵抗力が使い果たされ心身の機能が衰えている状態ショック相と同じような反応が現れる
②社会的（経済状況，人間関係）	④生理的，身体的（疲労，不眠）	ストレッサーを受けてショックを受けている状態受身的反応が現れる	ストレッサーを受け続けたため，生命を守るための防御反応を取っている状態反撃体制が整う		
		・血圧の低下・血糖値の低下・体温の低下　　　　　　　など（交感神経の活動は抑制される）	血圧，体温，血糖値などの回復（交感神経の活動は活発になる）	・コルチゾール分泌亢進・高血圧・胃潰瘍　　　　　　　など	

ントに, 20歳代〜30歳前半では, 進学, 一人暮らし, 就職, 恋愛, 結婚, 配偶者との共同生活, 妊娠や出産, 育児, 配偶者の親との同居などが挙げられ, 続く30歳後半〜50歳代にかけては, 出世競争, 転勤, 転職, 社会的地位の変化, 子どもの独立, 別居, 離婚, 家族の介護, 親との死別, 友人との死別, 定年退職, 老化に対応した活動などが挙げられる. これらのライフイベントはおもに内的なストレッサーで, ライフイベントに伴うストレスにどのように対処していくか(ストレスコーピング)が重要である.

b. ストレスコーピング

　ストレスへの対処行動を「ストレスコーピング」といい, ①ストレッサーそのものに働きかけて消失または軽減する, あるいは回避する, ②自分自身もしくは他者の協力を得て解決する, ③ストレスを発散する, という3つの行動が代表的なものである.

(1) ストレッサーの消失, 軽減, 回避　ストレッサーを回避もしくは変更することが可能であれば, その具体的な方策を考えることが重要となる. 方策が実践可能なものであり, 計画的に, 段階的に対処が進んでいることを実感できることが望ましい. それによってストレッサーそのものが変化するとともに, 自身も働きかけとして成功している面に気付くことができ, 社会的ストレッサーに含まれるストレッサーに対するとらえ方（認知的評価）が変化して肯定的, 楽観的な思考に導かれ, 結果としてストレスの軽減につながる.

(2) 他者の協力　自分のみでの対処が難しい場合には, 他者からの支援を得る方策も考える. 身近な相手に相談をすることに始まり, ①専門職のカウンセリングを受ける, ②同じ環境下にある同僚や上司と解決に向けての話し合いをもつ, ③問題解決を支援する相談窓口を活用する, ④同じ立場にある家族会に参加するなど, ソーシャルサポートの観点から支援してもらう相手を幅広く活用することを検討する. もちろん身近な存在であり自分を十分理解してくれている家族も最適な相談相手であるが, ストレス軽減のためには両者の関係性が良好であることが重要である. 自分の状況を正しく正直に伝えられるとともに家族の助言を誠実に受け止める必要がある. そうすることで両者の信頼関係がさらに深まり, より効果的な対処に発展することが可能となる. 一方, 本人の思い込みが強いと（表10.8）, せっかくの支援が有効に働かない可能性もある. 状況に応じて少し距離を取りつつ, 冷静で客観的な受け止め方ができるようになることも, 認知的評価が非効果的な状態に陥らないためには重要である. 支援者側は物事のとらえ方の偏りなどがないかを一緒に点検することも必要である.

(3) ストレス発散　ストレスを発散する行動では, ①運動, 休息, 睡眠, 食事, 入浴など生活行動を通じて身体的・精神的に働きかけるもの, ②人以外の動植物を含む他者とのかかわりを通じて感情を発散させ信頼感や安心感を得ることに

表10.8　物事のとらえ方の偏りや歪み

表10.8　物事のとらえ方の偏りや歪み [参考：2016文部科学省，心のケア各論]	1. 破局的な見方	少しの困難から破局や不幸の結末を想像する
	2. 全か無かの思考	二者択一的な思考で，常に極端な考え方となる
	3. 過度の一般化	出来事や体験を過度に一般化することによって1つの解決にすべてを決めつける
	4. 感情的判断	感情や気持ちが先行しながら出来事や事実の是非や意味を判断する
	5. 自己の関係づけ	出来事や事実を自分に責任があるように判断する
	6. 思いつきによる推論	思いつき，場あたり的，独断などによって決めつけてしまう

よって精神的に働きかけるもの，③趣味や余暇の活動を通じて至福感や充実感を感じることによって身体的・精神的に働きかけるものが挙げられる．また，ストレスを軽減させるといわれているリラックス効果をもたらすリラクセーション，呼吸法，瞑想などもこの系列に含まれる対処行動である．

B. 薬物と健康

a. 成人期の薬物使用

ここ数年の薬物違反検挙数はほぼ横ばいで，年間で約13,000人が検挙されている．これらは主要対象薬物となる覚醒剤と大麻の総数であり，麻薬と向精神薬，危険ドラッグなどを加算するとさらに増加する．また近年の特徴として，覚醒剤は以前は件数の多かった20歳代，30歳代，40歳代の検挙数が減少し，50歳代の検挙数が増加している．大麻は2014（平成26）年から増加に転じ，令和2年には5,000人を超えるまでに至っており，30歳以下が他の年齢に比べ圧倒的に多い（図10.9）．これらの理由として考えられるのは，①再犯者の増加，②入手手段の容易化，③薬物使用の動機となる誘因の存在などが挙げられるが，ここでは③の成人期における薬物使用の誘因について中心的に述べる．先述したように，成人期には特徴的なライフイベントに関連するストレッサーが多数存在しており，そういったストレスコーピングの1つとして薬物を使用する可能性が高い．しかも成人期にあるということは，社会的地位や経済状況も確立した立場であるがゆえに，薬物使用による代償としてそれらすべてを失う事態にもなり，1回の過ちでは済まない重大な問題となる．そして，これらの違法薬物の特徴として依存性が高いことが挙げられ，更生後も再使用に至るケースが多く，使用を繰り返すと症状が重篤化する悪循環を発生しやすい．その結果，周囲の家族や社会をも巻き込む事態（暴力，事故や事件，退学，離婚，退業など）に発展する．薬物使用に対する方策は社会全体が取り組むべき課題である．

b. 薬物使用に関する対策

(1) 個人レベルでの対策　まず，使用する薬物の弊害（図10.10）について成人への十分な教育が重要である．特にその弊害がもたらす個人的，社会的問題について自身の身に発生する状況を，仕事や家庭，家族といった具合にイメージしなが

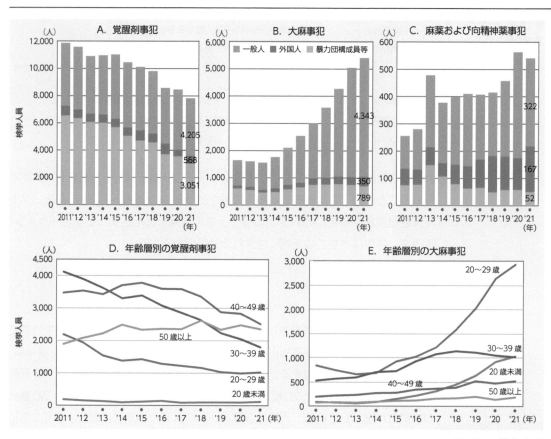

図 10.9　薬物事犯の検挙状況

[警察庁，薬物・銃器情勢]

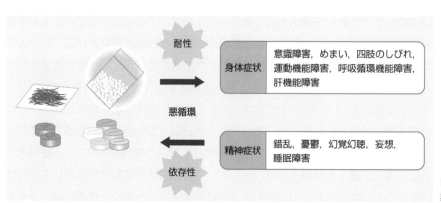

図 10.10　薬物による弊害

ら理解を深める必要がある．取り返しのつかない事態を防ぐためには自分にも起こりうる問題としてとらえ，親しい人から勧められるなど，安易に始めるようなことはあってはならない．社会人として断る勇気を必要とする．

（2）社会レベルでの対策　　覚せい剤や大麻，麻薬などへの入り口として，危険ドラッグが挙げられ，図10.11に見るように検挙人数は減少しているものの20歳未満と比べ20歳以上での検挙人員は多くなる．現在，危険ドラッグの入手先

10.　成人の健康

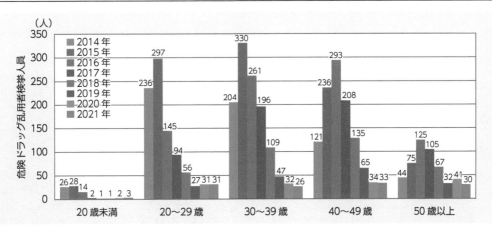

図 10.11　危険ド
ラッグ乱用者年齢別
検挙人員
[警察庁，薬物・銃
器情勢]

は「その他，不明」を除くと，インターネットが約4割で最も多く，次いで「友人・知人」，「密売人」の順となっている．

　危険ドラッグは1995（平成7）年ころから繁華街の雑貨店などでハーブなどの名称に紛れさせて販売されていた．2014（平成26）年に，指定薬物については製造・販売だけでなく，所持や使用についても処罰の対象とするなど，内閣府，厚生労働省，警察，行政がさまざまな対策を講じてきた．近年は大麻や市販薬の大量摂取（オーバードーズ）の増加が問題となり，取り締りとのいたちごっこが展開されてしまっている．

　薬物乱用に関しては小中学校からの早期教育が重要とされているが，すでに成人になっている世代に対しての教育は，地方公共団体や都道府県の警察が取り組みを行い，また麻薬・覚せい剤乱用防止センターなどが活動している．

　薬物乱用の結果，不幸にも薬物依存症となった場合，脳は元の状態には戻らず，完治はしない．しかし，治療を受けて薬物を止め続けることで，回復は可能である．ただし，長い時間のかかる回復のうち，医療機関（精神科病院など）が役割を果たすことができるのは初期段階であり，その後の薬物依存からの回復を支援するための民間施設として，薬物依存症リハビリ施設ダルク（DARC）などがある．本人だけでなく，家族が精神保健福祉センターや家族の自助グループなどの相談機関を利用することで，家族の健康を守ることにつながる．

DARC：ドラッグ
（drug 薬物），アディ
クション（addic-
tion 嗜癖，病的依
存），リハビリテー
ション（rihabilita-
tion 回復），セン
ター（center 施設）
からなる造語．

C. 運動と健康

a. 生活習慣病と運動

　成人期は生活習慣病の危険性が高まる時期である．そして生活習慣病である高血圧症，糖尿病，循環器疾患（図10.12）などは身体活動や運動によって予防・軽減効果が期待できる．「健康日本21」（第二次）に合わせて「健康づくりのための身体活動基準2013」が示されるなど，適切な運動の推進は成人期における重要な

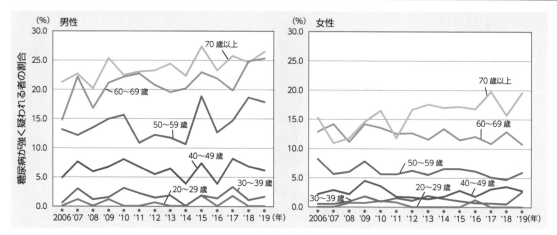

図 10.12　糖尿病が強く疑われる者の割合の年次推移

糖尿病が強く疑われる者とは，ヘモグロビン A1c の測定値があり，身体状況調査票の問診において「これまでに医療機関や健診で糖尿病といわれたことの有無」，「現在，糖尿病治療の有無」および「現在の状況」が有効回答である者のうち，ヘモグロビン A1c（NGSP：National Glycohemoglobin Standardization Program）値が 6.5％以上（2011 年まではヘモグロビン A1c（JDS：Japan Diabetes Society）値が 6.1％以上）または「糖尿病治療の有無」に「有」と回答した者．〔国民健康・栄養調査〕

課題である．

　具体的には，国民の身体活動量に対する意識向上を図るとともに，これまでより 1 日 10 分多く（プラステン）体を動かすよう呼びかけている．運動量については，1 日あたり約 300 kcal（週あたり 2,000 kcal）を消費する活動量を目標としている．これはアメリカスポーツ医学協会の計算式に基づく数値で，1 日あたり 10,000 歩の歩行運動に相当する運動量である．スポーツや娯楽などの生活行動として定期的な運動を取り入れている場合はともかく，家庭内用品の電化，ネット販売の普及，交通手段の簡便化など生活の中で身体活動する機会が減少しているのが現代社会の実情であり，厚生労働省による「国民健康・栄養調査」でも総体的に成人期の運動量は減少している．運動習慣については，図 10.13 に示すように男女ともに 20 代〜 50 代にかけて低く，全体的に女性は男性より低い．歩数も男性約 7,000 歩，女性約 6,000 歩で推移している．運動量の適正化が生活習慣病の発症を減少させ，成人期の健康を改善・維持することにつながると考えられる．

b. 成人期に推奨される運動

　身体的老化が進んでいる成人期においては，運動強度が強すぎると逆に急性心疾患や急性脳血管疾患，ケガなどの整形外科疾患を招くことがあり，適切な負荷となる運動，日常的に取り入れやすい運動が求められる．フィットネスクラブ，病院，診療所，保健所や介護保険施設などでは，健康運動指導士や健康運動実践指導者が，運動プログラム作成や実践指導計画の調整，自ら見本を示せる実技や集団に対する運動指導などを行うことで，より効果的な運動が，継続してできる

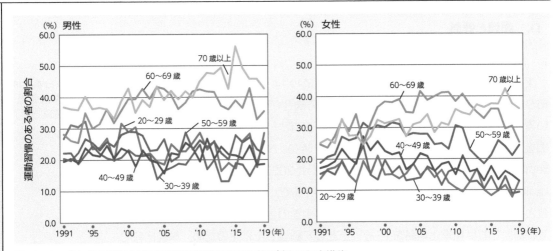

図 10.13　成人（20 歳以上）における運動習慣のある者の割合の年次推移
運動習慣のある者とは，1 回 30 分以上の運動を週 2 回以上実施し，1 年以上継続している者をいう．
［国民健康・栄養調査］

ように配置されているところがある．また，各健康保険組合などが独自に体力づくり事業（スポーツ大会の開催など）を行い，就業者の運動習慣の改善を図っている．

生活習慣病予防に効果的な運動は，歩行，ジョギング，サイクリング，水泳などの比較的強度の低い有酸素運動である．これらの運動によって血圧の降下，ブドウ糖（グルコース）利用の促進，血糖値またはトリグリセリドや総コレステロール値の低下，HDL コレステロール値の上昇，体脂肪の減少，筋肉組織や骨組織の強化と体力の向上（酸素利用能力の向上），精神的効果（リラックス，ストレス解消，健康感）などが期待できる．

体内の脂肪を燃焼させることで生活習慣病の原因となる動脈硬化や肥満（または肥満症）の改善効果を現すが，通常は 20 分以上運動を続ける必要がある．しかし単に歩くだけでは継続することが難しく，徒歩での外出や通勤を増やしたり，運動習慣として散歩やサイクリングを取り入れるとよい．該当する運動強度が含まれるレクリエーションや趣味の活動を始めるなど，具体的な意図のある生活行動として取り組むことが必要であろう．また，それらの活動が実現可能となるための社会環境として，運動施設の整備やスポーツクラブやレクリエーション活動の促進，運動量増加に役立つ職場環境の改善，歩道や自転車道など社会環境の整備なども重要となる．そして運動を継続するためには，①自分の年齢や生活に合った実現可能な具体的な目標を作る，②簡単な日常生活活動に運動を取り入れる，③一緒に運動する家族や仲間を作る，④運動に使用できる施設や団体などの社会資源情報を得ておくなど，必要な要素を揃えることもあわせて求められる．また，高齢期での筋力低下を予防するためにも，成人期の筋肉づくり運動が推奨されている．

D. 喫煙と健康

a. 成人期の喫煙状況と健康影響

　喫煙率の調査には，国民健康・栄養調査（図10.14）とJT全国喫煙者率調査*1があり，令和元年度の結果では習慣的喫煙者の割合が国民全体の約17%を占めている．性別では，20歳以上の男性約27%，20歳以上の女性約8%である．JTの調査では，男性は1966（昭和41）年のピーク時（83.7%）から低下し続けていた（女性はほぼ横ばいで増減なし）．また，WHOが発表した2022年度の世界保健統計（World Health Statistics）によると日本の喫煙率は20.1%で，WHO加盟国194か国中89位となり，アメリカの23%，韓国の20.8%，中国の25.6%とほぼ同じ割合となっている．これは標準化年齢を15歳以上として調査した結果のため，単純比較できないものの好ましい傾向である．しかし，いまだ約1,400万人が喫煙者であると推定され，さらなる禁煙対策の必要性がある．

　喫煙の弊害はさまざま挙げられるが，①人体への有害物質の吸引（ニコチン，一酸化炭素，シアン化水素），②健康障害（動脈硬化や末梢血管収縮による血圧上昇，肺胞組織の変性による換気障害，消化液分泌亢進に由来する消化機能障害など），③喫煙関連疾患の誘因（がん，虚血性心疾患，慢性閉塞性肺疾患（COPD））については一般的知識として普及しつつある．また，喫煙による影響を図る目安として知られる「喫煙指数」は1日の喫煙本数×年数（例：20本×20年の場合400）で表され，400以上で肺がんのリスクが上がり，700以上でCOPDや咽頭がんのリスクが上がる（図9.9参照）．

　また，近年では紙巻きたばこ*2以外にも加熱式たばこ*2の需要が増加している．2018年度の国民健康・栄養調査では喫煙者のうち「加熱式のみ」は男性が22.1%，女性14.8%，「紙巻きたばこと加熱式」の併用は男性8.5%，女性8.8%，「紙巻きのみ」は男性68.1%，女性76.1%であった．男女ともに20 ～ 40歳代で加熱式の利用者が多く，男性では20歳代と30歳代で5割を超える結果であった．

*1　JT：日本たばこ産業株式会社．2018年調査で終了している．

*2　紙巻きたばこ：刻んだたばこ葉を紙で巻き，燃焼させ煙を吸引するもの．加熱式たばこ：たばこ葉やたばこ葉を用いた加工品を，燃焼させず専用機器により電気で加熱し煙を発生させ吸引するもの．

図10.14　20歳以上の喫煙率
［国民健康・栄養調査］

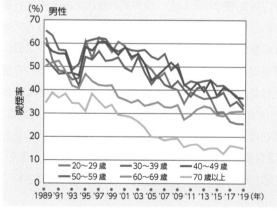

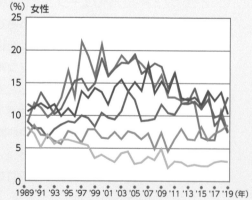

＊ 電子たばこ：専用カートリッジ内の液体を加熱し，煙霧を発生させ吸入するもの.

加熱式たばこであっても有害成分は含まれており，使用年数も短いため，人体への健康影響は不明である．また，電子たばこ＊についても今後の動向をみる必要がある．

さらに，喫煙する本人（能動喫煙）の健康を害するだけでなく，周囲を巻き込んだ喫煙（受動喫煙）状況を作り出すことである．日本生活習慣病予防協会によると，受動喫煙の原因である副流煙は，たばこフィルターを通過しない「先端から立ち上る煙」であり，燃焼温度が低いために有害物質が分解されないまま人体に吸入され，フィルターを通過する主流煙の100倍もの危険性がある，と注意喚起している．このように，喫煙は社会全体に害を及ぼす問題として取り組むべき対象であるといえる．

b. 成人期における喫煙対策

成人期は，ニコチンの依存性や生活行動における習慣化が進んでおり，喫煙の中止を促進するには多くの困難が存在する．受動喫煙の社会的な問題意識が高まり，国レベルで禁煙対策が実施され，厚生労働省では2000（平成12）年の「健康日本21」政策から2003（平成15）年受動喫煙の防止にかかわる「健康増進法」の施行，2006（平成18）年の禁煙治療（禁煙外来）に伴う保険適用，2010（平成22）年の国民の健康を守る観点からの「たばこ税，価格の引き上げ」が実施され，2018年は健康増進法の一部改正により受動喫煙対策の充実が図られた．地方公共団体レベルでは，路上喫煙の禁止，喫煙ブースの設置，ポイ捨てに対する罰則規定の設定などが進められた．禁煙治療として特に，「禁煙外来」を設置する医療施設は，2023（令和5）年8月現在，全国17,026の施設で保険適用のある治療としてサポートする体制が整備されている（日本禁煙学会，図10.15）．

保険適用の条件は，①喫煙中止の意思がある，②ニコチン依存症のスクリーニングテストで5点以上，③喫煙指数200以上，④禁煙治療に同意している，⑤初

図 10.15 禁煙外来の基本的な流れ
[日本循環器学会，日本肺癌学会，日本癌学会，日本呼吸器学会，禁煙治療のための標準手順書第 8.1 版（2021）]

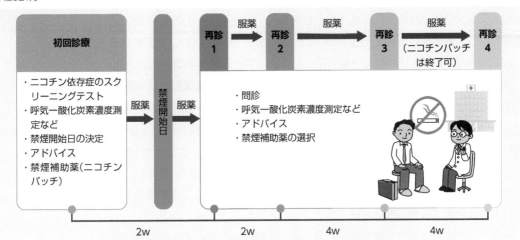

めて禁煙治療を受けるもしくは禁煙外来初回日より1年以上経過している，という5つである．喫煙者個人の努力に頼るばかりでなく，専門的他者の介入により管理的・計画的側面を有する効果が期待でき，禁煙継続の達成に貢献している．2009（平成21）年の調査では，5回治療終了時に「4週間禁煙」は78.5%，5回治療終了から9か月後の禁煙継続の割合は49.1%であった．

　敷地内禁煙や施設内禁煙を提示する建物や分煙スペースを確保する飲食店もある．全面禁煙が増え，2020（令和2）年4月からの屋内禁煙の実施により，禁煙が通常的に展開される社会になってきた．しかし，薬物依存と同様に依存性や習慣性が問題視される喫煙では，社会的対策として喫煙の弊害に関する教育活動の推進とともに，禁煙を促進する禁煙グッズ（離煙パイプ：少しずつニコチン含有率が少なくなるパイプを使用することにより徐々に依存症状から離脱する）の販売や保険適用によるニコチン含有パッチやガムを使用したニコチン代替療法の実施，禁煙離脱症状や切望感を軽減する非ニコチン経口薬処方がなされている．

　それとともに，個人の行動変容として，①行動パターンのコントロール，②禁煙意識を促進できる環境の調整，③代償行動の確立などが推奨される．2010（平成22）年に日本循環器病学会で報告された「禁煙ガイドライン」では，①では喫煙につながる行動パターンである「食事のとり方」「コーヒーやアルコールの飲用」「過労や夜更かし」などの是正が挙げられ，②では「喫煙用品をすべて処分する」「喫茶店や居酒屋などに行くことを避ける」「喫煙者の傍に近づかない」などが提唱され，③としては「軽い運動をする」「シャワーを浴びる」「ガムを噛む」「音楽を聴く」などの具体例が挙げられている．

E.　更年期障害

　女性の更年期はホルモンのエストロゲンの分泌が急激に低下する閉経前5年と閉経後5年の約10年間をいう．男性の更年期は，40～60歳ころにホルモンのテストステロンの分泌が穏やかに低下し，性腺機能の低下による心身の活動の減退時期をいう．更年期に出現する症状の中で他の病気に伴わないものを更年期症状といい，その中でも症状が重く日常生活に支障を来す状態を更年期障害という．

　女性の更年期症状は大きく次の3種類に分けられる．①血管運動症状：ほてり，のぼせ，ホットフラッシュ，発汗など，②身体症状：めまい，動悸，胸が締め付けられるような感じ，頭痛，肩こり，腰や背中の痛み，関節痛，冷え，しびれ，疲れやすさなど，③精神症状：気分の落ち込み，意欲の低下，イライラ，情緒不安定，不眠などである．エストロゲンの分泌低下により骨形成が阻害され，骨密度が低下したり，血中コレステロールが増加する．また，男性の更年期も女性と同じような症状のほか，性欲減退，勃起不全などを起こす．

　治療としては，ホルモン補充療法，漢方薬や向精神薬などによる薬物療法があ

る．人間関係の悪化や離職を防ぐといった観点から，本人，同居家族，職場など
で更年期の症状の理解が必要である．

10.3 | 成人への食育

成人期は，不適切な生活と食事，運動不足などが慢性化し，加齢とともに肥満
者の割合が高くなり，肥満が生活習慣病につながっている可能性が高い（図
10.16）．年々増加している単身生活世帯は，特に不規則な生活になりやすく，
中 食*や外食への支出が多い．いずれの世帯であれ，自分自身の身体状況の変
化に関心をもち，食生活や運動など生活習慣を適切なものにするよう努力し，高
齢期に備える必要がある．また，壮年期の子育てにおいては，自分が家庭におけ
る食育の担い手であることを自覚することも重要である．ただ，すべてを家庭で
できないこともあるので，協力してもらえる周囲の力を借りながら実施する．

成人は，成長期に家庭や学校でさまざまな形で食育を受けてきており，理想の
食生活に関するある程度の知識がある．しかし，実生活でそれをなかなか実践で
きない．また，食や健康に関する情報が多くのメディアを通じて発信されており，
情報に振り回される人も多い．多様な食材やサプリメントが自由に手に入る現在，
本当に自分に必要な食品を適切に選択して食事として摂取する能力を身につけな
ければならない．自己管理能力を身につけるとともに，情報を的確に取捨選択す
る判断力を備えることが必要である．

＊ 中食：市販の調
理済み食品を家で食
べること．

**図10.16 肥満者の
割合（BMI 25 以上
の者）**
［国民健康・栄養調
査］

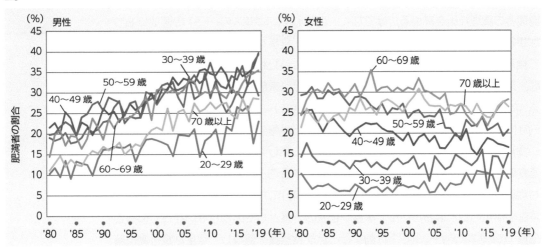

A. 食事バランスガイドの活用

　厚生労働省と農林水産省は，2005（平成17）年，食生活指針を具体的な行動に結びつけるために食事バランスガイドを策定し，食事の望ましい組み合わせやおおよその量をわかりやすくイラストで示している．これは諸外国でも策定されているフードガイドの一つであるが，諸外国のフードガイドと異なり，料理一皿を1つ，2つ，（あるいは1SV，2SV）と数えるところに特徴がある．さらに，地産地消の推進に向け，地域でとれる農産物や食文化など地域の特性をいかした料理をイラストに盛り込んだ「地域版食事バランスガイド」も，日本各地で食生活改善推進員が作成し，市町村保健センターで活用されている．

SV：serving，サービング

B. 食育の受け手であり担い手となる

　成人における食育は，以下の4つの型とその組み合わせが考えられる．すなわち，①養育中の子どもが学校や園などで受けた食育を子どもを通じて間接的に，あるいは自分が直接受ける，②職場などで実施される食育活動に参加，③保健所などの行政機関や医療機関が実施する食育活動に参加，④企業や各種団体，あるいは個人の実施する食育活動に参加，である．いずれの型であっても，成人の場合は，食育を受ける側であると同時に担い手側になるという両面の立場であることが多いと考えられる．

　家庭は，親から子どもへの食育を行うとともに，子どもが学校や園などで受けた食育を子どもを通じて親が受ける場でもある．家庭で共食する食事は，世代や健康状態，食嗜好，食知識がさまざまな複数人の食欲を満たすために工夫され，1人で食べる食事に比べ，食物の組み合わせが多様になり，味や栄養面でのバランスが良好になる．また，さまざまな料理を食べる機会は，個人の食嗜好を広げ，食体験を豊富にする．さらに，家族の食欲を満たすように食事を準備する行為は，調理者の調理技術を高めるだけでなく，自尊心（セルフエスティーム）の醸成にもつながる．家庭での共食を「食べる」だけでなく，食事を準備する「調理」にまで広げて食育の場として活用したい．中学生を対象にした松島（2010）による調査研究では，母親および父親の調理態度が積極的なほど，家族の共食の雰囲気が楽しくなる（たとえば食事中よく話す，食事中の会話が楽しいなど）こと，父親の調理態度が積極的なほど子どもの調理態度も積極的になることが報告されている．

　食育の内容は，適切な栄養摂取だけでなく，楽しくおいしく精神の安定に資する食事をめざすこと，食を通じて文化を継承すること，食がもたらす環境負荷をも意識して行動することなど多岐にわたる．自分のために栄養や嗜好性を考えた食生活を営むことはもちろん，家族や社会の一員として欠かせない存在であると自負（セルフエスティーム）し，行動することが食意識を醸成し，健全な食行動に結

びつくと期待される.

C.　食育の取り組み事例

　食育の取り組み事例は，農林水産省による「食育白書」や「食育活動表彰事例集」などで紹介されている．ある企業ではオフィス併設のカフェスペースに「ソーシャルキッチン」を設置し，会議の際などに「みんなで作ってみんなで食べられるキッチンスペース」として機能している．社員が共に料理を作り，カフェのテーブルで食べることができる．ソーシャルキッチンは社員のコミュニケーションの深化を目的として設置された．普段調理をしない中高年の男性社員が，若い社員に教えてもらいながら調理するなどの実例もあり，調理作業や食事を共にすることで年代や役職による隔てのない交流の輪ができる場となっている．

　また，農林水産省では，農林漁業体験を通じた食育を推進する目的で，消費者が農林漁業体験できる場所や見学できる工場・市場の情報提供を行ったり，さまざまな団体の食育活動事例を紹介している．

　食品企業の製造工程で発生する規格外品などを引き取り，福祉施設などへ無料で提供するフードバンクと呼ばれる団体・活動がある．また，家庭で余った未利用食品を地方公共団体や企業などが主催して集め，フードバンクに寄付したり，福祉施設や支援を必要とする人に直接届けたりするフードドライブと呼ばれる活動もある．フードバンクやフードドライブは，食品ロスと貧困の問題の解決のため，SDGsの掲げる「誰一人取り残さない」という理念のもと，①貧困をなくそう，②飢餓をゼロに，③すべての人に健康と福祉をといったゴールに向かう取り組みである．就労困難や低所得である成人の貧困が子どもの貧困につながることなどをふまえ，成人への就労・生活支援とともに，成人への食育の充実が望まれる．

11. 高齢者の健康

　高齢者とは，65歳以上の人で，医療制度上，65〜74歳が前期高齢者，75歳以上が後期高齢者である．高齢期は社会的には徐々に仕事の一線を退き，生活活動範囲や人的交流が縮小する傾向になる．身体的には，老化に伴い生理機能や認知機能に低下をきたし，これまでの喫煙習慣や食習慣，運動習慣などの生活習慣が健康に与える影響が大きくなる．健康状態（疾病の有無など）や家族構成（夫婦，独身，孫同居）など生活状況の個人差が大きく，一概に高齢者というくくりでは対応が難しいこともある．

　日本では，団塊の世代が75歳以上の後期高齢者になる2025（令和7）年に向けて，高齢者がいかに健康に過ごすことができるか，またそれを支える若い世代が負担するさまざまなしくみが破たんしないようにすることは，社会的な課題である．

表 11.1　都道府県別高齢化率
2022年現在
［令和5年版高齢社会白書，p.11, 資料：総務省，人口推計］

	総人口（千人）	65歳以上人口（千人）	高齢化率（%）		総人口（千人）	65歳以上人口（千人）	高齢化率（%）		総人口（千人）	65歳以上人口（千人）	高齢化率（%）
北海道	5,140	1,686	32.8	石川県	1,118	338	30.3	岡山県	1,862	574	30.8
青森県	1,204	419	34.8	福井県	753	235	31.2	広島県	2,760	826	29.9
岩手県	1,181	408	34.6	山梨県	802	252	31.5	山口県	1,313	462	35.2
宮城県	2,280	659	28.9	長野県	2,020	657	32.5	徳島県	704	246	35.0
秋田県	930	359	38.6	岐阜県	1,946	604	31.0	香川県	934	302	32.4
山形県	1,041	362	34.8	静岡県	3,582	1,101	30.7	愛媛県	1,306	443	33.9
福島県	1,790	586	32.7	愛知県	7,495	1,920	25.6	高知県	676	244	36.1
茨城県	2,840	864	30.4	三重県	1,742	531	30.5	福岡県	5,116	1,449	28.3
栃木県	1,909	572	29.9	滋賀県	1,409	378	26.8	佐賀県	801	251	31.4
群馬県	1,913	589	30.8	京都府	2,550	755	29.6	長崎県	1,283	435	33.9
埼玉県	7,337	2,007	27.4	大阪府	8,782	2,432	27.7	熊本県	1,718	552	32.1
千葉県	6,266	1,753	28.0	兵庫県	5,402	1,608	29.8	大分県	1,107	376	33.9
東京都	14,038	3,202	22.8	奈良県	1,306	423	32.4	宮崎県	1,052	352	33.4
神奈川県	9,232	2,383	25.8	和歌山県	903	307	34.0	鹿児島県	1,563	523	33.5
新潟県	2,153	722	33.5	鳥取県	544	180	33.1	沖縄県	1,468	344	23.5
富山県	1,017	335	33.0	島根県	658	229	34.7				

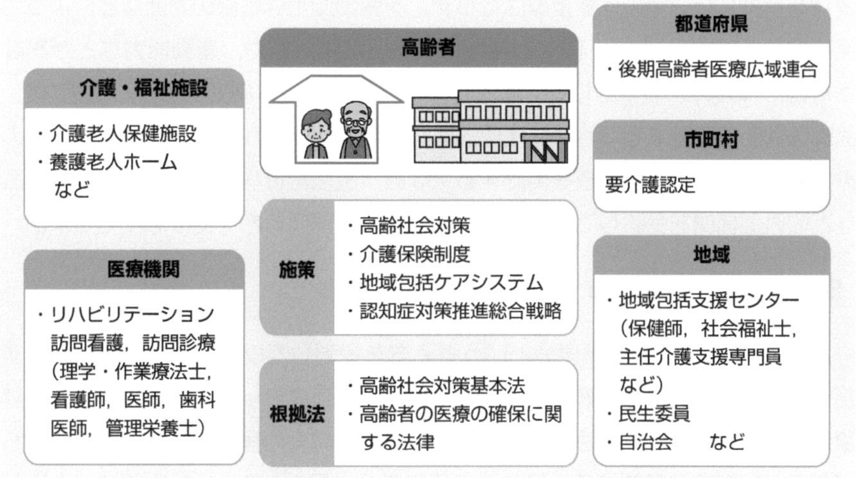

図 11.1　高齢者の健康管理

各都道府県の高齢化率を表11.1に示す．高齢社会対策は，「高齢社会対策基本法」に基づいて行われている．その中で，健康・介護・医療分野として，介護保険制度の実施，認知症高齢者支援施策の推進，地域における包括的かつ持続的な在宅医療・介護の提供などが推進されている（図11.1）．

11.1 | 高齢者の健康管理システム

老人保健制度が廃止され，2008（平成20）年4月から75歳以上を対象とした後期高齢者医療制度が施行された．これは「高齢者の医療の確保に関する法律」に基づくものである．74歳までは国民健康保険や被用者保険（健康保険や共済組合など）を利用するため，成人と同様の制度が適用されるが，75歳になるとそれらから脱退し，原則として後期高齢者医療の被保険者となる．後期高齢者医療制度の運営主体は，都道府県ごとに設けられた後期高齢者医療広域連合である．

A. 高齢者の健康診査システム

40歳から74歳までは特定健康診査・特定保健指導の対象となるので，健康診査の項目や指導の目的などは成人と同じである．75歳以上は後期高齢者医療広域連合が健康診断を行う．ただし，地域が広域となるため，市町村などに委託して実施してよいことになっている．75歳以上では，74歳までの成人の健康診断目的と異なり，生活習慣の改善による疾病の予防よりも，生活の質（QOL）を確保し，本人の残存能力を落とさないための介護予防が重視される．しかし，糖尿病などの生活習慣病を早期発見するための健康診査が重要なことに変わりなく，健診項目は基本的に74歳までと同じ項目を実施する．ただし，成人のように行動

変容を目指した一律の保健指導は行わず，腹囲の測定は医師の判断などによって実施する．75歳以上は，個々の身体状況，日常生活能力，運動能力などが異なるため，本人の求めに応じて，健康相談や指導を行う体制である．心電図など，医師の判断で実施する項目は，医師が受診を勧めたほうが良いと判断した場合のみ，医療機関で必要な検査を実施する．なお，生活習慣病についてかかりつけ医などの医療機関を受診している場合は，必ずしも健康診断を受けなくてもよい．

B.　高齢化と健康寿命

2000年にWHOが健康寿命という考え方を提唱して以来，単に寿命を伸ばすだけでなく，いかに健康寿命を延ばすかへの関心が高まっている．平均寿命と健康寿命との差は，日常生活に制限があり，何らかの人の援助を得て生活しなければならない期間を意味する．日本人の平均寿命は図2.6で示したように，今後も伸びることが予測されている．平均寿命と健康寿命の差をみたものが図2.8である．2019（令和元）年において，この差は男性8.73年，女性12.07年であった．10年前後は，自立しての生活はできず，介護などを要する期間を過ごすことになる．さらに，平均寿命が延びれば，この期間も伸びると考えられる．

C.　介護を要する高齢者の支援システム

介護を要する高齢者のために，2000（平成12）年4月から介護保険制度が始まった．40歳になると国民全員が加入し，保険料を支払うが，それによる介護サービスは65歳以上で，要介護と認定された場合に受けることができる．ただし，40歳から64歳までであっても，介護保険の対象となる特定疾病（表11.2）により介護が必要と認定された場合は，介護サービスを受けることができる．介護サービスを受けるためには，市町村の窓口に申請を行う．その後，市町村に設置される「介護認定審査会」で要介護認定の審査が行われ，要介護1〜5，要支援(1〜2)，非該当の判定が行われる．要介護5は「生活全般において全面的介助が必要な状態」を，要介護1は「身の回りのことに何らか部分的に介助が必要な状態」をいい，数字が大きいほうが，介護度が高い．この認定結果を受けて，介護支援専門員（ケ

表 11.2　特定疾病

1. がん（医師が一般に認められている医学的知見に基づき回復の見込みがない状態に至ったと判断したものに限る）	7. 進行性核上性麻痺，大脳皮質基底核変性症およびパーキンソン病【パーキンソン病関連疾患】	12. 糖尿病性神経障害，糖尿病性腎症および糖尿病性網膜症
2. 関節リウマチ	8. 脊髄小脳変性症	13. 脳血管疾患
3. 筋萎縮性側索硬化症	9. 脊柱管狭窄症	14. 閉塞性動脈硬化症
4. 後縦靭帯骨化症	10. 早老症	15. 慢性閉塞性肺疾患
5. 骨折を伴う骨粗鬆症	11. 多系統萎縮症	16. 両側の膝関節または股関節に著しい変形を伴う変形性関節症
6. 初老期における認知症		

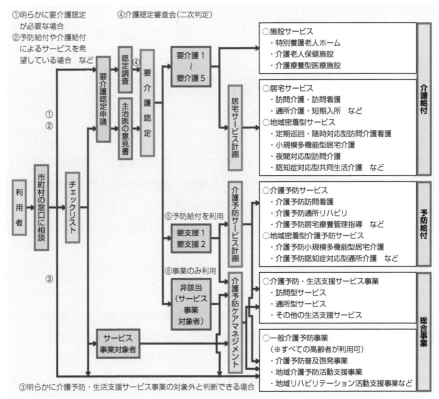

図 11.2　介護保険制度利用の流れ
［厚生労働省ホームページ，介護保険制度の概要（令和3年5月）］

①明らかに要介護認定が必要な場合
②予防給付や介護給付によるサービスを希望している場合　など
④介護認定審査会（二次判定）
⑤予防給付を利用
⑥事業のみ利用
③明らかに介護予防・生活支援サービス事業の対象外と判断できる場合

利用者 → 市町村の窓口に相談 → チェックリスト

要介護認定申請 → 認定調査／主治医の意見書 → ④ → 要介護認定

要介護1〜要介護5 → 居宅サービス計画
要支援1／要支援2 → 介護予防サービス計画
非該当（サービス事業対象者） → 介護予防ケアマネジメント
サービス事業対象者

○施設サービス
・特別養護老人ホーム
・介護老人保健施設
・介護療養型医療施設
〔介護給付〕

○居宅サービス
・訪問介護・訪問看護
・通所介護・短期入所　など
○地域密着型サービス
・定期巡回・随時対応型訪問介護看護
・小規模多機能型居宅介護
・夜間対応型訪問介護
・認知症対応型共同生活介護　など
〔介護給付〕

○介護予防サービス
・介護予防訪問看護
・介護予防通所リハビリ
・介護予防居宅療養管理指導　など
○地域密着型介護予防サービス
・介護予防小規模多機能型居宅介護
・介護予防認知症対応型通所介護　など
〔予防給付〕

○介護予防・生活支援サービス事業
・訪問型サービス
・通所型サービス
・その他の生活支援サービス
〔総合事業〕

○一般介護予防事業
（※すべての高齢者が利用可）
・介護予防普及啓発事業
・地域介護予防活動支援事業
・地域リハビリテーション活動支援事業など
〔総合事業〕

アマネジャー）が利用者や家族と相談のうえ，介護サービスの利用計画を立て，サービスを受けることとなる（図11.2）．認定の有効期間は原則1年で，更新の申請が必要となる．

　要支援と認定された人は，日常生活上の基本動作については，ほぼ自分で行うことが可能だが，今後要介護状態への進行を予防するために，機能の改善や維持が必要な状態である．そのため，同じ介護サービスでも，予防を目的として介護予防ケアプランを利用する．

　2015（平成27）年度から開始された「介護予防・日常生活支援総合事業」は，多様な生活支援の充実，高齢者の社会参加と地域における支え合い体制づくり，介護予防の推進などを図るものである．地域包括ケアシステムの構築に向け，市町村の取り組みを支援するものである．

D.　高齢者の意識の国際比較

　内閣府は5年ごとに「高齢者の生活と意識に関する国際比較調査」の結果を公表している．2020（令和2）年度の調査によると，60歳以上の男女で，50歳代までに老後の経済生活に備えて特に行ったことは，日本人の約3割が「特に何もしていない」であった．一方，貯蓄や資産が老後の備えとして足りないと考える高齢

者の割合(「やや足りない」と「まったく足りない」の計)は，アメリカ，ドイツ，スウェーデンに比べて日本が約55%と最も多かった．若い時期から老後を見据えて準備を始めることが重要と考えられる．

11.2 高齢者の健康の現状と課題

高齢者は加齢に伴い，さまざまな身体的機能低下に直面する．高齢者に起こりやすい健康問題として，脱水，熱中症，低栄養，摂食・嚥下障害，褥瘡（じょくそう），失禁，認知症，筋力低下や骨折などの運動器疾患が挙げられる．これらの問題を包括的にとらえ，フレイル，サルコペニア，ロコモティブシンドロームが提唱されている．

A. 脱水

脱水とは，体液の過度の喪失に由来する状態であり，水の欠乏とナトリウムの欠乏の比率により，水分摂取の不足などによる高張性脱水，発汗，下痢などによる低張性脱水，出血や熱傷などによる混合性脱水（等張性脱水）に分類される．

高齢者は，体液量の減少，腎機能の低下，浸透圧調整能の低下，活動性の低下，口渇感の自覚が乏しい，水分摂取を控えるなどの療養環境上の要因により，脱水を起こしやすい．体液量の減少では，高齢者の体内水分量は50%と，若年者に比べ10%減少しているといわれている．脱水になると，口渇，皮膚・粘膜の乾燥，尿量減少，全身倦怠感などが出現する．脱水対策として，水分摂取を促し，脱水の原因が下痢や嘔吐，多量の発汗の場合は，水分だけでなく電解質も失っており，両者を補給する経口補水液等（電解質飲料）を摂取させる．

B. 熱中症

高齢者は暑さに対する自律神経の調節反応が低下しており，発汗反応も遅れがちで，熱中症になりやすい．総務省消防庁による熱中症による救急搬送状況では，2022（令和4）年の5〜9月で，満65歳以上の高齢者が54.5%と最も多くなっている．高齢になるに従って中等症，重症の患者の割合が増加する傾向がみられる．熱中症は同じ気温でも，湿度が高く，風がないと危険度が高まる．夏季に屋内で何もしていなくても起きることがある．熱中症が疑われたら涼しい場所に運び，衣服を緩め，頭を低くして寝かせる．水分を補給する，全身やなるべく広い面積に水や濡れタオルをかける，あおぐなどをして身体を冷却する．水分補給ができない吐き気などがあるときは速やかに病院に搬送し点滴を受ける．一人暮らしの高齢者は，エアコンのない住環境であったり，あるいはエアコンがあっても使用しない傾向にあることが指摘されており，夏の住居で熱中症搬送となる者も多い．

高齢者自身や周囲の者が，高齢者は暑さに弱いことを認識し，適切な対策をとることが求められる．

C. 低栄養

加齢による食行動の変化として，視覚，嗅覚，聴覚，味覚などの感覚機能の低下，運動量の減少，代謝の減退，便秘などの排泄障害，一人暮らしなどの家族形態の変化による食欲の低下，嚥下機能や咀嚼力の低下などによる摂食内容の変化，認知障害などによる摂食行動の障害などにより，低栄養を起こしやすい．

PEM：protein-energy malnutrition

低栄養状態は高齢者にとって重要な健康障害と位置付けられ，人間が生存するために必要なタンパク質と，活動するために必要なエネルギー不足から生じるタンパク質・エネルギー栄養障害（PEM）である．低栄養状態のアセスメントは体重減少や，食物摂取の状況，血液生化学検査の結果から総合的に判断する．体重減少率が6か月で5〜8%に至ると，筋力の低下，免疫機能や呼吸機能の低下，温度調節機能の障害，うつ状態などがみられる．対応として，きざみ食，とろみ食など食べられるものを少しずつ食べてもらう，食事環境を整える．状況に応じて，経腸栄養法(経口・経管)，静脈栄養法など栄養摂取方法の検討を行う．

D. 摂食・嚥下障害

嚥下は，食物を口腔内で咀嚼し，形成した食塊を咽頭へ送り込む口腔期，鼻咽頭が閉鎖し，喉頭蓋が気道を閉鎖し，食物塊が食道へ送り込まれる咽頭期，食道に入った食塊が胃に運ばれる食道期からなる．高齢者の場合，筋力の低下により嚥下運動に時間がかかるとともに，食物が口腔内に残りやすい．また，高齢者では，咳嗽反射*の低下や呼吸機能の低下から誤嚥物を咳とともに出す力も弱くなり，誤嚥性肺炎を起こしやすくなる．

＊ 咳のこと．気道内の異物や分泌物などを体外へ出す生体防御反応．

食事援助の際には，生活のリズムを整え，しっかり覚醒して食事をすること，食べるための摂食環境を整え，落ち着いて食べる，姿勢を整え頸部は必ず前屈位とする．水分は増粘剤を添加してとろみをつけむせにくくする．食具は一口量が少なくなるように小さくする．食事時間は長くなると疲労するため，30分程度とし，摂取量に応じておやつや栄養補助食品などによる補食を考慮する．食後1〜2時間は上半身を起こし，胃食道逆流を予防する．

E. 褥瘡

褥瘡とは，身体の同じ部位に長時間の圧迫がかかり，皮膚および軟部組織の循環障害が起こり，皮膚や軟部組織が壊死することである．高齢者で寝たきりで低栄養状態である場合は，非常に発症しやすい状況にある．

褥瘡の好発部位を図11.3に示す．骨の突出部位への圧迫を避けるために，体

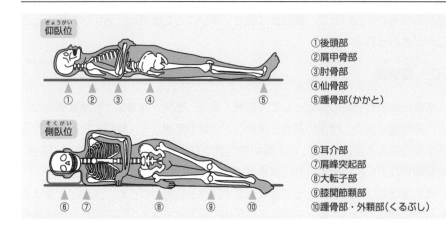

図 11.3　褥瘡の好発部位
［長瀬亜岐，老年看護学 第 7 版（北川公子編），医学書院，p.285（2010）を一部改変］

位変換や体圧分散のためのウレタンマットなどを用いる．また，褥瘡は同一部位への圧迫だけでなく，寝具や衣服などとこすれる摩擦やずれ*を起こすことによって生じる組織障害により発症しやすくなる．移動の際には複数の人数で持ち上げるなど，身体を引きずらないための工夫が必要である．

*　皮下組織のゆがみのこと．

F.　認知症

認知症は，脳の病気や障害などさまざまな原因により，認知機能が低下し，日常生活全般に支障が出てくる状態をいう．認知症には神経細胞が変性して脳が萎縮するアルツハイマー型認知症やレビー小体型認知症，脳梗塞や脳出血などの脳血管障害による血管性認知症などがある．中核症状として，記憶障害，理解・判断力障害，時間や場所，人との関係がわからなくなる見当識障害，計画立てて行動ができなくなる実行機能障害がある．さらには，せん妄，妄想，抑うつ，幻覚，徘徊，不潔行為，暴食，人格変化などの周辺症状が現れることもある．

厚生労働省によると，日本における65歳以上の認知症の人の数は2025年には約700万人（高齢者の約5人に1人）になると予測されており，高齢社会の日本では認知症に向けた取り組みが今後ますます重要になる．

G.　関節疾患

a.　高齢者の関節疾患

患者調査では，2020（令和2）年度の関節症の総患者数（継続的に医療を受けている者）は207.7万人と報告され，そのうちの162万人（77.9%）が65歳以上である．また，国民生活調査（令和元年）によると，要支援者の要介護度別にみた介護が必要となったおもな原因の第1位は関節疾患（18.9%）である．つまり，多数の高齢者が関節疾患を持ちながら生活し，その関節疾患のため要介護者となっている．関節症のうち，変形性関節症が大部分であり，特に変形性膝関節症が多い．疫学研究

図 11.4　膝関節症の運動療法（日本整形外科学会　変形性膝関節症予防）
SLR：straight leg raise（下肢伸展挙上）

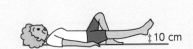
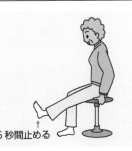

SLR 運動（脚あげ体操）

10 cm

5 秒間止める

ROAD：Research on Osteoarthritis Against Disability

＊1　Yoshimura N et al., J Bone Miner Metab, 27, 620–628 (2009)

＊2　手術療法に対しそれ以外の薬物療法, 理学療法, 運動療法, 心理療法, 放射線療法などをいう.

＊3　Fried らのフレイルの定義では, ①体重減少, ②主観的疲労感, ③日常生活活動量の減少, ④身体能力（歩行速度）の減弱, ⑤筋力（握力）の低下, のうち 3 項目が当てはまればフレイルとし, 1 ～ 2 項目が当てはまる場合はフレイル前段階（プレフレイル）としている. [Fried LP et al., J. Gerontol. A Biol. Sci. Med. Sci., 56. M146–56 (2001)]

ROAD プロジェクトによると, 日本の患者数は約 820 万人と推計されている＊1.

b. 変形性膝関節症

　変形性関節症は, 関節軟骨の変性や摩耗による退行性疾患で, 関節軟骨の変性に伴い, 炎症が引き起こされ, 関節部位が熱くなったり, 関節液が貯留し, 疼痛などの障害がでる. 初期には, 休憩後などの膝を動かし始めに痛みを感じるが, 進行に伴い歩行時に痛みが強くなり, 長距離歩行や階段昇降が困難になる. また正座ができないなど, 膝関節の屈曲制限が生じ, 日常生活動作が困難になる.

　日本人の生活には, 和式トイレなどしゃがむ動作や, 冠婚葬祭, 茶華道など正座を伴う動作が多く膝関節症患者は椅子を用いるなどの工夫が必要である. 膝関節症の運動療法は, 保存療法＊2 の一つとして推奨されている（図11.4）.

　日本整形外科学会では, このような運動器の障害による移動機能の低下した状態を表す用語としてロコモティブシンドローム（ロコモ）を提唱している.

H. 骨粗鬆症

　骨粗鬆症は, 骨量の低下を特徴とし, 骨折のリスクが増大した疾患である. 骨量は, 量的指標の骨密度と, 骨微細構造, 化学組成, 代謝状態などの骨質により決定される. ROAD プロジェクトによると, 日本の患者数は 1,280 万人（男性300万人, 女性980万人）と推計されている. 骨量は, 20 歳前後に最大となり, 加齢とともに減少する. 女性は, 50 歳前後の閉経に伴うエストロゲンの急激な減少に伴い, 骨量も著しく減少する. 予防には, エネルギー, タンパク質, カルシウム, ビタミンD, ビタミンKの摂取, 運動による機械的負荷の増加が有効である.

I. フレイル, サルコペニア, ロコモティブシンドローム

a. フレイル

　一般社団法人日本サルコペニア・フレイル学会から示されいる定義＊3 として, 「加齢に伴う予備能力低下のため, ストレスに対する回復力が低下した状態」を表す “frailty” の日本語訳として日本老年医学会が提唱した用語とされている. フレイルは, 要介護状態に至る前段階として位置づけられ, 身体的脆弱性のみならず

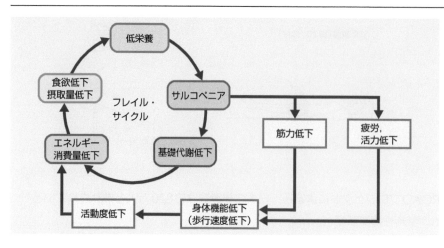

図 11.6　フレイル・サイクル
[厚生労働省，日本人の食事摂取基準（2020年版），策定検討会報告書，p.415 より改変]

精神・心理的脆弱性や社会的脆弱性などの多面的な問題を抱えやすく，自立障害や死亡を含む健康障害を招きやすいハイリスク状態を意味する．国民生活基礎調査（令和元年）によると，要支援者の要介護度別にみた介護が必要となったおもな原因の第2位は高齢による衰弱（フレイル，16.1%）である．

　低栄養があると，サルコペニアとなり，それが活力低下，筋力低下・身体機能低下を誘導し，活動度，消費エネルギー量の減少，食欲低下をもたらし，さらに栄養不良状態を促進させるというフレイル・サイクルが構築される（図11.5）．フレイル・サイクルの予防・改善のため，低栄養予防のための食事や運動を意識する必要がある．

b．サルコペニア

　サルコペニアとは，「加齢に伴う筋力の減少または老化に伴う筋肉量の減少」を指す．2010年にヨーロッパ老年医学会，さらには栄養学に関連する4つのヨーロッパまたは国際学会が共同でEWGSOPを立ち上げ，サルコペニアの定義を提唱した．すなわち，筋肉量の減少を必須として，それ以外に筋力または身体機能の低下のいずれかが存在すれば，サルコペニアと診断するという定義である．それぞれの項目についてのアジア人のカットオフ値*が，AWGSから提唱されている．筋力については握力で男性28 kg未満，女性18 kg未満，また，身体機能は5回椅子立ち上がりテストで評価する．

　フレイルの診断項目には，身体機能の減弱や筋力の低下が組み込まれており，サルコペニアとフレイルは密接な関連があることがわかる．サルコペニアの存在は，高齢者のふらつき，転倒・骨折，さらにはフレイルに関連し，身体機能障害や要介護状態との関連性が強い．

　サルコペニアは，筋力・筋肉量の向上のためのトレーニングによって進行の程度を抑えることが可能なため，歳を重ねるごとに意識的に運動強度が大きい筋力トレーニング（レジスタンス運動）を行うことが大切である．

EWGSOP：European Working Group on Sarcopenia in Older People

＊　検査の陽性，陰性を分ける値．病態識別値ともいう．健常者と罹患者を分ける境界値．

AWGS：Asian Working Group for Sarcopenia

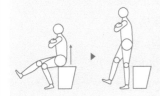
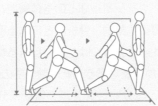

立ち上がりテスト　　**2ステップテスト**　　**ロコモ25**

この1ヵ月の身体の痛みなどについてお聞きします.		
Q1	頸・肩・腕・手のどこかに痛み（しびれも含む）がありますか.	
Q2	背中・腰・お尻のどこかに痛みがありますか.	
Q3	下肢（脚のつけね，太もも，膝，ふくらはぎ，すね，足首，どこかに痛み（しびれも含む）がありますか.	
Q4	ふだんの生活で身体を動かすのはどの程度つらいと感じますか.	

図 11.7　ロコモティブシンドロームの評価

［ロコモチャレンジ！推進協議会，ロコモティブシンドロームパンフレット2020年度版, p.12］

c.　ロコモティブシンドローム

　ロコモティブシンドロームとは，「運動器の障害のために移動機能の低下をきたした状態」をさし，2007（平成19）年に日本整形外科学会によって提唱された概念である．原因として，運動器疾患や加齢による運動機能不全があり，変形性関節症，骨粗鬆症，骨折，サルコペニアなどが含まれる．国民生活基礎調査（令和元年）によると，介護が必要となったおもな原因のうち，ロコモティブシンドローム関連の症状の割合を合わせると，非常に高く，要支援となった原因の第1位の関節疾患（18.9%）と第3位の骨折・転倒（14.2%）で30%を超える．健康日本21（第二次）では，国民がロコモティブシンドロームを認知している割合を，2012（平成24）年の17.3%から，2022（令和4）年に80%へ上げることを目標に掲げている．しかし，2019（令和元）年は44.8%と，目標に達しなかった．

　ロコモティブシンドロームの予防・改善のため，早期発見とトレーニングは有効である．ロコモティブシンドロームの評価は図11.6に示すように，立ち上がりテスト，2ステップテスト，質問紙型のロコモ25からなっている．トレーニングとして，日本整形外科学会は，ロコモレベル3以上を要医療とし，片脚立ちとスクワットを推奨している．

11.3　高齢者への食育

A.　高齢期の食に関する問題

a.　低栄養

　高齢者は，加齢と共に身体機能が衰え，食欲も減退しやすい．噛む力が弱くなると咀嚼回数が減り，咀嚼筋力も弱くなり，嚥下力も低下する．さらに感覚器官（視覚，嗅覚，味覚）の機能も低下するため，食事をする際の料理の味や香り，色彩がわかりにくくなり，それらも食欲や食事摂取量に影響を及ぼす．さらに，細胞の減少による臓器の萎縮，消化液の減少や腸の蠕動運動の低下が起こり，消化能

力や運動量の低下から，食欲不振となり低栄養に陥りやすい．

　高齢者における低栄養は，サルコペニアやフレイルなどの身体機能が低下した状態に陥っている場合が多く，認知機能障害，転倒，骨折などによる要支援・要介護・寝たきりの原因にもなる．低栄養状態の改善には，食べられる物を，食べられる時に，食べられる形で，食べることが重要である．低栄養予防のためには，①3食バランスよくとり，欠食は避ける，②動物性タンパク質を十分に摂取する[*1]，③肉と魚の割合は1：1程度，④肉はさまざまな種類を摂取し，偏らないようにする，⑤油脂類の摂取が不足しないようにする，⑥食欲がない時は，おかずを先に食べる，⑦酢，香辛料，香り野菜を十分に取り入れる，などがある（低栄養予防のための食生活指針[*2]より一部抜粋）．また，食生活だけではなく無理のない，運動，筋力アップに努めることが大切である．さらに地域とのつながりを持ち，社会参加する意欲を持つように心がけることが必要である．活動的になると，食欲が増進し，低栄養の予防につながる．このように，高齢者に対しては，低栄養やフレイル予防に対する効果的・効率的な健康支援を行う必要がある．ロコモティブシンドロームの予防の観点から，骨や筋肉のために摂取したい食材例や献立例を示したパンフレット（図11.7）などで，啓蒙が進められている．

*1　日本人の食事摂取基準2020年版ではタンパク質由来のエネルギー15〜20％が推奨されている．

*2　熊谷修ほか，日本公衛誌，46，1006（1999）をもとに適宜改変されている．

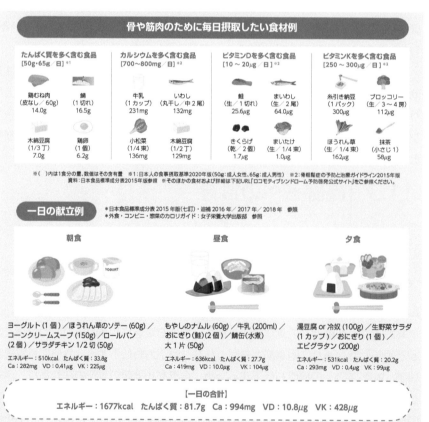

図11.7　ロコモティブシンドローム予防のための食事
［ロコモチャレンジ！推進協議会，ロコモティブシンドロームパンフレット2020年度版，p.17］

b. 口腔保健と咀嚼・嚥下

第4次食育推進基本計画の中で、「歯科保健活動における食育推進」が掲げられ、健康寿命の延伸には、健全な食生活が大切であり、よく噛んでおいしく食べるためには、口腔機能が十分に発達し維持されることが重要であるとされている。高齢期における機能の維持・向上など、生涯を通じてそれぞれの時期に応じた歯と口の健康づくりを通じた食育が推進されている。80歳になっても自分の歯を20本以上保つことを目的とした「8020（ハチマル・ニイマル）運動」や、一口30回以上噛むことを目標とした「噛ミング30（カミングサンマル）」などの推進を通じて、窒息・誤えん防止などを含めた食べ方の支援など、歯と口の健康づくりのための食育が必要とされている。

また、咀嚼・嚥下に関して、日本摂食嚥下リハビリテーション学会の嚥下調整食分類（2021）や、農林水産省のスマイルケア食（2022）などの分類があり、口腔機能や咀嚼・嚥下の状態に合わせた食品の提供や利用が進んでいる。

c. 共食

近年では、高齢者の一人暮らしの増加や、新型コロナウイルス感染症の感染拡大防止のための会食機会の制限などで、家庭や地域での共食が難しい人が増えている。また一人暮らしの場合は、身体の老化のため、食事作りや買い物が困難になり、同じ材料と料理を何日も続けて食べる、欠食、むら食い、間食の摂り過ぎ、不規則な食事時間などが原因で、低栄養を引き起こすことがある。地域や所属するコミュニティなどを通じて、さまざまな人と共食する機会を持つことが重要である。地域で展開されている「子ども食堂」のなかには、子どもの食育や居場所づくりにとどまらず、近年、高齢者を含む地域住民の交流拠点に発展し、高齢者の引きこもりや欠食を防ぐ役割も担うようになったところもある。また、高齢者が子ども食堂でボランティア活動を行っているケースもあり、高齢者の生きがい作り、また身体を動かすことによる介護予防の役割も期待されている。さらに子ども食堂を通じた、高齢者から子ども達への地域の風土を活かした和食文化の継承などは、持続可能な食育の機会にもなる。

B. 高齢者の地域・在宅における介護支援

a. 地域における介護予防

地方公共団体が中心となり、地域住民によって運営されている「通いの場」がある。高齢者をはじめ地域住民が、他者とのつながりの中で主体的に取り組む、介護予防やフレイル予防を含む多様な活動の場や機会の場である。2021（令和3）年度に厚生労働省が行った調査*では「通いの場」は、全国の1,678市町村（96.4%）に123,890か所設置されている。おもな活動内容は、「体操（運動）」、「趣味活動」、「茶話会」、「認知症予防」、「会食」である。茶話会や会食の活動では、高齢者に必要

*　介護予防・日常生活支援総合事業等（地域支援事業）の実施状況（令和3年度実施分）に関する調査結果

な栄養素を多く取り入れたメニューを提案するなど，食事や栄養に関する食育活動を行う機会となっている．

b. 訪問・通所介護

訪問介護では，居宅療養管理指導として，管理栄養士による訪問栄養指導があり，食事形態の提言や必要な栄養量の算出，献立の提案などを行う．これらは利用者への食育を行う機会となる．

通所介護には，デイサービスとデイケアがある．デイサービスでは，食事を提供し，デイケアでは，食事の提供に加え，栄養改善，口腔機能，運動機能向上のリハビリを行っている．どちらにおいても，食事の時間は，食事の大切さを伝える機会である．また近年，利用者が協同で，献立作成，調理，提供，片付けなどの一連の料理活動を行うような，料理特化型のデイサービスも生まれている．ここでは，高齢者がこれまでの生活で体得した料理や調理に関する知識や知恵，食文化などを利用者間で交流したり，介護スタッフに伝授したりする機会も生まれ，食を通じたさまざまな年代間交流の活性化に繋がっている．

c. 配食サービス

在宅の65歳以上の高齢者の食生活を支える手段に配食サービスがある．配食は継続的に利用されるため，適切な栄養管理が重要である．2017（平成29）年3月に「地域高齢者等の健康支援を推進する配食事業の栄養管理に関するガイドライン」が公表された．配食事業の栄養管理のあり方が整理され，商品管理として，献立作成については対応体制，基本手順，栄養価のバラつきの管理などが示された．また，栄養素等調整食への対応の増加や，硬さ，付着性，凝集性などに配慮した物性等調整食への対応の検討が望まれるとしている．さらに利用者の状況把握等として，配食注文時のアセスメント，配食継続時のフォローアップなどについて示されている．利用者に対する，配食を活用した健康管理支援等として，事業者が利用者等に対し，配食は空腹を満たすためだけのものではなく，食の教材でもあることをよく意識して摂取するとともに，配食以外の食事の際も，配食で得られた知識を積極的に活かすことなどの普及啓発を行うとされている（図11.8）．

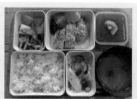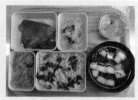

図11.8 配食事業の例
［社会福祉法人ふきのとうの会，厚生労働省，「地域高齢者等の健康支援を推進する配食事業の栄養管理に関するガイドライン」を踏まえた取組の参考事例集，p.1，平成31（2019）年2月時点版］

C. 介護施設での食育

　介護施設では，管理栄養士による摂食・嚥下機能や食形態にも配慮された栄養管理のもと，日々，安全で温冷に配慮した，おいしい食事が提供されている．また行事やイベントでは郷土料理や季節料理が提供され，それらを通じて入居者同士のコミュニケーションの増加や，食や栄養知識の習得などの食育効果が期待できる．一方，認知症高齢者では，料理はこれまでの生活の中で繰り返されてきた馴染みである作業のため，性別や年齢関係なく誰でも取り組むことができる．さらに料理活動は，献立作成，調理，味付け，配膳，片付けまで，さまざまな工程や作業があることから，それぞれの能力や，得意とするものに応じた「役割」の分担が可能となる．そのため料理活動を通じて，自信を取り戻し，役割感を持てるようになる．なお，オール電化ではない調理の場では，高齢者の火の扱いには十分な注意が必要である．

社会・環境と健康 健康管理概論 第4版 索引

編者紹介

東　あかね

　1981年　京都府立医科大学卒業

　現　在　京都産業大学保健管理センター　所長

關戸　啓子

　1980年　徳島大学医学部栄養学科卒業

　1988年　川崎医療短期大学第一看護科卒業

　2002年　武庫川女子大学大学院臨床教育学研究科博士後期課程単位取得満期退学

　現　在　宝塚医療大学和歌山保健医療学部看護学科　教授

久保　加織

　1984年　奈良女子大学家政学部食物学科卒業

　1986年　奈良女子大学大学院家政学研究科修了

　現　在　滋賀大学教育学部　教授

林　育代

　1995年　徳島大学医学部栄養学科卒業

　2020年　兵庫県立大学大学院環境人間学研究科博士後期課程修了

　現　在　京都華頂大学現代家政学部食物栄養学科　准教授

NDC 490　　207 p　　26 cm

栄養科学シリーズ NEXT

社会・環境と健康　健康管理概論　第4版

2023年11月29日　第1刷発行

編　者　　東あかね・關戸啓子・久保加織・林育代

発行者　　髙橋明男

発行所　　株式会社　講談社

　　　　　〒112-8001　東京都文京区音羽 2-12-21

　　　　　　販　売　(03)5395-4415

　　　　　　業　務　(03)5395-3615

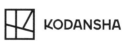

編　集　　株式会社　講談社サイエンティフィク

　　　　　代表　堀越俊一

　　　　　〒162-0825　東京都新宿区神楽坂 2-14　ノービィビル

　　　　　　編　集　(03)3235-3701

本文データ制作
カバー印刷　　株式会社双文社印刷

表紙・本文印刷
製本　　株式会社ＫＰＳプロダクツ